Yoga Nidra
요가 니드라

With kind regards, ॐ and prem
항상 축복과 사랑이 가득하시길

Swami Niranjan

Yoga Nidra
요가 니드라

Swami Satyananda Saraswati
스와미 싸띠아난다 사라스와띠

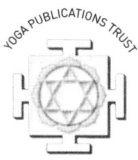

Yoga Publications Trust, Munger, Bihar, India

ⓒ 비하르 요가학교 1976, 1977, 1978, 1982, 1993, 1998
ⓒ 한국어 출판 2009

이 책의 저작권은 요가출판위원회(Yoga Publication Trust)에 있습니다. 요가출판위원회의 서면상 허락 없이 그 어떤 형태나 수단으로든 이 책의 내용을 복제하거나 수정하여 보급할 수 없습니다.

싸띠아난다 요가 니드라™, 싸띠아난다 요가®, 비하르 요가®는 국제요가우호운동(IYFM: International Yoga Fellowship Movement) 소유의 등록상표입니다. 이 책에서는 허락을 얻어 이 등록상표들을 이용했으므로 그 효력에 전혀 영향을 주지 않습니다.

발행 비하르 요가학교(Bihar School of Yoga)
    초판 1976
    2판 1977
    3판 1978
    4판(개정) 1982
    5판 1993
    6판 1998

요가출판위원회(Yoga Publications Trust)
    재인쇄 2001(2회), 2003, 2005, 2006, 2008

한국 **ISBN** 978-89-960355-3-4

발행자 및 보급자 요가출판위원회(인도, 비하르, 뭉게르, 강가 다르샨)
홈페이지 www.biharyoga.net
한국어 번역 및 출판 한국 싸띠아난다 요가 아쉬람 출판위원(한국요가출판사)
    (싸띠아난다요가한국지부로서 아쉬람라이프체험 및 교육·연수·홍보출판을 주관하며, 몸과 마음의 쉼터를 제공합니다.)
초판 2009
재판 2020.09

주소 (59303) 전남 장흥군 장평면 우산연동길 79 | **전화** 061-862-4563
홈페이지 www.satyananda.co.kr
    www.satyananda.modoo.at

인쇄 (주)청운토탈컴

차 례

머리말 ·· 7

이론

이완의 예술 ·· 19
마음 훈련시키기 ·· 27
요가 니드라에서의 경험 ·· 35
쁘라띠아하라의 과정 ·· 41
요가 니드라와 뇌 ··· 49
무의식의 상징들 ·· 59
몸과 마음 너머 ··· 71
사마디로의 출현 ·· 79

행법들

행법 요약 ·· 89
일반적인 제안 ··· 95
요가 니드라 1 ··· 103
요가 니드라 2 ··· 113
요가 니드라 3 ··· 125
요가 니드라 4 ··· 135
요가 니드라 5 ··· 149
행법 1-5의 전체 구성 ·· 163
짧은 수업내용 사본 ·· 165
긴 수업내용 사본 ··· 173
차끄라 시각화 ··· 185
어린이를 위한 요가 니드라 ·································· 193

과학적인 조사들

잠, 꿈, 요가 니드라	205
전체적인 마음 교육시키기	215
스트레스 중화시키기	223
뇌의 통제 중추들	229
치료적인 적용	235
정신신체적인 질병	243
심장혈관질환	251

부록

스트레스와 심장병	261
요가 니드라와 바이오피드백	273
요가 니드라 중의 뇌 활동 사진	285
요가 니드라-변화된 의식 상태	293
참고문헌	305

머리말

딴뜨라(tantra: 의식을 확장시켜 그 한계로부터 해탈시키기 위해 특정한 행법들을 사용하는 고대 과학)에서 파생된 요가 니드라는, 의식적으로 긴장 푸는 법을 배울 수 있는 강력한 행법이다. 요가 니드라에서는 잠을 이완으로 여기지 않는다. 사람들은 안락의자에 몸을 맡긴 채 커피나 술을 마시거나 담배를 피면서 신문을 읽거나 TV를 볼 때 긴장을 풀고 있다고 느낀다. 그러나 이것이 이완을 과학적으로 정의한다고 보기에는 결코 충분하지 않을 것이다. 이런 것들은 감각의 전환일 뿐이다. 참된 이완은 실제로 이 모든 것을 훨씬 넘어선 경험이다. 절대적인 이완을 위해서는 자각하고 있어야 한다. 이것이 요가 니드라, 동적인 수면상태이다.

요가 니드라는 완전한 육체적·정신적·감정적인 이완을 유도하는 체계적인 방법이다. **요가 니드라**(*yoga nidra*)라는 용어는 합일 또는 집중된 자각을 뜻하는 **요가**, 그리고 잠을 의미하는 **니드라**라는 두 산스끄리뜨어에서 파생되었다. 요가 니드라 수련 중에는 잠들어 있는 것처럼 보이지만, 보다 깊은 자각수준에서는 의식이 작용하고 있다. 이 이유 때문에 요가 니드라는 심령적인 수면 또는 내적인 자각이 있는 깊은 이완으로 종종 일컬어지기도 한다. 수면과 깨어 있음 사이의 이 경계 상태에서는 잠재의식·무의식적인 차원들과의 접촉이 자생적으로 발생한다.

요가 니드라에서는 이완 상태가, 외부 경험들로부터 떨어져 안으로 돌아섬으로써 도달된다. 외부 자각과 수면으로부터 떨어질 수 있으면 의식은 아주 강력해지며 많은 방식으로 적용될 수 있는데, 예를 들면 기억력 계발, 지식과 창조성 증가시키기, 성격 바꾸기 등이 그것들이다.

빠딴잘리(Patanjali)의 라자 요가(Raja Yoga: 빠딴잘리에 의해 정형화된 여덟 가지 단계의 요가)에는, 마음과 정신적인 자각이 감각 통로들로부터 분리되는 쁘라띠아하라(pratyahara)라고 하는 상태가 있다. 요가 니드라는 보다 높은 집중과 사마디의 상태들로 이끌어주는 쁘라띠아하라의 한 면이다.

요가 니드라의 탄생

리쉬께쉬(Rishikesh)에서 내 구루 스와미 시바난다(Swami Sivananda)와 함께 살고 있을 때, 나는 요가 니드라 과학의 계발에 대한 내 관심을 자극한 아주 중요한 경험을 가졌다. 나는 어린 소년들이 베다 낭송하는 법을 배우고 있는 한 산스끄리뜨어 학교를 돌보도록 임명되었다. 교사가 없는 동안 밤새 잠을 자지 않고 학교를 지키는 것이 내 임무였다. 나는 새벽 3시에 깊은 잠에 빠졌다가 여섯 시에 일어나 아쉬람으로 돌아오곤 했다. 그사이 아이들은 네 시에 일어나 몸을 씻고 산스끄리뜨어 기도문을 낭송했지만 나는 그것을 전혀 들어본 적이 없었다.

얼마 뒤 우리 아쉬람에서 큰 행사가 열렸을 때, 그 산스끄리뜨어 학교의 소년들을 데려와 베다 만뜨라들을 낭송하게 했다. 행사 중에 그들은 내가 모르는 시구들을 낭송했는데, 어쩐지 나는 그것들을 전에 들어본 것처럼 느꼈다. 들으면서 그 느낌이 더 강해졌으므로 언제 어디서 들

없는지 기억하려 애썼지만 헛수고였다. 그것들을 읽거나 써본 적이 전혀 없다는 것을 절대 확신했지만 그것들은 나에게 매우 익숙하게 들렸다.

마침내 나는 곁에 앉은 소년들의 구루에게 그 의미를 설명해줄 수 있는지 물었다. 그가 나에게 말해준 것은 인생에 대한 내 모든 견해를 변화시켰다. 학교에서 자고 있는 동안 내 미묘한 몸이 소년들이 같은 만뜨라를 여러 번 낭송하는 것을 들었기 때문에 이 익숙함의 느낌은 전혀 놀라운 것이 아니라고 그는 말했다. 이것은 내게 커다란 계시였다. 나는 지식이 직접 감각을 통해 전해진다고 알고 있었지만, 감각적인 매개 없이도 직접적인 지식을 얻을 수 있다는 것을 이 경험으로 깨달았다. 그것이 요가 니드라의 탄생이었다.

그 경험으로부터 그 이상의 아이디어와 통찰력들이 마음속에 떠올랐다. 나는 잠이 완전한 무의식 상태가 아니라는 것을 깨달았다. 잠들어 있을 때는 잠재력의 한 상태, 깨어 있어 외부 상황에 충분히 각성되어 있는 자각의 한 형태가 남아 있다. 마음을 훈련시킴으로써 이 상태를 활용하는 것이 가능하다는 것을 나는 발견했다.

딴뜨라에서의 기원

이 발견 뒤에 나는 딴뜨라 경전을 새로운 견해에서 연구하기 시작했다. 그리하여 중요하지만 거의 알려지지 않은 대단히 흥미로운 행법들을 발견하게 되었다. 나는 그것들을 몸소 수련하고 나서, 번거로운 의례적 결점들을 갖지 않고 이 행법들의 정수를 통합시킬 요가 니드라라고 하는 새로운 체계를 세우기로 결심했다.

요가 니드라의 두드러진 특징은 몸에서의 체계적인 의식순환인데, 이것은 ('배치하다' 또는 '마음을 그 지점으로 데려가다'를 뜻하는) 딴뜨라의 **니아사**(*nyasa*) 행법에 그 기원을 두고 있다. 니아사는 앉는 자세로 수련되었으며, 몸의 서로 다른 부위들에서 배치되거나 느껴지거나 경험되는 특정한 만뜨라들의 이용이 수반되었다. 먼저 해당 부위의 이름을 암송하고 나서 그것을 시각화하거나 만지고, 만뜨라가 거기에 배치되었다. 니아사는 딴뜨라의 의례적인 행법들을 하는 동안 보다 높은 자각 또는 신성한 의식을 다양한 부분들로 스며들게 함으로써 육체를 신성하게 하는 수단이었다. 예를 들어, 앙구쉬따디 샤당가 니아사(Angushtadi-Shadanga-nyasa)[1]는 다음과 같이 손에 만뜨라를 배치하기 위해 이용되었다.

- 엄지: **흐람 앙구쉬따비암 나마**(*Hram angushtabhyam namah*)
- 검지: **흐림 따르자니비암 스와하**(*Hrim tarjanibhyam swaha*)
- 중지: **흐룸 마디아마비암 바샤뜨**(*Hrum madhyamabhyam vashat*)
- 약지: **흐라임 아나미까비암 바샤뜨**(*Hraim anamikabhyam vashat*)
- 새끼손가락: **흐라움 까니쉬타비암 바우샤뜨**(*Hraum kanishthabhyam vaushat*)
- 손바닥과 손등: **흐라 까라딸라쁘리쉬따비암 파뜨**(*Hrah karatala-prishtabhyam phat*)

마찬가지로 흐리다이 샤당가 니아사(Hridayi-Shadanga-nyasa)에서도 일정한 만뜨라들이 몸의 다양한 부분들에 배치되었다.

내가 고안한 현재 형태의 요가 니드라는, 산스끄리뜨어 만뜨라에 익숙하지 않은 사람들이 전통적인 니아사의 충분한 혜택을 얻을 수 있도록 한다. 그것은 어떤 종교나 문화에 속하는 사람이든 유익하게 수련할 수 있다. 처음에는 이 행법을 '요가 수면'으로 부르곤 했지만, 지금은 요가 니드라의 엄청난 잠재력을 더 많이 자각하게 되었으므로 요가 니드라는 오직 요가 니드라일 뿐이라고 생각한다. 요가 니드라를 프랑스어나 스페인어로 번역해달라고 한다면, 역시 '요가 니드라'라고 할 것이다. 그것은 국가를 초월한 행법이다.

요가 니드라 실험

이 행법을 고안한 이래 나는 이런 생각들을 확인하기 위해 많은 실험을 했다. 처음에는 그것을 나 자신, 그리고 그다음에는 다른 사람들에게 시도해보았으며 심지어 독일산 셰퍼드를 훈련시키는 데에도 성공했다. 나중에는 제자들과 많은 어린이들에게, 그들이 숙면을 취하고 있는 동안 지식과 경험 그리고 지시를 들려주면서 실험을 했다.

가장 흥미로운 실험 중 하나는, 산야사(sannyasa: 출가자)를 위한 아쉬람에 나타난 한 어린 소년에게 한 것이었다. 나는 그 아이를 학교에 보내고 싶었지만 그 애는 딱 잘라 거절했다. 그 아이는 아주 버릇없는 장난꾸러기로, 온종일 물건을 부수고 방문객을 애먹이고 사고를 일으켰다. 결국 아쉬람에 너무 골칫거리가 되어 나는 그 아이에게 요가 니드라를 시도해보기로 했다.

그 아이가 잠들고 나서 약 3분 뒤에 바가바드 기따의 15장을 낭송해주는 것으로 시작했다. 그리고 아이가 아침에 일어나면 그 장을 모두 읽게 했는데, 그는 물론 건성으로 하곤 했다. 일주일 뒤에 그는 그 장을 모두 외울 수 있었다. 이것이 성공하자 나는 다른 교재들을 가지고 계속 해나갔으며, 이런 식으로 그 아이가 깊이 잠들어 있는 동안 스리마드 바가와땀(Srimad Bhagawatam), 우빠니샤드, 성경, 코란, 영어, 힌디어, 산스끄리뜨어 등 그야말로 내가 알고 있는 모든 것을 가르쳤다.

지금 그 소년은 스물한 살이 되었으며 나는 그를 미국으로 보냈다. 그는 11개 언어를 구사하며 나보다 영어로 더 잘 쓰고 강의를 하지만 학교에는 전혀 가본 적이 없다. 모든 공부와 학습은 내가 요가 니드라를 한 그 2년 안에 이루어졌으며 그는 그것을 기억도 하지 못한다.

얼마 안 있어 나는 또 다른 실험을 했다. 서른 명의 사람이 요가 니드라를 수련하고 있었는데 그들 중 열 명 정도는 시끄럽게 코를 골고 있었다. 나는 그들에게 "'하리 옴 땃 삿(Hari Om Tat Sat)'이라고 말하면 일어나야 합니다."라고 지시했다. 나는 그 말을 두 번 되풀이했다. 요가 니드라가 끝날 때 나는 '하리 옴 땃 삿' 이라고 말했으며 모든 사람, 심지어 처음부터 끝까지 코를 골았던 사람들까지도 일어나 앉았다. 나는 그들에게 어떻게 깼는지 물었다. 그들은 '불현듯'이라고 말했다. 그들은 마지막 '하리 옴 땃 삿', 심지어 어떤 사람들은 수련 중간의 그 소리도 듣지 못했지만, 어쨌든 여전히 내 지시를 따랐다. 이제 이것은 아주 의미심장한 요소이다. 그것은 우리가 잘 때조차도 우리 자아는 깨어 자각한다는 것을 의미한다.

이런 실험들로부터 나는 내 나름대로의 결론을 이끌어냈다. 가장 깊은 수면은 전혀 수면이 아닐 수도 있다. 아마도 밤에 깊은 잠 속에 있을 때는 꿈꾸는 상태에 있을 때보다 더 많은 자각, 더 많은 잠재력을 가지고 있을 것이다. 이는 깨어 있을 때보다 잠자고 있을 때 더 많이 배울 수 있다는 것을 뜻하며, 이것이 바로 우리가 마음의 진화를 위해 요가 니드라를 활용하고 있는 방식이다.

마음에 인상 심어주기

이것이 어떻게 일어나는가? 대답은 간단하다. 이완이 완전하면 수용성은 더 크다. 의식이 모든 감각에 연결되어 있으면 수용성이 덜하다. 이것이 요가 니드라의 비밀이다. 지성화 과정 때문에, 뇌로 들어가는 지식은 진정으로 거기에서 자신의 인상을 심어주지 못한다. 그러나 마음을 조금 거두어들여 깊은 수면 속에 있지도 않고 완전히 깨어 있지도 않은 상태로 들어가면, 그때는 마음으로 들어가는 인상이 강력해져 거기에 남아 있게 된다.

마음에는 독특한 수준들이 있다. 어떤 것들은 아주 단단한 토양이며 어떤 것들은 아주 부드러운 토양이다. 의식적인 마음은 작용 중인 지능과 논리를 가지고 있기 때문에 단단한 토양과 같다. 지능은 사물을 분석하는 공정이다. 그것은 모든 것을 받아들이지는 않는다. 거부도 하는 것이다. 그러나 보다 깊은 의식은 그것과 같지 않다. 우리가 잠재의식적인 마음 안에 심는 모든 인상은 거부될 수가 없다. 그것은 자랄 것이며 그 열매는 삶의 모든 면을 풍요롭게 해줄 것이다.

그러므로 요가 니드라에서 잠든다 해도 걱정해서는 안 된다. 다른 한편으로는 아마 그것이 더 강력할지도 모른다. 그러나 '잠들지 않을 거야'라는 한 가지는 명심해야 한다. 잠자려고 해서는 안 된다. 깨어 있도록 해야 하는데, 왜냐하면 잠들면 그것은 요가 니드라가 아니기 때문이다.

테이프를 틀었지만 잠이 들어 아무것도 듣지 못한다고 해보자. 그때 해야 하는 것은, 아침에 깼을 때 테이프를 다시 트는 것이다. 직접적인 주의를 기울여 그것을 들어라. 이는 의식과 무의식 사이에 소통 또는 가교를 창조할 것이다. 이것이 바로 인이를 배우는 방식이다. 어떤 것이든 이처럼 배울 수 있다. 극복하고 싶은 어떤 습관이 있다면, 적합한 씨앗 또는 상깔빠(sankalpa: 결심)를 먼저 무의식에 심고 나서 의식 중에 그것을 들어야 한다. 이는 아주 중요한, 미래를 위한 요가의 자아변형 과학이다.

최면요가 상태

요가 니드라에서 의식은 깨어 있음과 수면 사이의 상태에 있지만 그 어느 것에도 예속되지 않는다. 현대 심리학에서는 이것을 '입면기(入眠期)

상태(hypnagogic state)'라고 했지만 나는 그것을 '최면요가 상태(hypnayogic state)'로 부르기를 선호한다. 그러나 모든 것 중에 가장 좋은 이름은 '요가 니드라'이다. 이 상태에서 마음은 예외적으로 수용적이어서 언어와 그 밖의 것들을 빨리 배울 수 있다. 이때 암시를 주면 원치 않는 습관이나 성향들을 성공적으로 없앨 수 있다. 사실 요가 니드라는 무엇이든 성취하도록 마음을 유도하기 위해 이용될 수 있다. 이는 위대한 요기들과 스와미들의 비범한 성취의 비밀이다.

요가 니드라 수련은 무의식적인 마음으로부터의 직관을 수용할 수 있게 해준다. 이 상태는 예술적·시적인 영감의 원천이다. 그것은 또한 가장 창조적이고 과학적인 발견들의 원천이기도 하다. 괴테는 이 상태에서 오는 영감과 직관을 이용하여 작업에서 생기는 문제들을 해결하곤 했다. 이 상태가 발생하는 꿈속에서 프리드리히 케쿨레(Friedrich Kekule)는 벤젠의 고리분자구조를 깨달았으며, 노벨 수상자 닐스 보어(Niels Bohr)는 행성의 원자구조를 보았고, 아인슈타인은 상대성이론으로 이끌어준 유명한 '생각실험(thought experiments)'에서 자각을 빛의 속도로 가속시켰다.

요가 니드라에서 수용되는 직관은 우리 자신 안에서 모든 문제에 대한 답을 찾을 수 있게 해준다. 자신의 참된 본질과 본래 모습이 나타나 어떤 환경에서도 의미 있고 평화로운 삶을 살 수 있게 해주는 것이다. 이것은 '제3의 눈'이 열리는 것으로, 긴장과 강박관념이 있는 제약된 인격체 너머로 의식을 데려간다. 더 이상 감정적으로 마음 그리고 몸과 동일시되지 않기 때문에 존재 전체는 신성한 의식으로 충만된다.

뜨리뿌라 라하시아(Tripura Rahasya: 갸나요가 경전)[2]에는 다음과 같은 말이 있다. "그러므로 고요한 마음으로 그대 자신의 참된 본질을 깨달을 것이니, 그것은 그 모든 다양성 속에 있는 온 우주로 구성되어 있는, 불안한 마음의 근저에 있는 분할되지 않은 하나의 순수한 의식이다. 고요한 마음으로 잠과 깨어 있음 사이에 있는 상태를 깨달으라…. 이것이 더 이상 기만되지 않는 고유하고 진정한 자아이다."

요가 니드라 – 지복에 찬 이완

대부분의 사람들은 긴장을 풀지 않고 잠을 자나니
이것을 니드라라고 한다네.
니드라는 잠을 뜻한다네. 그저 그뿐…
그러나 요가 니드라는 짐을 던져버린 후의 잠을 뜻하나니
그것은 지복에 찬, 더 높은 질의 잠이라네.

자각이 브릿띠(vrittis: 의식의 파장 또는 패턴)에서 떨어질 때,
깨어 있음과 꿈 그리고 깊은 잠이 구름과 같이 흘러가지만
아뜨마(atma: 순수한 자아)의 자각이 남아 있을 때,
이것이 완전한 이완의 경험이라네.

이완은 잠을 뜻하지 않는다네.
이완은 더없이 행복해지는 것을 의미하나니
그것은 끝이 없다네.
나는 지복을 완전한 이완이라 부르나니
잠은 다른 것이라네.
잠은 마음과 감각의 이완만을 줄 뿐이라네.
지복은 아뜨마, 내면의 자아를 이완시키나니
그것이 바로 딴뜨라에서
요가 니드라가 사마디의 지름길인 까닭이라네.

– 스와미 싸띠아난다 사라스와띠

이론

이완의 예술

지난 수백여 년 동안 생활방식은 전 세계적으로 크게 변했다. 사회 체계와 그 밖의 체계들은 더 이상 옛날과 같지 않다. 이는 모든 수준에서 인간의 에너지 분산을 일으켰다. 사람의 마음은 존재의 모든 영역에서 균형과 조화의 기준점을 상실했다. 우리는 물질적인 생존에 너무 얽매여 우리에게 무엇이 발생해오고 있는지 자각하지 못한다.

지난 1, 2세기 안에 새로운 차원과 표현 양태를 가진 질병들이 생겨났으며 이는 지난 몇십 년 동안 절정에 도달했다. 의학은 과거의 대역병들을 끝장냈지만 우리는 지금, 대단히 경쟁적인 현대생활의 페이스에 적응하지 못함으로써 야기되는 스트레스 관련 질병이라는 새로운 전염병에 직면해 있다.

비만, 고혈압, 편두통, 천식, 궤양, 소화이상, 피부질환 같은 정신신체적인 병들은 몸과 마음의 긴장에서 생긴다. 선진국의 대표적인 사망 원인들인 암과 심장병 또한 긴장에서 생긴다.

현대의학은 이런 문제들을 많은 방식으로 저지하기 위해 애써오고 있지만, 솔직하게 이야기해서 인간에게 필요한 건강을 주기에 실패했다. 왜냐하면 진정한 문제는 몸에 있지 않기 때문이다. 그것은 변하고 있는 사람의 이상, 그의 사고와 느낌의 방식에서 비롯하는 것이다. 에너지의 분산, 이상의 분산이 일어나는데 어떻게 몸과 마음에서 조화를 경험하리라고 기대할 수 있겠는가?

오늘날 국제적인 문제는 기아, 빈곤, 마약, 전쟁이 아니다. 그것은 긴장, 높은 긴장, 전체적인 긴장이다. 긴장에서 벗어나는 법을 알면 삶에서의 문제를 해결하는 법을 안다. 긴장을 균형 잡을 수 있다면 감정, 분노, 열정을 조절할 수 있으며 심장병, 고혈압, 백혈병, 협심증을 조절할 수 있다.

세 가지 긴장

너무 많이 생각하거나 전혀 생각하지 않으면 긴장이 쌓인다. 육체적으로 일하거나 전혀 일하지 않으면 긴장이 쌓인다. 너무 많이 자거나 전혀 자지 않으면 긴장이 쌓인다. 무거운 단백질 음식물이나 탄수화물 음식물 또는 무거운 채식을 섭취하면 긴장이 쌓인다. 그리고 이런 긴장들은 인간 인격체의 서로 다른 층들에 축적된다. 그것들은 근육·감정·정신 체계들에 축적된다.

요가에서는 긴장 문제를 넓은 관점으로 처리한다. 마음이 긴장되면 위장 또한 긴장될 것이라는 점을 우리는 깨닫고 있다. 그리고 위가 긴장되면 모든 순환체계 또한 긴장된다. 그것은 악순환이다. 그러므로 요가에서는 긴장으로부터의 이완이 주 관심사 중 하나다.

개인의 이 내적인 긴장들은 행복하지 않은 가정생활, 사회생활에서의 혼돈과 이상, 공동체들과 국가들 간의 공격과 전쟁으로 나타날 수 있는 집단적인 심리적 긴장의 원인이 된다. 종교는 개인에게 마음의 평화를 주지 못했다. 법, 경찰, 군대, 정부는 사람들 사이의 조화를 확립하지 못했다. 평화는 결코 밖에서가 아니라 안에서만 찾을 수 있다는 것을 요가 문헌들은 이구동성으로 말하고 있다. 그러므로 더 평화로운 세상을 창조하고 싶다면, 먼저 우리 자신의 몸과 마음을 이완시키고 조화시키는 법을 배워야 한다.

현대 심리학뿐만 아니라 요가 철학도, 현대생활의 모든 고뇌의 원인이 되는 세 가지 기본적인 유형의 긴장을 말하고 있다. 이 세 가지 긴장은 체계적인 요가 니드라 수련을 통해 점차 풀 수 있다.

근육 긴장은 몸 자체, 신경체계, 내분비선의 불균형들에 관련된다. 이런 것들은 요가 니드라 상태에서 달성되는 깊은 육체적 이완으로 쉽게 없어진다.

감정 긴장은 사랑/증오, 이익/손실, 성공/실패, 행복/불행 같은 갖가지 이원성에서 생기며 없애기가 더 어렵다. 왜냐하면 우리가 감정을 자유롭게, 그리고 공공연히 표현할 수 없기 때문이다. 종종 우리는 그것들을 인정하기를 거부하기도 하며, 그래서 그것들이 억눌리고 그 결과로 생기는 긴장은 더욱더 깊이 뿌리내린다. 이런 긴장을 평범한 수면이나 이완을 통해 푸는 것은 가능하지 않다. 요가 니드라 같은 방법은 마음의 모든 감정적 구조를 평정시킬 수 있다.

정신 긴장은 과도한 정신적 활동의 결과이다. 마음은 환상, 혼란, 동요의 소용돌이다. 삶 곳곳에서 우리 의식에 의해 등록된 경험들은 정신적인 몸에 축적된다. 가끔씩 이것들은 폭발하면서 우리의 몸, 마음, 행동, 반응에 영향을 준다. 슬프거나 화가 나거나 짜증날 때 우리는 종종 마음의 그 상태를 어떤 피상적인 원인 탓으로 돌리기도 한다. 그러나 사람의 비정상적인 행동 뒤에 있는 근간적인 원인은 정신적인 수준에 축적된 긴장에 있다. 요가 니드라는 우리 각자가 잠재의식적인 마음의 영역들 속으로 깊이 잠수해 내려갈 수 있게 해주며, 그로써 정신적인 긴장을 풀고 우리 존재의 모든 면에서 조화를 확립할 수 있게 해준다.

보다 효율적으로 휴식하기

대부분의 사람들은 이완이 아주 간단하다고, 즉 몸을 눕히고 눈을 감기만 하면 된다고 생각한다. 하지만 과학자들 외에는 그 누구도 이완이 정말로 무엇을 뜻하는지 이해하지 못한다. 우리는 피곤해서 드러눕고는 그것을 이완이라고 생각한다. 그러나 근육, 정신, 감정의 긴장에서 벗어나지 않으면 결코 이완되지 않는다. 피상적인 행복의 느낌에도 불구하고 대부분의 사람들은 내내 긴장으로 가득 차 있다. 그들은 습관적으로 손톱을 물어뜯거나, 머리를 긁거나, 턱을 어루만지거나, 발을 구른다. 아니면 안절부절 못하고 왔다갔다하거나, 강박적으로 이야기하거나, 끝없이 짜증내거나, 줄담배를 필 수도 있다.

사람들은 자신의 내적인 긴장에 대한 자각이 부족하기 때문에 이런 것들을 한다. 그들은 자신들의 긴장이 풀렸다고 생각할지 모르지만, 더 자세히 들여다보면 그렇지 않다는 것을 알 수 있다. 심지어 자고 있는 동안에도 마음속에서는 생각과 걱정이 맴돌아, 긴장한 사람은 깨어 일어나 고갈됨을 느낀다. 완전히 이완되기 위해서는 몸, 감정, 마음의 내적인 긴장이 풀려야 한다. 그때 실제적인 이완 상태가 시작된다. 요가 니드라 행법은 이런 긴장들을 없애는 과학적인 방법이다.

요가 니드라는 습관적인 수면보다 더 효율적이고 효과적인 형태의 심령적·생리적인 휴식과 원기회복이다. 일상에서 이 행법을 채택하는 사람들은 수면 습관에서의 심오한 변화를 곧 경험한다. 요가 니드라 한 세션의 완전한 체계적 이완은 자각이 없는 몇 시간의 평범한 수면과 맞먹는다. 단 한 시간의 요가 니드라는 습관적인 수면 4시간만큼의 휴식을 준다. 이는 짧은 일생에 그렇게 많은 것을 성취한 과거와 현재의 많은 위대한 요기들의 초인적인 효율성과 에너지의 비밀 중 하나다.

사실 요가 니드라에서 의식적으로 자고 꿈꿀 수 있는 역량은, 삶에서 보다 큰 영감과 성취의 길을 닦은, 역사 전체의 많은 예외적인 사람들에 의해 활용된 진화 절차이다. 예를 들어, 17세기 프랑스의 장군이자 황제인 나폴레옹의 장교들은, 그가 헤아릴 수 없고 지칠 줄 모르는 에너지와 영감의 원천을 소유했다고 전했다. 결과가 불안정한 대격전의 절정에서 나폴레옹은 지휘권을 부하에게 넘겨주면서, 어떤 상황에서도 20분 동안 자신을 방해하지 말라는 지시를 남기곤 했다. 자신의 막사로 물러난 그는 커다란 곰가죽 위에 몸을 뻗고 요가 니드라에 들어갔다. 몇 초 안에 그의 요란하고 규칙적인 코고는 소리가 맹렬한 전투 소리와 섞여 들렸다. 그리고 정확히 20분 뒤에 싱싱하고 기운차며 영감을 받은 모습으로 나타나 변함없이 프랑스 군을 이끌고 결정적인 승리를 거뒀다.

변화의 비밀

요가 니드라 수련을 통해 우리는 긴장을 풀고 있을 뿐만 아니라 모든 인격체를 내면에서부터 재건·개혁하고도 있다. 신화의 불사조처럼, 매 세션으로 우리는 새로이 태어나기 위해 묵은 삼스까라(samskara: 과거의 인상), 습관, 경향들을 태우고 있다. 이 과정은 외적으로만 효과가 있는 다른 체계들보다 훨씬 더 빠를 뿐만 아니라 그 결과 또한 더 확실하고 영구적이다.

내가 냉혹한 범죄자들과 가졌던 한 경험에 대해 말해주면 이 말이 더 확실해질 것이다. 1988년 세계 순회 중에 나는 한 수용소로부터 요가를 가르쳐달라는 초대를 받았다. 수용소에 도착하자마자 약 600명의 죄수들이 나를 중심으로 모여들었다. 그들은 웃고 야유하고 내 옷자락을 잡아당겼으며, 그들 중 한 사람은 나에게 담배 한 갑을 내밀었다. 그들에게는 존중심이 없었다.

　그 상태에서는 요가를 가르칠 수 없다는 것을 알았으므로 나는 요가 니드라를 해보기로 했다. 나는 그들 모두에게 조용히 드러누워 수련할 준비를 하라고 말했다. 그러나 그들은 조용하지 못했다. 그들은 서로 차고, 당기고, 소리치고, 침을 뱉는 등 많은 소란스러운 짓을 했으며 그 동안 나는 그들이 조용해지기를 기다리고 있었다. 반시간 동안 나는 "눈 감으십시오. 몸을 움직이지 마십시오."라는 두 마디 말밖에 하지 않았다. 나는 그들이 조용해지기를 기다리고 있었지만 그럴 기미가 없었으므로 마침내 포기하고 호텔로 돌아왔다.

　다음날 나는 수용소로 전화를 걸어 다시 가지 않겠다고 전했다. 그러나 책임자는 또 와달라고 애걸했다. "스와미지, 당신이 그들에게 마법을 걸었습니다. 당신이 떠나시고 나서 내내 그들은 조용했습니다."라고 그가 말했다. 그래서 그들은 나를 설득해서 다시 오게 했다.

　두 번째로 감옥에 갔을 때, 같은 죄수들이 조용히 누워 있었다. 수리아 나마스까라(surya namaskara: 태양 경배, 쁘라나(기)를 소생시키기 위한 12가지 아사나 시리즈)를 할 준비를 하라고 하자 그들이 말했다. "아니오, 우리는 당신이 어제 우리에게 가르쳐준 요가를 원합니다." 그래서 6일 동안 나는 그들에게 요가 니드라, 머리끝에서 발끝까지, 밖에서부터 안으로, 존재의 모든 부분을 이완시키는 법을 가르쳤다. 그들의 기질이 향상되고 있으며 이전 어느 때보다 다툼이 적어졌다는 매일매일의 보고가 나에게 전해졌다.

　7일째에는 송별회가 있었는데, 그들 모두가 거기 있었다. 이야기할 차례가 되었을 때 나는 전에 받은 담배 한 갑을 꺼내들고, "첫날 여러분은 저에게 담배를 피라고 했습니다. 여기 저에게 준 담배가 있습니다. 이제 여러분과 함께 피겠습니다."라고 말했다. 나에게 담배를 준 사람이 즉시 연단으로 달려 올라와, "스와미지, 그 담배를 드린 것, 정말 죄송합니다. 제발 그걸 제게 돌려주십시오."라고 하면서 깊이 사죄했다. 1주일 전에는 스와미에게 어떻게 행동해야 하는지 몰랐던 이 사람이, 요가 니드라 외에 그 무엇도 배우지 않았는데 완전히 변해 있었다.

이 변화의 비밀이 무엇일까? 설교? 아니다. 훈계? 아니다. 긴장의 방출, 마음의 이완과 평화가 변화의 비밀이다. 어떤 사람이 긴장하고 있으면 그의 행동이 영향을 받으며 긴장이 풀리면 그는 자연스러워진다. 그는 현실, 진실을 안다. 그때 그는 또한 어떻게 행동해야 하는지를 아는데, 왜냐하면 바른 행동을 위해서는 진실에 대한 지식이 필요하기 때문이다. 그리고 진실에 대한 지식은 긴장이 없을 때만 온다.

마음 훈련시키기

요가 니드라는 자각의 흔적이 있는 수면을 뜻한다. 그것은 깨어 있음과 꿈 사이에 있는 마음상태이다. 요가 니드라를 수련할 때는 보다 깊은 마음의 국면들을 열고 있다. 이 순간에는 지적인 마음이 작용하고 있지만, 이완할 수 있으면 마음의 잠재의식·무의식적인 수준들이 열린다.

요가 니드라를 수련하면 마음의 성질이 변할 수 있으며, 병이 치료될 수 있고, 창조적인 천재성이 회복될 수 있다. 잠재의식적·무의식적인 마음은 인간에게 있는 가장 강력한 세력들이다. 이 단순한 요가 니드라 행법은 인간 마음의 심층을 꿰뚫을 수 있는 역량을 가지고 있다.

잠재의식적인 마음은 아주 고분고분한 제자이므로 내리는 명령을 즉시 이행한다. 요가 니드라를 수련하는 법을 알면 잠재의식적인 마음을 철저히 훈련시킬 수 있다. 그때 평범한 마음과 지능은 배운 대로 따를 것이다.

창조성의 뿌리

딴뜨라에서는 마음의 진화가 자생적인 문제가 되어야 하기 때문에 요가 니드라는 딴뜨라 행법으로 여겨진다. 우리는 우리의 성격, 습관, 한계들과 싸울 필요가 없는데, 왜냐하면 그렇게 함으로써 우리는 우리 자신 안에 적의를 창조하고 있기 때문이다. 그러므로 종교적인 길을 통해 자신을 바로잡으려 하는 대부분의 사람들은 정신분열증이 된다.

지난 세기 동안 심리학자들은 우리에게, "허물이 있으면 그것을 받아들여야 한다. 그것을 증오로 없앨 수는 없다."라고 말해왔다. 그렇다면 어떻게 그것을 근절할 수 있을까? 마음의 보다 낮고 깊숙한 곳으로 내려가 뿌리를 잘라라. 그러면 나무는 스스로 죽을 것이다. 무의식적인 마음은 사람의 정상적 · 비정상적인 행동의 기초이다. 모든 것의 기초는 잠재의식적 · 무의식적인 영역들에 있다. 그런데 왜 마냥 가지와 잎을 자르는가? 요가 니드라는 마음의 심층으로 깊이 잠수하도록 도와줄 행법이다.

사람은 자신의 지능과 감각 정보에만 의존하고 있기 때문에 연약하다. 그러나 보다 깊은 마음의 문을 열고 요가 니드라에서 휴식하기만 하면 창조성의 근원에 있게 된다. 힌두교 신화에서 요가 니드라의 상징은, 우유의 대양에서 휴식하고 있는 주 나라야나(Narayana: 비쉬누의 다른 이름)이다. 그는 우산 모양의 많은 목을 가지고 있는 큰 뱀 위에 누워 있으며 아름다운 락쉬미(Lakshmi: 부와 번영의 여신)가 그의 발을 주무르고 있다. 그의 배꼽에서는 연꽃 하나가 피며 그 과피(果皮)에는 무의식의 상징인 주 브라흐마가 앉아 있다. 이는 요가 니드라에서 무의식이 나타난다는 것을 뜻한다. 주 나라야나는 휴식하고 있다. 우리의 담요가 뱀이며 바닥이 우유의 대양이다.

그러므로 요가 니드라를 수련할 때는 철저히 이완되어야 하는데, 왜냐하면 이것은 집중 속에서 하는 수련이 아니기 때문이다. 요가 니드라에서 안내하고 있는 사람의 지시를 계속 따르면 인격체의 문들을 여는 것이 가능하다. 그렇지만 어쩌다 몇 가지 지시를 놓친다 해도 문제가 되지 않는다. 중요한 것은 목소리를 계속 듣는 것이다.

수용성의 상태

일상생활에서는 대부분의 사람들이 그다지 수용적이지 않지만, 요가 니드라에서는 마음이 매우 수용적인 국면을 취한다. 마치 쇠를 녹여 특정한 주형으로 주조하는 것과 같이 마음이 녹고 있는 국면이 있으며, 그때는 그것으로 좋고 창조적인 인상들을 주조할 수 있다. 마음의 수용성은 흩어져 사라짐이 절멸될 때만 각성될 수 있으며, 요가 니드라에서는 마음의 감정적인 구조를 각성시킴으로써 이것을 한다.

만일 내가 이것은 옳고 저것은 그르다고 말한다면 여러분은 내 말에 동의할지 모르지만, 그것은 지적인 동의이다. 동의한다는 사실에도 불구하고 여러분은 그것을 일상생활에서 실행하지 못할 수도 있다. 장애가 무엇인가? 우리 이상들을 실행으로 옮기는 것이 그렇게도 어려운 어떤 이유가 있음에 틀림없다. 인생의 모든 최고 이상들은 경전에 있지 않을 것이다. 우리가 그것들대로 살아야 하는 것이다. 요가 니드라는 우리가 생각하고 행하는 모든 것을 책임지는 우리의 심령적인 인격체를 만나게 해준다. 요가 니드라의 도움으로 우리는 우리가 믿는 그 이상들대로 행하기 시작할 수 있다.

예를 들어, 한때 나는 전문적인 도둑이자 냉혹한 범죄자인 사람을 만난 적이 있다. 그와 오랫동안 이야기를 나누고 나서 나는 마침내 그에게 도둑질이 바른 것이 아니라는 것을 확신시켜주었다. 그는 심지어 자신이 죄인이라고 느끼기까지 했으므로 나는 내가 기적을 일으켜 그를 바꿔놓았다고 생각했다. 하지만 5년 뒤에 다시 그가 사는 마을에 갔을 때 나는 그가 여전히 도둑질을 하고 있다는 것을 알았다. 왜일까? 그것은 내가 그의 내적인 자아가 아니라 그의 지능만을 바꿔놓았기 때문이었다. 나는 그때 그 마을에 여섯 달 동안 있으면서 한 학교에서 어린이들과 교사들에게 요가 니드라를 가르쳤다. 그 도둑도 이 세션에 참여했는데, 얼마 되지 않아 그는 도둑질을 그만두었다.

지적인 확신은 인간 생활의 한 면이다. 우리는 모두 선과 악에 대해 지적으로 확신하지만, 동화시킬 필요가 있는 모든 것에 감정적으로도 수용적이 되어야 한다. 이는 산만함이 물러가고 마음이 평온하여 하나의 순탄한 수준에서 흐르고 있을 때만 가능하다. 그때는 마음에 새겨지는 모든 것이 개선책, 운명, 지시가 된다.

나쁜 습관을 가지고 있는 사람을 알고 있다면 요가 니드라 행법으로 그를 지도하라. 그가 철저히 이완될 때까지 기다리고 나서 긍정적인 암시를 하라. 이 수용성의 절정 기간 동안 그는 여러분의 말을 들을 것이다. 비논리적인 불안한 마음은 반항할 수 있지만, 요가 니드라 마음은 절대 순종한다.

인간의 성질 이해하기

특정한 목적을 위해 요가 니드라를 적용시키기 전에, 지도하고 있는 사람의 성질을 연구해서, 가르치는 재료가 그에게 반항을 일으키지 않도록 하는 것이 필요하다. 요가 니드라에서 거창한 것들을 암시할 수 있을지 몰라도, 다른 사람의 인격은 그것에 반대할 수 있다. 삶의 어떤 단계에서 우리 대부분은 확립된 규칙들이나 법령들 또는 정치적인 지시들에 반항한다. 왜냐하면 우리 마음속으로 들어온 생각들이 우리의 진짜 성질과 반대되기 때문이다.

모든 사람은 태생적으로 그 자신의 성질이 있으며 그것을 바꿀 수는 없다. 요가에서는 이 성질을 스와바바(swabhava, 자신의 감정적인 반응)

라고 한다. 습관과 종교는 바꿀 수 있지만 성질은 그렇지 않다. 이 성질은 한 사람의 인생 전체에 걸쳐 그와 함께 계속되며 그의 모든 성취와 실패를 책임진다. 한 사람의 성질을 이해하기 위해서는 그의 지적인 행동이 아니라 자생적인 행동을 연구해야 할 것이다. 성인들은 너무 많은 교의가 주입되어 행동이 좀처럼 자연스럽고 자생적이지 않다. 그렇지만 어린이들은 아주 꾸밈이 없으며 이 때문에 요가 니드라 행법에 쉽게 동조되어 최대한의 혜택을 얻을 수 있다.

변화의 씨앗 심기

요가 니드라에서는 아마도 마음을 훈련시키는 가장 효과적일지도 모르는 수단을, 각 행법 중에 스스로 만드는 상깔빠에서 발견할 수 있다. 인생에서의 어떤 것이든 우리를 실망시킬 수 있지만, 요가 니드라 중에 하는 상깔빠는 그렇지 않다.

상깔빠는 '결심'으로 번역될 수 있는 산스끄리뜨어이다. 그것은 요가 니드라의 중요한 단계이며 우리 인격과 삶의 방향을 긍정적인 선상에서 고쳐 잡는 강력한 방법이다. 인생에서 무엇을 성취하고자 하는지 알고 있다면, 상깔빠는 운명의 창조자가 될 수 있다. 화가가 되고 싶든 작가가 되고 싶든, 아니면 강연자나 영적인 지도자가 되고 싶든, 이 간단한 행법을 통해 자신을 훈련시킬 수 있다. 그러나 먼저 방향을 가져야 한다.

우리 대부분은 키가 없는 선박, 비상용 닻이 없는 범선처럼 어둠 속에서 허둥대고 있다. 인생의 폭풍우에 시달리고 있기 때문에 우리는 우리가 어느 쪽으로 가고 있는지 모른다. 때로는 바른쪽으로 가기도 하지만 그것은 보통 우리가 그리 밀리고 있기 때문이다. 우리에게는 선택의 여지가 없는 것이다. 그러나 요가 니드라의 행법을 활용하면 인생에서 선택의 여지가 생기며 그 선택은 상깔빠(결심)에 의해 창조된다.

상깔빠는 요가 니드라 중에 잠재의식적인 마음이 자기암시에 수용적이고 민감할 때 그에 각인되는 짧은 정신적 진술의 형태를 취한다. 상깔빠는 지적으로 활동하고 있을 때가 아니라 마음이 평온하고 조용할 때 해야 한다. 요가 니드라 수련 전후에는 상깔빠에 바쳐지는 짧은 시간이 있다. 수련을 시작할 때 하는 결심은 하나의 씨앗을 심는 것과 같으며, 끝날 때 하는 결심은 그것에 물을 주는 것과 같다.

상깔빠는 인생에서 어떤 것이 되거나 무엇인가를 하겠다는 결심이다. 모든 사람은 많은 욕망과 야망을 가지고 있다. 그러나 그 대부분은 상실되거나 고갈되거나 파괴된다. 마치 서로 다른 곳들에 씨앗을 흩어뜨리면 어떤 것들은 자랄지 모르지만 대부분은 그렇지 않은 것처럼 말이다. 상깔빠는 우리가 창조하고 나서 마음의 화단에 심는 씨앗이다. 마음이 맑으면 상깔빠는 아주 잘 자란다. 먼저 비료와 거름으로 화단을 준비하고 잡초와 풀을 없애고 나서 씨앗을 뿌리면 식물은 더 잘 자랄 것이다. 마찬가지로 우리에게는 마음이 있으며 생각이 있다. 마음을 준비해서 씨앗을 올바로 심으면, 그것은 인생에서 자라 강력한 작전명령이 될 것이다.

많은 사람들이 지적인 결심을 하지만 그것은 거의 결과를 가져다주지 않는데, 그것은 그 결심이 충분히 깊이 심어지지 않거나, 마음이 동요되었거나 받아들일 준비가 되지 않았을 때 결심을 하기 때문이다. 성공을 위해서는 상깔빠를 강한 의지력과 느낌으로 심을 필요가 있다. 그것은 마음이 이완되어 그것을 받아들여 흡수할 준비가 되어 있을 때 심어야 한다. 그러한 상태가 요가 니드라 중에 일어난다.

일단 잠재의식 깊이 심어지기만 하면 상깔빠의 씨앗은 그 결실을 거두기 위해 대단한 마음의 세력들을 모은다. 이 깊고 강력한 씨앗은 결국엔 의식적인 수준에서 자꾸 자꾸 나타나 인격과 삶에서 변화를 일으킬 것이다. 우리 각자는 우리 자신의 정신적인 구조를 재형성시킬 수 있는 힘을 가지고 있다. 개혁시키지 못할 인격은 없으며, 그 어떤 두려움이나 강박관념도 바꾸지 못할 만큼 뿌리 깊지는 않다.

변화의 씨앗은 요가 니드라에서 이루어지는 결심에서 볼 수 있다. 이 결심이 성취되기 위해서는 깊이 스며드는 의지력이 뒷받침되어야 한다. 상깔빠는 강력한 행법이며 지적으로 사용되어야 한다. 치료 목적을 위해 결심을 사용할 수도 있지만, 그것은 자아실현이나 사마디 상태를 성취하는 것과 같은 더 커다란 목적을 위해 사용되어야 한다. 생활패턴을 바꾸고 싶다면, 요가 니드라 중에 이루어지는 상깔빠의 힘으로 될 수 있다. 삶에서 부정적인 경향이나 습관이 있으며 그것을 바로잡고 싶다면, 그것도 긍정적인 상깔빠를 통해 될 수 있다.

상깔빠는 사람의 손 안에 있는 아주 강력한 도구이다. 상깔빠의 목적은 욕망을 충족시키는 것이 아니라 마음의 구조 안에 강인함을 창조하는 것이다. 상깔빠는 심지어 의지력이라고 말할 수도 있다. 상깔빠는 그 진정한 목적과 의미를 이해할 때만 해야 한다. 처음에 대부분의 사람들은 상깔빠가 무엇인지, 또는 어떤 상깔빠를 해야 하는지 모른다. 그러므로 이해가 생길 때까지 기다리는 것이 더 좋다.

상깔빠는 슬기롭게 사용된다면 인생 전체를 위한 방향을 잡아줄 수 있다. 그러나 흡연이나 음주 같은 나쁜 습관 근절을 위해서만 활용한다면 그것을 오용하는 것이다. 상깔빠의 목적은 육체적으로만이 아니라 정신적·감정적·영적으로도 모든 생활패턴에 영향을 주어 그것을 바꾸는 것이다. 그때는 애연가나 애주가일지라도 저절로 술이나 담배를 포기할 것이다. 나쁜 습관을 없애기 위해 상깔빠 사용을 권장하지 않는 것은 바로 이 이유 때문이다. 인격 전체를 변화시켜 보다 균형 있고 행복하며 충족되게 해줄 상깔빠를 선택하는 것이 더 좋다. 상깔빠가 이정표가 되면 인생에서 하는 모든 것이 성공적이 된다.

요가 니드라에서의 경험

요가 니드라는 어떤 식으로 몸과 마음에 영향을 주는가? 그것은 모든 체계를 이완시키고, 심령적인 몸을 깨우며, 아스트랄 수준의 경험을 주고, 심장체계로부터의 압력을 이동시키며, 또한 뇌의 육체적인 물질에 영향력을 발휘할 수 있다. 요가 니드라를 수련할 때 우리는 외적인 마음의 행위를 초월하려 하고 있는 것이다. 뇌의 다양한 중추들이 체계적으로 자극되어 우리가 겪는 경험은 자연스럽다. 마음이 요가 니드라 수련 중에 미묘해지면, 그 경험은 꿈에서 가지는 것과 거의 같은 수준에 있다. 물론 요가 니드라에서의 경험은 꿈꾸는 상태에서 일어나는 것보다 훨씬 더 생생하고 선명하다는 근본적인 차이가 있다.

까르마 교의

요가 니드라는 심령의 보다 깊은 층들을 의식적인 경험으로 가져오는 행법이다. 뇌의 모든 지역에는 원형(元型: 인간의 정신 내부에 존재하는 전생의 흔적)의 형태로 저장된 수백만 가지 인상들이 있다. 이 원형들은 자체로 우리가 까르마(karma)라고 하는, 인생의 각각의 모든 경험의 총합이다. 마치 카메라가 원판에 찍힌 것은 무엇이든 등록하듯이, 우리가 의식적으로나 심지어 무의식적으로 겪는 모든 경험은 잠재의식적인 마음에 의해 등록되며, 때가 되면 그것은 우리가 원형이라고 하는 것으로 바뀐다. 마치 나무가 해마다 씨앗을 생산하여 그 수명이 다할 때까지 엄청난 수의 씨앗을 만들어내듯이, 인간의 마음은 그 경험으로부터 수십억의 씨앗을 생산하며, 이 씨앗들을 까르마, 삼스까라, 원형이라고 한다.

사람은 생물학적인 실체일 뿐만 아니라 소우주의 창조자이기도 하다. 대우주의 창조자를 신이라고 하며 소우주의 창조자를 사람이라고 한다. 대우주의 창조자는 행성들과 우주를 진화시키며 소우주의 창조자는 모든 행위와 경험으로부터 까르마를 만든다.

까르마 또는 삼스까라는 사람의 내적인 의식 층들에 축적된다. 삼스까라가 새겨져 처리되는 가장 깊은 층은, 그것이 잠재되어 현현되지 않고 있는 무의식이다. 삼스까라의 두 번째 층은 그다지 깊지 않다. 이것은 삼스까라가 변화·현현·저장되고 있는 잠재의식적인 수준이다. 삼스까라의 세 번째 층은 의식적인 수준에서 성숙과 결실이 진행되고 있다. 까르마 교의에서 이 세 가지 수준을 현행 까르마, 저장 까르마, 운명 까르마라고 한다.

까르마 경험

요가 니드라 수련 중에는 의식이 그 가능성과 역량에 따라 하나의 의식 층을 통해 또 다른 의식 층으로 여행한다. 때로 그것은 아주 깊이 가기도 하는데, 그때는 보다 환상적이고 폭발적인 경험을 갖게 된다. 또 때로는 깊이 가지 못하기도 하는데, 의식적인 마음의 영역 안에만 남아 있기도 하는 것이다. 그때는 어떤 종류의 이완이나 수면 또는 유쾌한 경험을 갖게 된다.

의식이 잠재의식적인 마음을 통해 여행하고 있는 동안에는 공중부양 같은 경험이 일어날 수 있다. 자각이 잠재의식적인 영역을 꿰뚫을 때는 일시적으로 몸에 대한 생각에서 분리된다. 이 분리가 마음과 몸 사이에서 일어나면 많은 놀라운 경험을 갖게 된다. 잠재의식과 무의식의 서로 다른 층들에서 가지는 이 모든 경험은 이생이나 전생 까르마의 현현 외에 아무것도 아니다. 이것이 바로 요가 니드라 과정이 모든 저장 까르마를 없애고 마음의 보다 깊은 수준들을 정화시키는 방식이다.

때로는 한 전생의 경험들이 직접 생기기도 하지만, 대개 그것들은 상징적으로 현현한다. 말과 개념은 의식적인 '지적인' 마음의 언어이다. 잠재의식적인 마음은 상징, 빛깔, 소리에 근거한 그 나름대로의 언어를 가지고 있다. 이런 것들은 요가 니드라 중에 심령적인 영역에서 출현하는 원형들이다. 하나의 이미지 또는 그림은 말로 적절히 표현하지 못하는 경험을 전할 수 있다. 이것이 바로 잠재의식적인 기억이 그렇게도 광대하고 효율적인 과거의 창고일 수 있는 까닭이다.

지식의 모든 과정은 우리의 내적인 프로그래밍을 형성하는 이 전형들을 통해 일어난다. 현대 심리학에 따르면 우주의 모든 것은 마음 안에 원형의 형태로 내포되어 있다. 마치 현대 신경생리학자들이 뇌를 전 우주의 홀로그램으로 여기고 있는 것처럼 말이다. 이 무수한 원형들은 우리 존재 안에 갇혀 있으므로, 진정한 우리를 알고자 한다면 그것들을 끄집어내어 경험해야 한다.

요가 니드라 중에는, 시각화되는 특정한 상징들이 마음의 서로 다른 지역들에서 부딪혀 원형(잠재적인 삼스까라)을 폭발시킨다. 요가 니드라에서 사용되는 상징들은 실제로 만달라(그림으로 나타낸 개념)—장미, 사원, 배, 사자, 사람 등—이다. 만달라는 얀뜨라(yantra)로 이루어져 있다. 얀뜨라는 중요한 기하학적 배열이다. 선, 점, 원의 모든 순열과 조합인 것이다. 얀뜨라와 만달라는 저장된 원형들을 의식적인 자각 속으로 방출시키는 가장 강력한 방식이다.

초감각적 경험

우리가 알고 있는 감각과 마음 뒤에는 우리 대부분이 여태 경험하지 못한 다른 많은 능력들이 있다. 때때로 요가 니드라에서 우리는 무의식의 핵심으로 갈 수도 있다. 그때는 초음파 대뇌 회로들의 잠재적인 능력들이 현현될 수 있다.

우리는 모두 외부의 사물을 볼 수 있다. 그것은 객관적인 자각인 것이다. 우리는 사물을 보거나, 꽃향기를 맡거나, 소리를 듣거나, 맛을 경험할 수 있다. 이것을 감각적인 경험이라고 한다. 이를 위해서는 인식할 수 있는 대상이 있어야 한다. 꽃이 없으면 눈은 그것을 볼 수 없다. 그러나 대상이 없는 경험이 있다. 그것을 초감각적 인식이라고 하는 것이다. 뇌의 그 중추들을 개발하면 심지어 눈먼 사람도 볼 수 있으며 귀먹은 사람도 들을 수 있다.

이 뇌에는 때때로 요가 니드라나 명상에서 폭발하기도 하는 초감각적 인식의 중추들이 있다. 단지 객관적이지 않다고 해서 이 내면의 경험을 환상으로 치부할 수는 없다. 예를 들어, 얼마 전 외국에 있었을 때 한 신사가 내 방으로 와 자신이 확실히 백단향 냄새를 맡을 수 있다고 했다. 틀림없이 거기에는 백단향이 없었지만, 나는 내가 그것을 경험하지 못한다고 해서 그의 경험을 의심하지는 않았다. 그때는 뇌의 영역 안에서 특별한 중추가 각성된 것이다.

뇌의 초감각적 중추들을 초음파 회로들이라고 하는데, 그것들은 매우 강력하다. 나는 이 초감각적인 경험이 까르마와 관계된 것이라고 생각하지 않는다. 이 경험의 가능성은 모든 인간에게 고유하다. 그러나 오직 몇몇 요기들과 미친 사람들만 그 경험 또는 계발을 달성했다.

경험 다루기

내 의견으로 미친 것은 병이 아니다. 그것은 뇌의 한 계발 상태인 것이다. 나는 미친 것을 사람이 다루지 못한 영적인 경험으로 여긴다. 인도에는 미친 사람처럼 산 많은 위대한 요기들이 있었으며 그리스에도 그러한 요기들이 있었다. 요기와 미친 사람의 차이가 무엇인가? 요기는 자신의 경험을 다룰 수 있으며 미친 사람은 일반적으로 정신병원 신세를 지게 된다. 인도에는 스스로를 다룰 수 있는 많은 미친 사람들이 있으며 서양에는 그렇게 하지 못하는 많은 요기들이 있다. 요가 니드라 같은 행법들을 통해 우리는 점점 그들에게 자신을 다루는 법을 가르치고 있다.

마음은 자동차 같은 것이다. 그것을 제대로 다루지 못하면 사고가 일어날 것이다. 그러나 훌륭한 운전자라면, 승용차를 몰든 트럭을 몰든 그것을 다루는 법을 알고 있다. 이제 요가 니드라에서는 때때로 아주 깊이 갈 수도 있다. 이 행법은 현재로선 오직 이완만을 제공해주기 위한 것이지만, 그 궁극적인 목적은 내면의 존재와 완전히 결합되는 상태로 우리를 깊이 데려가는 것이다.

요가 니드라는 집중이 아니다

그러므로 요가 니드라에서는 집중하는 것이 필요하지 않다. 사실 집중해서는 안 된다. 그냥 마음을 지점에서 지점으로 움직이면서 모든 경험을 자각하기만 하라. 요가 니드라에서 집중하려 한다면, 마음을 참나 속으로 보다 깊이 데려가는 자연스러운 자각의 흐름이 방해될 것이다.

선생의 지시가 들리고 말고는 중요하지 않다. 설사 다른 것을 꿈꾸고 있다 할지라도, 선생이 하는 암시는 잠재의식적인 마음에 여전히 작용할 것이다. 요가 니드라 수련자가 지시의 일부를 놓치는 것은 아주 자연스러운데, 왜냐하면 수련에서는 아주 종종, 의식적인 마음이 물러나고 잠재의식적인 마음이 전면에 나타나기 때문이다. 그때는 이야기되고 있는 모든 것이 거기에 새겨진다. 그래서 요가 니드라를 선생과 함께 수련하고 있든, 테이프를 듣고 있으면서 마음이 떠돌아 요동하고 있든, 그것은 중요하지 않다.

요가 니드라에서는 자신을 평화롭게 만드는 것은 중요하지 않다. 설사 수련하는 동안 마음이 근심과 걱정, 공상과 상상으로 가득 차 있다 해도 문제가 되지 않는다. 동요되어 있다 해도 문제가 되지 않는다. 설사 정신적으로 번민하고 있다 해도 문제가 되지 않는다. 어떤 흥분 때문에 드러누워 있을 수 없다면 일어나 그것이 무엇인지 보라. 너무 엄격해져 억지로 전혀 움직이지 않으려고 하지 마라. 요가 니드라에서 중요한 것은, 그냥 선생의 지시에 자신을 맡기고, 생길 수 있는 어떤 경험이든 전체적인 자각과 무집착으로 보는 것이다.

쁘라띠아하라의 과정

요가 체계에서 요가 니드라는 라자 요가의 한 형태로 여겨진다. 라자 요가에 대한 고전적인 해설은, 기원전 수세기에 현자 빠딴잘리가 쓴 것으로 정교한 196개의 수뜨라 또는 금언을 모은 요가 수뜨라(Yoga Sutra)에서 볼 수 있다. 빠딴잘리는 라자 요가의 길을 여덟 단계로 나누었는데, 정신적인 평화에 도움이 되는 태도와 행동에 대한 기본적인 규칙들로 시작해서, 마음의 내용과 활동이 완전히 초월되는 사마디 또는 자아실현으로 끝난다.

라자 요가의 단계

1. 야마(Yamas 사회적인 규약)
2. 니야마(Niyamas 개인적인 규약)
3. 아사나(Asanas 자세-존재 상태)
4. 쁘라나야마(Pranayama 쁘라나, 생명력, 우주에너지의 제어)
5. 쁘라띠아하라(Pratyahara 감각 회수)
6. 다라나(Dharana 집중)

7. 디아나(Dhyana 명상)
8. 사마디(Samadhi 초월적인 의식)

처음 네 단계는 준비(또는 외부적) 단계로 특정한 행법들과 관계있다. 이 단계들은 본질적으로 의식적인 마음—정상적으로 깨어 있는 상태에서 활동하는, 의식의 합리적인 분석적 부분—에 의해 행해진다. 뒤의 네 단계는 보다 높은(또는 내부적) 단계이다. 이것들은 의식 상태들을 성취하기 위해 요구되는 행법들일 뿐만 아니라 그 의식 상태들이기도 하다. 이보다 높은 단계들은, 모든 경험의 창고인 잠재의식적인 마음을, 그리고 의식적인 마음속으로의 정보의 흐름을 조절하는 에고를 수반한다. (이 주제에 대한 더 많은 정보를 위해서는 요가출판위원회(Yoga Publications Trust)에서 출판된 《자유에 대한 네 장 Four Chapters on Freedom》을 참고하라.)

마음 거두어들이기

요가 니드라는 라자 요가의 보다 높은 단계들에 속하는데, 그것은 본질적으로 쁘라띠아하라의 한 방법이기 때문이다. 자각은 외부세계, 몸, 호흡과정, 의식적인 마음, 그리고 마지막으로는 무의식적인 마음으로부터 점점 거두어들여진다. 이완이 완성되는 진보된 단계들에서 요가 니드라는 다라나와 사마디를 수반한다.

요가 니드라 수련에서 마음은 점점 집중된다. 의식이 완전히 거두어들여지지 않게 하기 위해 (의식이 완전히 거두어들여지면 결국 잠으로 이어질 것이다) 자각은 청각 통로에 대한 집중에 의해 유지된다. 신경말단들의 나머지는 작용이 끊기고 대뇌피질에서의 연결이 분리되어 그 어떤 메시지도 운동기관들을 통과하지 않는다. 그렇지 않으면 감각이 메시지들이 중계되는 뇌로 계속 자극을 전달하고, 우리가 의식하든 않든 운동기관들이 저절로 자극을 받는다. 요가 니드라에서 얼마 동안 감각이 분리될 때, 이것이 쁘라띠아하라로 알려진 라자 요가의 다섯 번째 단계이다.

요가 니드라의 과학은 의식의 수용성에 근거를 두고 있다. 의식이 지능 그리고 모든 감각과 작용하고 있을 때 우리는 우리가 깨어 있으며 자각하고 있다고 생각하지만, 마음은 사실 덜 수용적이며 더 비판적이다. 의식이 오직 하나의 감각통로(예, 청각)만을 통해 작용하고 있을 때는 훨씬 더 민감해지지만 전체적이지는 않다. 그러나 의식이 감각의 모든 연관성에서 벗어나면 전체적이 된다.

이 심오한 상태는 심지어 자아자각의 느낌도 완전히 없어지는 것이다. 집중하는 동안에는 자신이 집중하고 있다는 것을 알고 있지만, 요가 니드라 상태에 있을 때는 자신이 요가 니드라에 있다는 것을 알지도 못하는 순간이 온다. 마음이 모든 감각통로들에서 분리되면 아주 강력해지지만, 그것은 훈련이 필요하다. 뇌의 무의식적인 체계들이 훈련되지 않으면 요가 니드라와 수면 사이에는 실질적으로 차이가 없다.

요가 니드라에서는 바라던 자각 상태를 일으키는 일련의 수련을 통해 마음을 취함으로써 그것을 훈련시킨다. 요가 니드라를 수련할 때는 그것이 그저 단조로운 종류의 집중만은 아니라는 것이 과학적으로 발견되었다. 몸의 부위들이나 느낌, 또는 수련에서 열거되는 시각화에 자각을 고정시킬 때는, 실제로 보다 높은 뇌의 중추들을 모니터하고 있는 것이다. 이것이 바로 무의식적인 제어가 확립되고 자각이 유지되는 방식이다. 설사 감각통로들이 필요한 정보를 공급하지 않고 있다 할지라도 말이다.

경계선에서

요가 니드라 수련 중에는 의식이 서로 다른 수준들에 있다. 때때로 그것은 감각에 아주 가깝기도 하고, 다른 때에는 아주 멀리 떨어져 있기도 하다. 의식이 멀리 떨어져 있을 때는 청각통로들을 통해 이해하는 것만 가능하다. 요가 니드라 중에는 의식이 주기적으로 몇 순간 동안 정지되는데, 이는 의식이 잠재의식적인 상태와 무의식적인 상태 사이를 왔다 갔다한다는 것을 뜻한다.

쁘라띠아하라가 깊고 강력해지면 뇌의 전체적인 고립이 일어난다. 그때는 두개골 아래에서 뇌 주위를 흐르는 뇌척수액이 높은 에너지 수준으로 충전된다. 고 이차크 벤토프(Itzhak Bentov) 박사는 이 과정의 확실한 과학적 모델을 개발했다. 깊은 명상에서는 순환체계에 정재공명파(standing resonant waves: 공간 내에서 임의의 방향으로 진행하는 파동인 진행파와 대비되는 개념으로, 진동의 마디점이 고정된 파동)가 만들어진다고 그는 기록했다. 이 파장에 대한 반응으로, 뇌를 둘러싸고 있는 액체 안에 작은 리드미컬한 흐름들과 파장 형태들이 발생된다. 이것들은 뇌의 보다 높은 대뇌 능력과 심령적인 능력들을 점점 자극·각성시킨다.

이 시점에서 심령적인 경험들이 생기기 시작한다. 그러나 요가 니드라에서는 이런 깊은 심령적 경험들을 피해야 한다. 심령적인 자각을 계발하기 시작하면, 요가 니드라의 범위를 넘어서고 있는 것이다. 이것이 가벼운 쁘라띠아하라와 깊은 쁘라띠아하라의 근본적인 차이이다. 요가 니드라 상태에서 우리는 언제나 경계선에 있다. 쁘라띠아하라의 깊은 상태로 들어가면 더 이상 요가 니드라를 수련하고 있는 것이 아니다.

요가 니드라에서는 심령적인 경험이나 광경 또는 폭발이 없어야 한다. 마음에서의 자각 패턴이 부단하고 끊이지 않아야 한다. 우리는 심령적인 수준에도 의식적인 수준에도 있지 않다. 경계선에 있는 것이다. 의식의 양은 우리가 생각하고 있을 때와 같지 않다. 이것은 과학자들은 입면기(入眠期)나 출면기(出眠期) 상태라고 부르고 나는 이것과 저것 사이의 경계라고 부르는 아주 아름다운 상태이다.

요가 니드라와 최면술

요가 니드라는 감각회수의 상태를 일으키기 때문에 많은 사람들은 그것을 최면술의 한 형태라고 생각한다. 그러나 진실은 이 둘이 전혀 다른 과학이라는 것이다. 그것들은 같은 이완과 수용성의 지점에서 시작할지 모르지만 서로 다른 방향으로 진행된다.

요가 니드라에서 성취되는 마음 상태는 최면술을 훨씬 넘어서지만, 감각적 지식으로부터 분리될 때 마음이 최면상태를 통과한다. 그러나 감각통로들을 분리시키면서도 여전히 자각을 유지할 수 있다면, 인격의 장벽들을 초월하여 어떤 깊이나 높이로도 갈 수 있을 것이다. 의식은 우리가 이끌 수 있는 데까지 갈 수 있다. 이것이 요가 니드라의 목표이다. 그러나 동시에, 일정한 지점까지는 최면술의 범위를 지나고 있다는 것을, 초월하고 있을 때 알아야 한다.

그러므로 수련하는 동안 내내 '자지 말라'는 한 가지 중요한 지시가 언제나 주어진다. 요가 니드라에서는 자각을 유지하려 해야 한다. 이완되었지만 잠은 자지 않는 것이다. 감각수준에서는 의식적이지 않지만 요가 니드라를 수련하고 있다는 것을 우리는 의식한다. 요가 니드라 중에는 뇌가 완전히 깨어 있다. 그것은 보다 높은 질의 자극을 받으며, 지금 경험하고 있는 것과 다른 유형의 자각을 계발한다. 그러나 최면술에서는 피실험자가 뇌가 완전히 폐쇄되는 깊은 수면 속으로 이끌린다. 의식은 작은 지역으로 한정되며 역량은 제한된다. 이는 아주 따마식(tamasic)한 상태인 반면, 요가 니드라는 역량을 증가시키며 삿뜨윅(sattvic)한 상태를 창조한다.

근본적인 차이

과학적으로 이야기해서, 중추신경계와 으뜸 피질(master cortex)이 요구되는 자극을 뇌에 공급하지 않을 때, 그리고 뇌가 고립될 때, 뇌는 최면이라고 하는 상태 속으로 들어간다. 그것은 순간적인 해프닝, 뇌와 대뇌피질이 에너지 통로들로부터 분리되는 아주 작은 범위의 경험이다.

요가에 따르면, 이 육체에는 이다(ida), 삥갈라(pingala), 수슘나(sushumna)로 알려진 세 가지 중요한 나디(nadi: 에너지 통로)들이 있다. 이다는 정신적인 세력, 삥갈라는 생명유지에 필요한 세력, 그리고 수슘나는 영적인 세력을 전한다. 과학적 용어로는 그것들을 교감신경계, 부교감신경계, 중추신경계라고 한다.

우리가 살아 있는 동안 이다 나디와 삥갈라 나디는, 뇌가 사물, 소리, 관념을 인지하는 데 필요한 자극을 뇌에 계속 공급하고 있다. 쁘라띠아하라에 의해 이다와 삥갈라를 닫아버리면 뇌가 고립된다. 그것이 최면술이다. 그러나 동시에 (대부분의 사람들에게서 닫혀 있는) 수슘나를 각성시킬 수 있다면, 뇌로부터의 두 가지 소통 통로(이다와 삥갈라)가 분리되었음에도 불구하고 중추신경계가 각성되어, 이다와 삥갈라 대신 수슘나가 필요한 에너지와 자극을 뇌에 공급할 것이다.

우리 뇌가 지금 받아들이고 있는 에너지는 이다와 삥갈라를 통해서 온다. 최면술 중에 뇌에 부족한 것은 이다/삥갈라와의 연결이다. 그러나 요가 니드라에서는 중추신경계―수슘나 나디―가 뇌를 철저히 각성시킨다. 요가 니드라 중에는 수슘나 나디가 작용하고 있기 때문에 뇌는 보다 높은 질의 자극, 그리고 다른 유형의 지식을 받는다. 그러므로 경험되는 자각의 종류는 다른 때와는 전혀 다르다. 그러나 최면술에서는 뇌가 감각통로들로부터 고립되므로 그 지식이 제한되어 있고 그 자원이 제약되어 있어 자신의 한계 너머에서 작용하지 못한다. 그것이 최면술과 요가 니드라를 통해 성취되는 자각상태들의 근본적인 차이다.

강사가 아니라 지시를 따른다

요가 니드라는 제안과 설득에 의존하지 않는다. 지시가 직접 주어지며, 유일한 제안은 전적으로 수련자 자신에 의해 이루어지는 결심에 포함되어 있다. 요가 니드라에서는 말로 하는 지시를 따름으로써 자신의 이완 상태를 유도하는 법을 배운다. 강사는 안내자일 뿐이다. 그는 행법을 가르쳐주지만 어떤 식으로든 학생에게 결코 강요하지 않을 것이다. 마음을 각성과 판단의 독립성으로 이끌어주는 것은 바로 행법이다. 강사가 아닌 것이다. 수련자는 의식적으로 그 자신의 내적인 능력을 기르며 직관적인 내적 지식이 펼쳐지게 한다.

그러나 최면술에서는 치료사가 일반적으로 피실험자의 마음과 의지를 지배한다. 이는 종종 강박관념, 속박, 자신감과 창의성 부족으로 귀결되기도 한다. 이 상태에서는 성적 충동, 지능, 논리력, 결단력이 억눌린다. 피실험자가 치료사에게 "지금 화장실에 가도 됩니까?"라고 물으면, 치료사는 "예"나 "아니오"로 대답한다. 요가 니드라 강사에게 같은 질문을 한다면 그는 이렇게 대답할 것이다 "그건 제 일이 아니니 알아서 하십시오. 저는 당신을 책임지지 않습니다. 당신이 당신 자신을 책임지며 저는 저 자신을 책임집니다." 설사 학생의 나쁜 습관이나 행동이 자신에게 되돌아온다 해도 강사는 영향을 받지 않으며 그의 인격을 바꿀 시도를 하지 않는다. 이것이 바로 요가 니드라가 개발하는 태도이다.

세뇌의 한 유형

물론 요가 니드라는 나쁜 습관이나 태도를 바로잡기 위해 활용될 수 있는 방법이다. 그러므로 많은 사람들이 "이것은 세뇌의 한 유형이 아닙니까?"라고 묻는다. 사실 세뇌는 정치적인 공감을 위해 고안된 방법이다. 만일 요가 니드라를 세뇌라고 한다면, 이 세상에 세뇌 아닌 것이 없다고 생각한다. TV, 라디오, 광고, 신문, 잡지, 소설이 하루의 매 순간마다 우리 뇌에 무엇을 하고 있는가? 뇌가 깨끗한 것으로 씻어진다면 정말 아주 좋은 것이다.

요가 니드라에 의해 창조된 수용적인 상태에서는 뇌에 이미 존재하고 있는 부정적인 패턴들을 바로잡을 수 있다. 공포증으로 고통 받고 있는 한 소녀를 예로 들어보자. 의사들은 모든 방법을 써서 그녀를 치료했지만 실패했다. 한 가지 단순한 생각을 그녀 마음속에 주입시킴으로써 두려움을 해결해줄 수 있다면, 이것이 세뇌인가? 아마 그럴지도 모르지만 긍정적인 의미에서 그럴 것이다.

요가에서는 고통, 슬픔, 고뇌를 경험하고 그것을 초월하는 지식의 길을 따르는 법을 가르친다. 이것은 가장 좋은 길이지만, 모든 사람이 고통을 이해하고 초월할 수 있는가? 그렇게 하지 못하는 사람들에게는 이 세뇌의 길이 도움이 된다. 결국 모든 사람은 어쨌든 내내 자신을 세뇌하고 있다. 그것을 어떻게 멈추는가? 설사 원한다 해도 우리는 그것을 멈추고자 하는 자각을 가지고 있지 않다. 아마 사마디에서만 그것을 할 수 있을 것이며 그 전에는 아니다.

요가 니드라와 뇌

현대의 신경생리학자들은 수천 년 전 고대 요기들이 처음 알아낸 몸과 뇌 사이의 명백한 관계를 증명할 수 있었다. 자극을 주는 전극을 이용하여 뇌 표면을 탐사하면, 뇌의 감각운동피질의 중심 회전(gyrus) 또는 주름의 표면을 따라 몸의 각 부분을 정확히 배치할 수 있다는 것을 신경외과의사들은 보여주었다.

몸을 이완시킴으로써 마음을 이완시키기

여기가 바로 우리가 가장 최근의 신경외과의학과 요가 니드라의 명상 행법을 접목시키는 곳이다. 이 행법을 수련해본 적이 있다면, 감각운동피질 위의 푯말들(다음 그림 참고)을, 의식의 순환 중에 자각이 통과하는 몸의 바로 그 부위들로 인정할 것이다.

    뇌는 몸과 마음 그리고 감정을 하나의 조화로운 단위로 연결시키는, 의식의 육체적인 중재자이다. 신경외과의사는 뇌를 자극함으로써 몸에 영향을 준다. 요가 니드라 수련자는 뇌를 자극하기 위해 몸의 자각을 고조시킴으로써 신경 통로의 반대쪽 끝에서 시작한다. 몸의 부분들을 통한 자각의 점진적인 움직임은 육체적인 이완을 유도할 뿐만 아니라 뇌로 이어지는 모든 신경 통로들, 즉 육체적인 활동을 관장하는 것들과 들어오는 정보에 관계되는 것들을 모두 청소한다. 동시에 우리는 뇌 표면을 통해 안에서부터 밖으로 전체적인 여행을 한다. 이런 식으로 요가 니드라는 몸을 이완시킴으로써 마음을 이완시킨다.

운동 난쟁이

연구자들은 대뇌의 백색물질 안에 존재하는 이 뉴런 지도 또는 육체의 홀로그램을 운동 난쟁이(motor homunculus)라고 이름 붙였다. 의식의 순환 중에 다음과 같이 자각이 통과하는 몸의 모든 부분을 거기에서 정할 수 있다. "오른손 엄지, 검지, 중지, 약지, 새끼손가락, 손바닥, 손등, 손목, 팔꿈치, 어깨, 겨드랑이, 오른쪽 옆구리, 오른쪽 허리, 오른쪽 허벅지, 무릎뼈, 종아리근육, 발목, 발뒤꿈치, 발바닥, 엄지발가락, 둘째발가락, 셋째발가락, 넷째발가락, 새끼발가락…."

그러나 뇌세포조직의 측면에서 중요성은 손, 손가락, 입술, 코에 부여되어 있다. 이 부위들은 몸에서 각 부위들이 가지는 상대적인 크기와 차원들을 훨씬 초과하는 지역들을 차지하고 있으며, 요가 니드라에서 의식의 순환 중에 추가로 강조되는 것이 바로 이 지역들이다. 이 지역들은 거의, 손목에서 발가락까지의 몸의 나머지 전체에 할당된 공간만큼 크다.

육체적인 기준에 의해 운동 난쟁이는, 엄청나게 확대된 손, 손가락, 얼굴 특징들을 가지고 있는 기괴한 비율의 난쟁이이다. 그는 육체의 신경단위(뉴런) 추상작용으로 존재하면서 신경전달의 영역에서, 그리고 중추신경계와 쁘라나 몸을 형성하는 나디들의 연결망 전체에 흐르는 의식적인 전기 에너지의 영역에서 작용한다.

이제 몸의 부위들 전체에서의 의식 순환의 정확한 순서가 요가 니드

뇌의 단면도

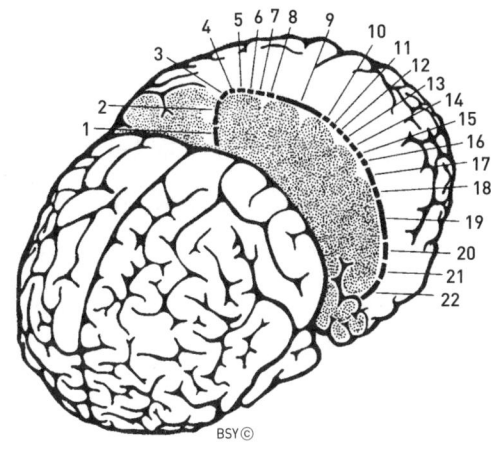

운동피질을 드러내고 뒤쪽 중앙 뇌회를 따라 그려진 대로 몸을 가리키는 뇌의 단면도. 이 것이 운동 난쟁이—뇌 물질 안에 누워 있는 상징적인 사람—이다.

1. 발가락	6. 어깨	11. 약지	16. 이마	21. 혀
2. 발목	7. 팔꿈치	12. 중지	17. 눈꺼풀과 안구	22. 식도
3. 무릎	8. 손목	13. 검지	18. 얼굴	
4. 엉덩이	9. 손	14. 엄지	19. 입술	
5. 몸통	10. 새끼손가락	15. 목	20. 턱	

라 수련에서 왜 그렇게 중요한지 이해하기 시작할 수 있다. 일단 이 순서가 확립되면 바꿔서는 안 되는데, 그것은 운동 난쟁이의 신경단위 회로 안으로 쁘라나 에너지의 흐름을 유도하기 때문이다. 이 흐름에는 주관적인 이완이나 방출 또는 '내려놓기'의 경험이 수반되는데, 경험의 감각 · 운동 통로들로부터 의식의 자생적인 분리가 일어나기 때문이다. 이 순서를 익혀 날마다 반복하면, 보통은 단편화되고 고갈되는 자각에 빠른 내향적 효과가 발휘된다.

이 감각의식의 회수 상태, 쁘라띠아하라를 빠딴잘리는 라자 요가의 다섯 번째 단계, 그리고 다라나 · 디아나 · 사마디의 서막으로 열거했다.

요가 니드라는 어떻게 건강을 회복시키는가

현대 뇌 연구자들의 발견과 오래전에 요가 니드라 행법을 발전시킨 깨달은 요기들의 발견 사이의 연관성을 무시하는 것은 불가능하다. 물론 이전 시대의 요가 과학자들은 이 강력한 행법을 단지 병을 경감시키기 위한 수단으로만이 아니라, 우선적으로 개인의 자각을 육체와 그 감각양상들 안에서의 고착으로부터 거친 물질적 존재의 근간에 있는 더 미묘한 쁘라나적 · 심령적 · 영적인 차원들을 향해 팽창 · 해탈시킴으로써 보다 높은 의식을 달성할 수 있는 길로 고안했다.

그러나 스트레스 관련 질병으로 고생하는 현대인의 맥락에서, 감각 통로라는 매개를 통해 심령을 소마(soma, 물질적인 몸)와 과도하게 동일시하는 것으로부터 이런 질병들이 생겨나면서 신경고갈, 심지어 신경쇠약으로까지 이어진다는 것을 인정하기에 충분하다. 요가 니드라에서는 이 파괴적인 정신신체적 경향이 정반대의 신체정신적인 루트에 의해 효과적으로 경감된다. 정신신체적인 불균형은 쁘라띠아하라가 달성될 때 감각 통로들과 양상들로부터 거두어들여지는 쁘라나 또는 신경에너지의 해탈 때문에 자생적으로 복구된다. 이 에너지는 혹사된 세포조직, 샘, 기관들의 치유와 원기회복을 위해 재유도된다.

감각과 느낌

의식의 순환 외에 요가 니드라에는 딴뜨라에서 직접 파생된 다른 많은 행법들이 있는데, 온몸 · 뇌 · 내부기관에 대한 자각, 지구와 몸의 접촉, 무거움/가벼움 · 열/냉 · 고통/쾌락 느끼기 등이 그것들이다. 뇌의 감각

운동근육 표면의 이완 뒤에 수련은 느낌이나 경험의 각성으로 이동한다. 이 느낌이나 경험들은 몸의 일부나 전체에서 전반적으로 동시에 경험되는 동안 우리 존재의 핵심으로부터 발산되는 것처럼 보인다.

몸의 세포조직과 구조 전체에는 감촉, 압력, 위치변화, 온도, 고통, 쾌락 등을 포함한 특정한 유형의 자극에 반응하는, 특정하게 적응된 무수한 감각신경말단이 있다. 관절의 자기수용체(自己受容體: 자기자극에 감응하는 말초신경), 피하의 파시니 소체(pacinian corpuscles: 결합조직의 층으로 된 진동, 압력, 촉각을 느끼는 미소한 수용체), 통증과 온도 수용체를 포함한 이 아주 작은 감각기관들은, 몸의 모든 부분으로부터 계속 정보를 수집하여 그것을 뇌 안의 깊은 곳에 있는 특정한 장소들로 중계하고 있다. 뇌 연구자들은 뇌의 기부에 있는 이 중요한 중추들 대다수의 위치를 알아내어 그것들을 격리시킬 수 있었다. 가장 의미 있는 것들은 음식·수분 섭취, 온도조절, 고통·쾌락의 경험과 관계된 것들이다.

무거움과 가벼움, 열과 냉, 고통과 쾌락 등의 감각을 각성시킬 때 우리는 우리의 내부환경과 외부환경의 조화 유지를 책임지는 뇌의 중추들을 자극한다. 이 중추들 각각은 우리의 기본적인 충동을 균형 잡기 위한 상호작용중추를 가지고 있는데, 예를 들어 고통중추와 쾌락중추, 허기중추와 포만중추 등이 그것들이다. 요가 니드라에서 이런 감각들을 짝 짓고 교체시키는 것은 이 항상성 균형을 유지하도록, 그리고 보통은 비자발적인 무의식적 작용들을 통제함으로써 심지어 그 균형을 발전시키도록 도와준다. 이런 식으로 요가 니드라는 육체 안에 있는 우리의 전체적인 관능적 삶의 경험을 점차적으로 변형시킨다.

진정한 경험

요가 니드라에서 다양한 느낌과 감각을 계발함으로써 우리는 자신에게 실제적인 경험을 상기시키고 있다. 특정한 과일을 맛보는 순간 우리는 실제로 그것을 경험하지만, 며칠이나 몇 주 또는 몇 달 뒤에는 그 경험을 상상만 할 수 있다. 훈련되지 않은 마음이 과거의 경험을 현재 속으로 가져올 수 없기 때문에 실제적인 맛의 경험을 나타내지 못하는 것이다.

개인들이 삶에서 가지는 다양한 경험은 과거 속에 묻혀 있다. 마음과 뇌에 남아 있는 것은 실제 경험이 아닌 기억뿐이다. 그러나 요가 니드라에서는 단지 기억이 아니라 실제 경험 자체가 이 신체정신적인 루트를 통해 궁극적으로 재창조될 수 있다. 그때는 고통/쾌락, 열/냉 등을 생생히 기억할 수 있을 뿐만 아니라, 심지어 발한, 전율 등의 생리적인 반응들을 각성시키는 정도까지 경험을 재생시킬 수 있다. 요가의 측면에서, 과거의 경험을 철저히 재생시킬 수 있는 이 역량은 진화된 그리고 진실로 창조적인 마음에 대한 하나의 판단기준이다.

좋아하는 아름다운 음악을 듣고 난 뒤에는 그것을 틀림없이 기억할 것이다. 심지어 그것을 상상하거나 느낄 수도 있을 것이다. 그러나 눈을 감고, 정확히 본래 들은 것처럼 정말로 내면에서 그 음악을 듣기 시작한다면, 그것은 마음의 모든 구조를 철저히 변화시키는 실재에 대한 폭발적인 경험이다.

이것이 바로 요가 니드라에서 쾌락과 고통, 열과 냉, 가벼움과 무거움의 경험을 진짜 경험처럼 마음의 최전선으로 가져와야 하는 까닭이다. 만일 무거움을 느끼려 하고 있다면, 손이나 발을 들어 올리고 싶어도 할 수 없을 만큼 몸이 아주 무겁게 느껴져야 한다. 또 열을 느끼고 있을 경우에는, 심지어 땀이 날 만큼 열이 느껴져야 한다. 그저 열을 기억하거나 느끼는 것만으로는 충분하지 않다. 그것은 살아 있는 진짜 경험이 되어야 하는 것이다.

반대 경험하기

요가 니드라에서 각성시켜야 하는 첫 번째 경험은 무거움의 느낌이다. 육체적인 무거움은 깊은 근육-골격의 이완을 수반하는 온몸의 감각이다. 깊이 자리 잡힌 긴장과 수축이 자세근육의 망상조직 안에 남아 있을 경우에는, "몸이 바닥 속으로 가라앉고 있을 정도로 아주 무겁게 느껴집니다."라는 지시가, 남아 있는 짐을 '내려놓고' 방출시키라고 그 근육들에게 권하는 뇌로부터의 명령으로 작용한다. 오직 그때만 몸의 전체 무게가 지구로 완전히 내맡겨지면서, 자신이 누워 있는 표면과 몸이 실제로 융합하고 있는 뚜렷한 경험을 일으킨다.

무거움의 느낌을 강화시킨 뒤에는 가벼움의 느낌으로 바꿔야 한다. "몸의 모든 부분에서 가벼움과 무게 없음의 느낌을 각성시키십시오… 몸이 아주 가볍게 느껴집니다… 그것은 바닥에서 떨어져 떠 있는 것처럼 보입니다."

반대 감각을 일으키는 것은 임의의 선택이 아니라 뇌의 전기생리학적인 작용원리에 따른 것이다. 뉴런은 흥분할 때마다 뇌에 중계되어 등록되는 충격을 전송한다. 그러나 같은 세포가 얼마 동안 반복적으로 계속 흥분하면 그 메시지는 더 이상 뇌에 의해 인정되지 않으면서 중추신경계의 부단한 전기적 배경 특징이 된다.

이 현상은 후각으로 쉽사리 증명될 수 있다. 향이 타고 있는 방으로 들어가면 처음에는 그 향기가 아주 많이 자각된다. 그러나 방에 얼마 동안 있으면 감각적 부주의가 생겨 더 이상 이전의 강렬한 냄새가 나지 않는다. 연구자들은 이 현상을 습관화라고 했는데, 이 상태에서는 뇌가 자극에 익숙해지며 곧 그것을 중요한 것으로 등록시키기를 그만둔다.

요가 니드라 중에 몸 전체에서 무거움의 감각을 계발할 때는, 처음에 빗발치는 특정한 충격들이 뇌에 밀어닥친다. 얼마 뒤에 뇌는 이 충격을 무시하기 시작하며 자각과 몸의 연결이 일시적으로 없어진다. 육체적인 매체가 없이 자각이 떠돌면서 그다음에는 가벼움의 느낌이 자생적으로 생긴다. 그 결과는 육체적인 감각이 의식에 침투하여 그것을 형성하는 것이 아니라, 몸에 의해 어떤 경험이 느껴질지를 의식이 이제 결정하고 유도할 수 있다는 것이다.

감정적인 통제력 계발하기

뇌의 시상하부, 대뇌변연계, 편도선 지역들 같은 특정한 부위들을 전기로 자극하면 분노, 공격성, 두려움을 포함한 특정한 감정적 반응이 유발된다는 것을 알 수 있다. 대부분의 사람들에게 이 부정적인 느낌들은 사랑, 기쁨, 안전, 즐거움 같은 긍정적인 감정보다 통제하기가 더 어렵다. 그럼에도 불구하고 고급 요가 니드라에서 수련자들은, 깊은 이완 상태와 모든 과정에 대한 '목격자 자각'을 유지하면서 이 위협적인 감정들에 자발적으로 순종하도록 요구받는다.

   이 수련은 정상적인 상황에서는 결코 동시에 작용하지 않는 뇌의 대립적인 반구들에 있는 신경 회로들을 동시에 작용시킨다. 그리하여 예를 들어 사랑과 증오, 쾌락과 고통, 기쁨과 슬픔 같은, 이전에는 조화될 수 없었던 두 가지 자각 상태들을 동시에 통합시키는 새로운 뉴런 회로가 확립된다. 이는 이완과 갈등, 대조적인 감정적 반작용들에 대한 목격자 자각이 유지되는 방식으로 일어난다.

   반복적인 수련으로 이 새 회로는 확립된 반응이 되면서, 인생 경험의 이원성에 대한 집착과 혐오로부터 생기는 종래의 인간 고통의 영역을 점점 넘어설 수 있게 해준다. 영적인 열망자의 삶에서는 이 이원성의 장벽 초월이 으뜸가는 목표이다. 그것은 쾌락과 고통 그리고 그 밖의 모든 이원적인 관념의 한계 너머에 있는 증가하는 지복 또는 내재하는 황홀경(아난담 anandam)의 느낌이라는 단일한 경험이 수반된다. 심리적인 수준에서 이 수련의 결실은 인생에서의 초연한 견해와 인격의 성숙이다. 요가 니드라는 그리하여 감정적인 반작용과 자율적인 반응에 대한 통제력을 계발한다. 이 진화적인 진보는 일상생활에서 지각의 자각, 감정적인 통제, 점점 의식적이 되어가는 운명으로 반영된다.

무의식의 상징들

요가 니드라에서 시각화 행법은, 보통은 꿈에서만 현현되는 저장된 무의식적인 마음의 내용을 드러내기 위한 중요한 행법이다. 《라자 요가 수뜨라*Raja Yoga Sutras*》(1:38)에서 리쉬 빠딴잘리는, '**스와쁘나니드라갸 나람바남 와**(*Svapnanidrajnanalambanam va*)' (마음은 지지를 위해 꿈과 잠에 대한 지식을 줌으로써 안정될 수 있다)라고 말한다. 요가 니드라에서의 시각화의 활용을 충분히 이해하기 위해서는 꿈 상태의 성질을 이해할 필요가 있다.

의식적인 꿈
요가 니드라는 '잠 없는 잠'으로 칭해지는데, 왜냐하면 자각의 상실이 없이 잠과 깨어 있음 사이의 상태로 들어가는 법을 배우기 때문이다. 이것이 요가 니드라 경험의 시작이지만, 그 의미와 의의는 이 이상이다. 깨닫지 않은 사람은 깨어 있을 때조차도 부단히 꿈꾸고 있다. 감각작용이 외향화되어 있기 때문에 그는 이것을 모른다. 자각을 감각작용으로부터 단절시켜 이완되는 순간 우리는 꿈을 목격하기 시작한다. 이것이 바로 정확히 요가 니드라가 성취하는 것이다. 사람의 심령은 의식적·무의식적으로 내내 꿈꾸고 있다. 밤에 꾸는 꿈은 이 전체성의 작은 일부일 뿐이다.

통상적인 꿈 상태에서는 꿈의 내용과 표현이, 보다 깊은 무의식적인 본능과 충동의 각성과 표현뿐만 아니라 잠재의식으로부터의 심령적인 긴장의 자생적인 형성과 방출에도 관련된다. 그러나 요가 니드라의 시각화 행법에서는 안내자 또는 선생에 의해 주어지는 지시에 따라 의식적으로 꿈을 창조하기 때문에 인식과 방출이 자발적으로 유도된다.

지식을 얻고 삶에서의 진화를 서두르기 위해 꿈 상태를 인식하고 활용해야 한다면 꿈 상태와 깨어 있는 상태 간의 좋은 소통이 계발·유지되어야 하며, 이것이 바로 정확히 시각화 진행 중에 유도되는 것이다. 마음의 잠재의식·무의식적인 재료는 의식 속으로 통합되기 위해 각성·방출된다. 이것은 통상적인 '백일몽' 그리고 수면의 과정과 구별되는 창조적인 상상력의 징조이다.

마음 가게

요가 니드라에서 안내되는 심상은, 마음의 무의식적인 부분들에서 반작용을 일으키기 위한 촉매로서 상징이나 이미지를 활용하는 방법이다. 이 상징들을 어떻게 활용하며 그것들이 어떻게 이 반작용을 일으키는가는, 안내된 심상이 창조적으로 활용될 수 있다면 한층 더 조사할 가치가 있다.

우리가 감각을 통해, 그리고 심지어 생각으로도 경험하는 모든 것은 마음에 인상을 남긴다. 전생, 어린 시절, 성인 시절의 경험은 모두 무의식적인 마음에 등록된다. 요가 니드라와 명상을 수련하기 시작할 때 종종 사람들은, 자신들이 전에는 잊었거나 생각했던 옛날의 경험들이 중요하지 않았다는 것을 기억할 것이다. 이는 무의식적인 마음의 재료가 나타나기 시작하고 있다는 것을 뜻한다. 종종 이런 경험들의 회상은 본래의 경험과 다르기도 하며, 때로는 명백히 본래 경험과 아무런 관계가 없기도 할 것이다.

이를 이해하기 위해서는 마음이 이 인상들(삼스까라들)을 어떻게 처리하고 저장하는가를 알 필요가 있다. 이는 전파 전송의 예로 예증될 수 있다. 전파를 전송하기 위해서는 신호를 보내기 위한 송신기와 그것을 잡기 위한 수신기가 필요하다. 신호는 파장 패턴으로 나타낼 수 있다. 보통은 모든 파장 패턴이 전송되지만, 대신 사용될 수 있는 또 다른 방법은, 파장의 '샘플'을 규칙적인 간격으로 취해서 이 샘플들을 전송하는 것이다. 수신기가 같은 샘플링 주파수에 동기화(同期化)되면 본래 파장 패턴이 받는 쪽에서 재건될 수 있다. 이것은 신호를 전송하기 위해 보다 적은 에너지가 요구된다는 것을 뜻하며, 더 많은 정보는 다른 신호의 샘플들 사이에서 한 가지 신호의 샘플들을 취함으로써 동시에 전송될 수 있다. 그래서 중계되는 정보는 본래의 신호 또는 메시지와 명백한 관계를 갖지 않을 것이지만 재처리되면 본래의 형태를 취한다는 것을 알 수 있다.

마음도 비슷한 방식으로 정보를 처리한다. 무의식에 저장되는 대량의 정보는 상징적인 형태를 하고 있다고 말할 수 있다. 상징은 보다 광범위한 정보의 함축을 나타내거나 내포한다. 삼스까라, 사회적·종교적인 제약, 작용과 반작용에 따라 우리 삶의 경험들의 서로 다른 상징들은 무의식적인 마음의 내용을 형성한다.

자각이 이 상징들 또는 정보의 씨앗들의 성질에 동조되어 있지 않기 때문에 우리는 보통 무의식적인 마음에 접근하지 못한다. 그러나 깊은 이완 중에 어떤 이미지들과 상징들을 불러일으킴으로써 깨어 있는 상태와 무의식 사이의 자각의 간격을 메울 수 있다. 요가 니드라 중에 교사에 의해 안내되는 심상은 마음속에 있는 다른 상징들과 반응의 화음을 일으킨다.

심상의 선택

요가 니드라의 교사 쪽에서는 신중한 심상 선택이 요구된다. 교사는 사용되는 상징의 유형들과 그것들이 호소하는 마음의 수준들에 민감해야 한다. 이용되는 상징들은 두 가지 범주를 형성한다. 먼저 제약된 상징들이 있는데, 이것들은 매일 매일의 사회적·문화적·종교적·도덕적인 경험과 연관된다. 이런 경험들은 서로 다른 장소, 국가, 인종에 속하는 사람들에 따라 다양할 것이며, 어떤 문화적 상황에서 사용되는 이미지들이, 마음이 다른 유형의 상징들에 의해 제약된 수련자에게는 전혀 무의미할 수도 있다.

그다음에는 사회적·종교적·문화적 전통에 관계없이 모든 남녀노소의 의식의 부분을 형성하는 만뜨라, 얀뜨라, 만달라 같은 (칼 융이 이야기한) 보편적인 상징들이 있다. 이 상징들은 인류의 '집단무의식적인' 마음을 형성하며, 이 지역에서 사용되는 상징들은 아주 깊은 반응을 불러일으킨다.

따라서 교사는 상징들의 사용과 학생의 마음에 창조될 수 있는 반응의 유형을 이해해야 한다.

삼스까라 방출

마음이 거두어들여져 집중되면서 의식은 일련의 상징 또는 이미지들에 초점을 맞춤으로써 유지된다. 각각의 상징은 분명한 형태를 가지고 있으며, 이는 그리스도나 붓다 또는 자신의 구루 같은 인물이 될 수도 있다. 또 그것은 연꽃, 황금계란, 차끄라 상징, 기하학적 형태, 만달라, 얀뜨라, 색, 심지어 소리의 형태를 취할 수도 있다.

처음에 상징을 시각화하고자 할 때는, 산만하게 하는 많은 이미지들이 생길 수도 있다. 그것들은 악마, 용, 유령, 뱀과 같이 혼란을 주는 형태를 취할 수도 있고 아름다운 정원, 고요한 호수, 거룩한 사람들과 신들의 광경으로 나타날 수도 있다. 이런 것들은 무의식으로부터의 상징들, 에고를 이루는 삼스까라(인상)들로부터의 상징들이다. 이것들은 고통스러운 기억들, 좌절된 욕구들, 충족되지 않은 욕망들, 억제된 것들, 두려움, 콤플렉스, 노이로제 등을 표출시킬 수 있다. 이 뿌리 깊은 삼스까라는 우리의 생각과 경험을 제약하며 일정한 방식으로 행위하도록 우리를 몰아붙인다. 그것들은 종종 긴장, 정신적인 동요, 질병의 근본 원인이기도 하다. 요가 니드라에서의 시각화 과정은, 이 삼스까라를 마음에서 추방시켜 의식의 층들을 정화할 수 있게 해주며, 이는 요가에서의 진정한 진보를 위해 필요하다.

목격자의 태도

상징들과 이미지들의 움직임은 마치 그저 영화를 지켜보고 있는 것처럼 초연하게 봐야 한다. 그냥 이미지들만 자각하고 있어야 하며, 판단이나 비난으로 그것들을 분석하거나 그것들에 개입하려 해서는 안 된다. 그리하여 이미지들이 객관적으로 보이면 에고가 일시적으로 활동하지 않게 된다. 그것은 자신의 개인적인 성질을 강화시키는 억제, 호불호(好不好)와 자신을 더 이상 동일화하지 않는다. 그러므로 그것은 더 이상 자신의 선입견과 갈등 속에 있는 재료를 억누르지도 않으며, 자신의 의견과 편견들을 지지하는 재료만 선택적으로 이해하지도 않는다. 비합리적이거나 두렵거나 비실질적인 소망과 욕망들이 의식적인 마음속으로 올라와 객관적으로 보이면 사라지거나 의식 속으로 통합된다.

그 결과, 이전에는 이 무의식의 요소들을 억누르기 위해 사용된 에너지가 그때는 다른 활동으로 유용하게 유도될 수 있다. 시간이 지나면서 우리에게는 자신의 성질에 대한 더 큰 이해가 생기며, 의식적인 마음과 무의식적인 마음 사이의 갈등이 줄어든다.

직접적이고 추상적인 연상

요가 니드라에서 시각화되는 상징들은 삼스까라의 직접적인 연상이나 추상적인 연상에 의해 작용할 수 있다. 예를 들어, 학생들은 나무를 시각화하라고 지시받을 수 있다. 어떤 학생은 자기 집 뒷마당에서 자라고 있는 나무를 시각화할 수 있다. 이것은 직접적인 연상이다. 또 다른 학생은 나무를 시각화하지 못하고, 어린 시절에 일어난 나무에서의 추락이라는 고통스러운 경험을 회상할 수도 있다. 이것은 추상적인 연상이다. 나무에 대한 회상이, 내내 나무와 연관되어온 저 고통스러운 어린 시절의 기억을 불러일으키는 것이다. 요가 니드라에서 사용되는 이미지들은 이 추상적인 연상 과정 중에 가장 강력한데, 상징들이 교사에 의해 신중하게 선택될 경우에는 많은 억눌린 기억들과 삼스까라들이 회상될 수 있기 때문이다.

만뜨라, 얀뜨라, 차끄라

서로 다른 상징들은 마음의 서로 다른 심층에 도달한다. 이것이 바로 만뜨라와 얀뜨라의 과학이 발전한 방식인데, 이 소리들과 상징들은 의식의 가장 깊은 수준들을 탐사하기 때문이다. 색, 모양, 신(deity), 만뜨라로 된 서로 다른 차끄라 상징들은 특별한 심령적 중추들을 직접 연상하기 위해, 그리고 결과적으로 개인의 차끄라 현현의 모든 면들을 추상적으로 연상하기 위해 고안되었다. 사실 인간의 뇌에 있는 원형들은 차끄라들에서 나타난다. 그래서 차끄라들의 상징학을 발견할 때는, 우리 자신의 원형들을 발견하여 방출하고 있는 것이다.

차끄라는 육체에 존재하지 않는다. 그것은 감각으로 경험될 수 없는 심령적인 몸에 존재한다. 이것이 마음을 통해 인식되기 위해서는 변화된 상태가 요구된다. 요가 니드라에서는 몸 전체에서의 의식의 순환 중에 감각을 점점 거두어들임으로써, 그리고 호흡 자각을 수련함으로써 이 인식 상태를 유도한다. 이는 쁘라띠아하라와 깊은 이완 둘 다 유도한다. 사실 깊은 이완은 변화된 인식 상태라는 것이 드러났다. 일단 이 상태가 유도되면, 안내되는 이미지 시각화가 교사의 지시 아래 진행된다.

그래서 요가 니드라에서 안내되는 심상 사용은 억눌린 갈등, 욕망, 기억, 삼스까라를 해결하는 아주 강력한 방법이라는 것이 명백하다. 동시에 그것은, 쉽사리 접근할 수 있는 무제한의 지식의 원천들로 새로운 창조적 개인을 각성시키는 열쇠이기도 하다.

창조성의 각성

과학, 미술, 음악, 종교의 창조적인 발견 같은, 삶에서의 참으로 창조적인 발견들 전부는 아닐지라도 그중 많은 것들이, 무의식의 내재적인 지식이 의식으로 떠오를 때 일어나는 것으로 이해할 수 있는 창조적인 직관의 '섬광'이 일어나는 동안 이루어졌다. 이에 대한 많은 기록된 예들이 있다. 뉴턴은 사과나무 아래서 쉬고 있는 동안 중력에 대한 계시를 받았다. "그림이 꿈에서처럼 나에게 온다."고 반 고흐는 말했다. 모차르트는 한때 마차 뒤에서 졸고 있는 동안 전혀 새로운 작품을 작곡했다. 아인슈타인은 햇살을 따라 걸으면서 자신을 시각화하는 동안 상대성에 대한 인식을 키웠다.

이 사람들은 무의식적인 마음의 이미지들과 형태들이 자신들의 특별한 문제나 추구에 대한 해결책으로 현현될 만큼 충분히 깊게 자신들을 이완시켰다. 깊은 이완과 시각화의 활용을 통해 사람들은, 의학적 조사에 의한 확인 전에 자신의 특별한 병을 진단할 수 있다는 것이 보고되기도 했다. 보다 깊은 이 마음의 층들은 우리의 모든 문제에 대한 해결책을 내포하고 있지만, 우리는 완전한 무집착을 유지하는 동안에만 그것들을 현현시킬 수 있다. 천재 검증방법 중 하나는, 심상을 아주 풍부하게 일으킬 수 있는 능력이다. 어린이들도 이 능력을 소유하고 있는데, 그것은 보통 그들이 세상 경험에 의해 보다 많이 제약되면서 억눌리게 된다.

시각화 능력을 위한 단계들

요가 니드라에서 부딪히는 한 가지 빈번한 문제는 시각화의 어려움이다. 우리는 모두 일단 마음이 집중되기만 하면, 선명하게 시각화할 수 있는 능력을 가지고 있다. 그러나 마음이 흐트러질 때는 이미지가 형태를 취할 수 있을 만큼 주의가 충분히 오래 유지될 수 없기 때문에 시각화가 어렵다. 이 단계에서는 시각화를 하지 말고, 그냥 이미지와 연관된 경험들에 대해 생각하면서 그것들을 회상하도록 권장된다. 대부분의 사람들에게는 이 방법이 쉬우며, 그것이 첫 단계이다. 그다음에는 계속 수련하고 의식이 더 거두어들여지면서 이미지들이 나타나기 시작할 것이다. 이 이미지들은 오래 머물지 않을 수도 있으며 또 모양이 변할 수도 있지만, 이 과정은 이미지를 억지로 선명하고 안정되게 만들려고 하지 않고 계속되어야 한다. 일단 철저히 거두어들여지기만 하면 의식은 집중될 수 있으며 선명한 이미지가 창조될 수 있다. 이 상태가 성취되면, 이미지가 현실 생활에서처럼 선명하고 생생하게 나타난다.

사실 시각화는 노력 없는 과정이다. 많은 사람들이 자신 밖에 있는 이미지를 투사함으로써 시각화를 하려고 한다. 그러나 시각화를 하는 동안에는 긴장을 풀고, 이미지가 의식 안에서 생기도록 하는 것이 중요하다. 수반되는 노력이 없으면 이미지의 투사가 없는 것이다. 그것은 자연스럽고 자생적으로 나타난다. 이것이 시각화 능력에 유용한 한 가지 열쇠이다.

또 다른 열쇠는 익숙한 사물들, 일과들, 마음에 강한 인상을 남긴 사건들을 시각화함으로써 수련하기 시작하는 것이다. 사물을 시각화할 때는, 그것이 정신적인 공간(치다까샤)에서 가능한 한 크게 만들어져야 하며 동적인 표현을 가져야 한다. 그래서 사자를 시각화하라고 하면, 우리 한쪽 구석에 순하게 앉아 있는 사자를 시각화하려 하지 말고, 정글을 배회하며 포효하는 크고 사나운 것을 만들어라. 처음에는 행위와 표현을 가지는 동적인 이미지들이 더 쉽게 시각화된다. 일단 이 단계가 성취되면 정적인 이미지들을 도입할 수 있다.

시각화에서 엉뚱한 것을 활용하기를 무서워하지 마라. 시각화하려 하는 코끼리가 물구나무서기를 하고 있어도 좋다. 사실 그것을 곡예사로 만들 수도 있는 것이다. 자신의 마음 안에는 완전한 자유가 있으므로 그것을 시각화에서 활용하라.

기억력 훈련

요가 니드라에서 시각화는 기억력을 향상시키기 위해 활용될 수도 있다. 이것은 상징들에 대한 연상의 힘을 통해 이루어진다. 뭔가를 기억하도록 요구받을 때는, 그 사물과 연관된 가능한 한 많은 사물과 상징을 찾아야 한다. 그다음, 회상이 필요하면, 일으킬 수 있는 연상들이 줄줄이 있다.

기억력은 단어, 수, 공식 또는 기억하고 싶은 무엇이든 입으로나 속으로 계속 암송함으로써 훈련시킬 수도 있다. 그러나 이 과정은 단조롭고 시간이 소비된다. 연상된 상징들을 활용하는 것은 보다 직접적이고 효과적인 방법이다. 예를 들어 누군가의 이름을 기억해야 한다면, 먼저 같은 이름을 가진 다른 사람들을 회상할 수도 있다. 그다음에 이름의 의미나 그 이름이 암시할 수 있는 것으로부터 연상되는 것들을 그릴 수 있다. 그 과정이 계속될 때 이름과 더불어 그 사람의 행위, 의상, 용모 등을 속으로 그려라. 연상을 더 많이 할수록 회상이 더 쉬워질 것이다. 연상을 더 기발하게 할수록 인상이 더 강하므로 마음에 남을 가치기준을 회상하라.

권장되는 그 밖의 행법들

- 하루의 사건들을 회고하는 것은 기억력 훈련에, 그리고 일상생활에서의 자신의 작용과 반작용을 관찰하는 데 매우 유용하다. 이 행법은 일주일 전, 한 달 전, 1년 전, 그리고 그렇게 계속하여 먼 어린 시절 삶에서의 하루를 회상함으로써 한층 더 연장시킬 수 있다. 필요한 모든 것은, 하나의 작은 사건을 회상하고 나서 그것을 둘러싼 일련의 사건들에 대한 기억을 확장시키는 것이다. 기억들이 얼마나 선명하고 생생하게 나타나는지에 놀랄 것이다.
- 앞 행법의 연장은 과거의 정신적인 충격들을 회상·목격하는 것이다. 목격자 태도가 유지되면 이것은 마음의 부정적인 삼스까라를 극복하는 효과적인 방법이 되지만, 마음속에 경험을 재창조함으로써 한층 더 연장될 수 있으며 이때만 부정적인 인상이 아닌 긍정적인 인상을 남긴다. 이는 고통을 없애도록 도와줄 뿐만 아니라, 미래에 비슷한 상황들이 일어날 때 긍정적으로 반응하도록 마음을 준비시키기

도 한다.

- 숨은 빛을 들이쉬고 뿌연 불순물들을 내쉬는 것과 같은 시각적인 이미지들을 유도하기 위해 활용될 수 있다. 통증과 불편함은, 들이쉰 숨을 영향을 받는 부분으로 보내고 통증을 날숨으로 방출시킴으로써 경감될 수 있다. 쁘라나 과학은 황금빛이나 온기로 적셔지고 있는 몸의 영향 받는 부분을 시각화하는 것이나, 병든 세포조직의 제거와 치유를 촉진하기 위한 건강한 세포조직의 재건 과정 같은 행법들을 활용한다.

- 감정이입과 안전의 느낌들을 계발하기 위해서는, 따뜻하고 편안하며 안전한 기포나 고치 안에 있는 자신을 시각화할 수 있다. 기포를 확대시켜 근처의 다른 사람들, 그다음에는 방안의 모든 사람을 넣어라. 느낌이 불편하면, 다시 확대시킬 수 있을 때까지 편안한 공간으로 물러나라. 이 확대는 자신이 있는 곳, 국가, 세계, 우주의 모든 사람을 넣기 위해 계속될 수 있다.

무의식의 문들이 열리기만 하면 활용될 수 있는 그 밖의 많은 시각화 가능성들이 있다. 창조적인 잠재력은 광대하며, 요가 니드라에서의 시각화 행법을 통해 자아실현의 가능성은 또 다른 걸음을 내딛는다.

몸과 마음 너머

요가 니드라의 첫 목적은 몸과 마음을 이완시키는 것이며, 행법의 마지막 단계에 오면 우리는 자신을 몸과 마음으로부터 분리시키려 한다. 긴장, 스트레스, 중압감은 자신을 몸 그리고 마음과 동일시할 때만 괴로운 것이다. 밤에 깊은 잠으로 들어갈 때는 분리 과정이 저절로 일어난다. 깊은 수면 중에는 자신의 이름, 몸, 환경의 특징을 기억하지 않는다. 마찬가지로, 요가 니드라 수련 중에 깊은 이완의 상태로 들어간 뒤에는 자신을 몸과 마음으로부터 감정적으로 분리시키려고 해야 한다.

다섯 가지 꼬샤

현대 심리학자들은 마음의 세 가지 차원을 의식, 잠재의식, 무의식으로 말한다. 베단따와 요가 철학에서는 그것을 인간 인격체의 거친 차원, 미묘한 차원, 원인적인 차원이라고 한다. 이 세 가지 차원은 존재의 가장 거친 차원에서부터 가장 미묘한 차원까지 인간 인격체의 전체적인 표현을 구성하는 다섯 가지 꼬샤(kosha: 몸)로 다시 세분된다.

다섯 가지 꼬샤는 다음 표에 보이는 것처럼 자각의 심리적 차원들,

다섯 가지 꼬샤

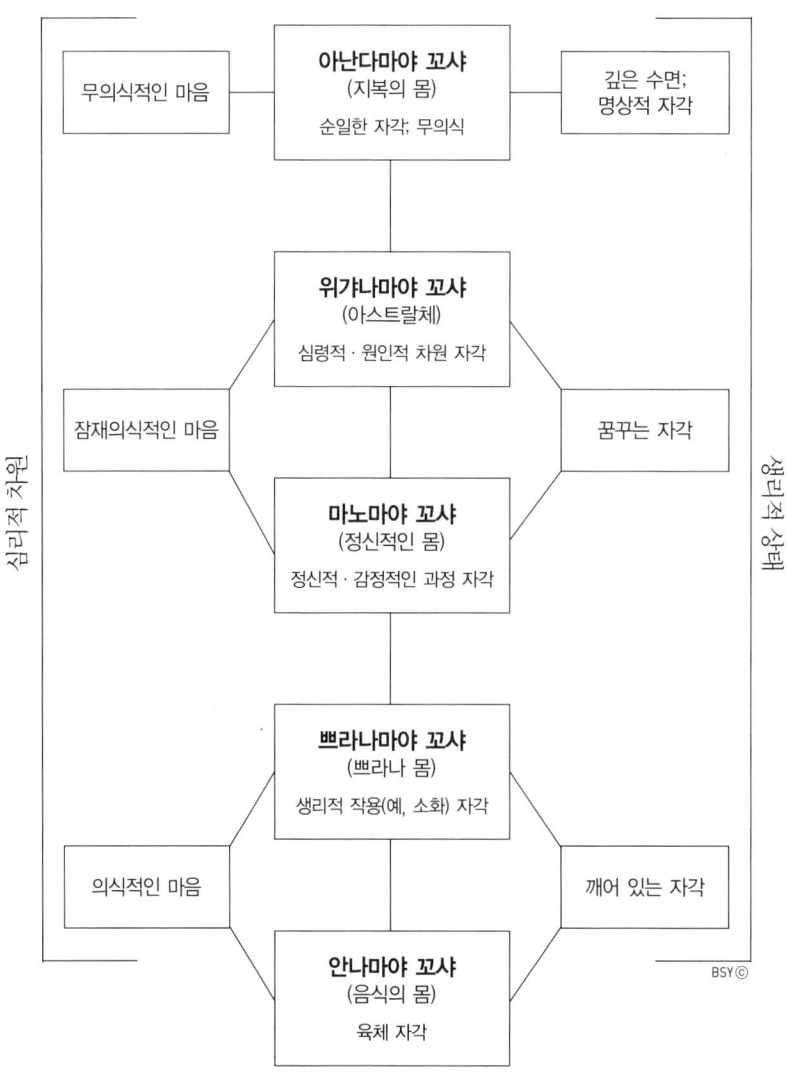

생리적 상태들, 서로 다른 수준들에 쉽게 관련지어질 수 있다.

다섯 가지 꼬샤는 요가 문헌에서 다음과 같이 정의된다.

안나마야 꼬샤(Annamaya kosha 음식의 몸)는 피, 뼈, 지방, 피부로 이루어진 육체로, 감각기관을 통해 인식된다. 이것은 인간 현현의 가장 거친 수준이다. 자각 수준은 육체적인 수준이다.

쁘라나마야 꼬샤(Pranamaya kosha 쁘라나 몸)는 인간 구조의 근간적인 에너지 망상조직으로, 쁘라나 또는 원생(bioplasmic) 에너지의 흐름으로 이루어져 있다. 여기서의 자각 수준은 생리적인 작용(예, 소화와 순환)에 대한 것이다.

마노마야 꼬샤(Manomaya kosha 정신적인 몸)는 마음의 영역 안에 있는 의식적인 작용의 층이다. 여기서의 자각은 정신적·감정적인 과정에 대한 것이다.

위갸나마야 꼬샤(Vijnanamaya kosha 심령적인 몸)는 아스트랄 수준에서 작용하고 있는 우리 인격체의 차원이다. 이것은 꿈꾸는 동안 몸 경험으로부터, 그리고 다양한 유형의 심령적인 현상들로부터 경험되는 몸이다. 자각은 심령적·원인적인 수준의 것이다.

아난다마야 꼬샤(Anandamaya kosha 지복의 몸)는 쾌락이나 고통이 전혀 없이 존재하는 인간 인격체의 초월적인 차원이다. 이것은 아주 중요하지만 설명하기 어렵다. '아난다'는 '지복', '기쁨'으로 잘못 해석되어 왔다. 그것은 사실 고통과 쾌락에 대한 자각이 없는 특별한 상태이다. 그때에는 완전한 순일함이 경험되며, 이 순일한 자각의 상태를 아난다마야라고 한다. 보통 고통이나 쾌락을 경험할 때는 정신적인 요동이 일어난다. 그것은 고통이 경험이며 쾌락도 경험이라는 것을 뜻한다. 그러나 모든 것 중에 가장 미묘한 몸인 아난다마야 꼬샤에서는 경험이 없다. 경험의 도구가 완전히 초월된 것이다.

궁극적으로, 중단 없는 요가 니드라 수련은 바로 이 지점으로 이끌어줄 것이다. 여기에는 무의식의 근본적인 바이브레이션만 남아 있으며 요동이나 변화가 없다. 이것이 요가 니드라의 가장 깊은 경험, 완전한 무의식의 차원—아난다마야 꼬샤 또는 지복의 몸—이다.

이 순일한 경험을 아디 샹까라차리아(Adi Shankaracharya, 아드바이따(일원론) 사상의 유명한 스승)는 고대문헌인 요가 따라발리(Yoga Taravali)에서 다음과 같이 명쾌하게 정의했다.

"마음이 마야(미혹)를 초월했을 때
에고가 잠잠해졌을 때
감각이 더 이상 작용하지 않고 있을 때
마음과 감각의 모든 소통이 단절되었을 때
'나'와 '너'가 한동안 더 이상 존재하지 않을 때…."

미묘한 몸들 경험하기

요가 니드라에서는 감각적인 자각이 거두어들여진 다음에 보다 미묘한 꼬샤들을 점차적으로 깨닫는다. 마치 거친 몸이, 생리적인 발한·순환·소화 과정들을 성취시키는 육체적인 기관들—허파, 심장, 장—로 이루어져 있는 것처럼, 보다 미묘한 몸들도 그 나름의 해부학적인 구조와 특징들을 가지고 있다.

쁘라나 에너지와 심령적인 에너지는 거친 육체 근저의 에너지 하부구조를 형성하는 나디들과 차끄라들(심령적인 중추들)의 체제 안에서 흐른다. 나디는 '흐름 또는 통로'를 뜻하며, 요가 문헌에는 7만 2000개 이상의 나디가 언급되어 있다. 이 중에서 세 가지가 가장 중요한 것으로 여겨진다. 그것들은 이다 나디, 삥갈라 나디, 수슘나 나디로, 척주(등뼈)의 중심축 안에 존재한다. 이다 나디는 왼쪽에서 흐르면서, 정신적·심령적인 작용의 전체 범위를 책임지는 정신적인 에너지(마나스 샥띠 manas shakti)를 인도하며, 삥갈라 나디는 척추 오른쪽에서 흐르면서, 육체 전체와 그 작용을 활성화·유지시키는 활력 에너지(쁘라나 샥띠 prana shakti)를 인도한다.

세 번째 주요 나디인 수슘나는 가장 중요한 것으로 여겨진다. 그것은 척수 중심 안에서 흐르지만, 영적인 삶이 시작될 때는 활동하지 않고 있다. 요가 문헌들은 수슘나 통로를 영적 에너지(아뜨마 샥띠 atma shakti) 인도를 책임지는 잠자는 또는 잠재적인 나디라고 한다.

이다, 삥갈라, 수슘나는 바로 척주 기부, 회음 바닥에 있는 물라다라 차끄라로부터 나온다. 이것은 인체 안에서 창조의 진화 에너지와 접촉하여 각성시킬 수 있는 자리 또는 자극점이다. 그것은 꾼달리니 샥띠로 칭해지는, 잠자고 있는 똬리 튼 뱀으로 상징된다. 남성의 몸에서 물라다라 차끄라는 배뇨 통로와 배설 통로 사이에 있는 회음부에 있으며, 여성에게는 자궁경부의 목에 있다.

이다 나디와 삥갈라 나디는 각각 물라다라 차끄라에서 나와 척추 중심축, 네 가지 중간 차끄라들에서 서로 다시 교차하며, 마침내는 미간 중추 바로 뒤에 있는 등뼈 꼭대기의 아갸 차끄라에서 모인다. 척추를 따라 있는 네 가지 중간 차끄라들은, 꼬리뼈 수준에 있는 스와디스타나, 배꼽 바로 뒤에 있는 마니뿌라, 심장 뒤 가슴 중심에 있는 아나하따, 목구멍 수준에 있는 비슛디이다.

수슘나 나디는 물라다라와 아갸 사이의 직선이다. 그것은 지상과 천국을 연결하고 있는 사다리이다. 모든 사람에게서 작용하는 이다, 삥갈라와 달리, 수슘나 나디와 영적 에너지는 먼저 각성되어야 한다. 수슘나 통로는 요가 행법들에 의해 각성되어야 한다. 그 각성은 개인의 영적

인격체 진화에서 역사적인 사건이다.

무의식에 들어가기

우리가 육체에 대한 감각적 자각을 가지고 있는 것처럼 쁘라나 몸, 정신적인 몸, 심령적인 몸, 무의식적인 몸에 대한 자각을 계발하는 것도 가능하다. 이것은 요가 니드라에서 착수되는 자각의 팽창 과정이다. 요가 니드라에서처럼 자신의 자각 속으로 잠수하면 자각이 이 수준들을 통과한다. 수련을 계속할수록 우리는 더욱더 깊이 잠수한다.

육체적인 자각으로부터 쁘라나 자각까지는 의식적인 마음의 영역에 있다. 그다음 쁘라나 자각으로부터 정신적인 자각까지에서 우리는 수면의 영역과 잠재의식적인 마음으로 들어가지만 자각의 끈은 건드려지지 않고 그대로 있다. 원래대로 보존되어 있는 청각 외에, 이제는 감각이 거두어들여진다. 여기서 의식이 내향화되며 우리는 정신적인 현현, 꿈, 내면의 광경을 자각한다. 이 수준에서 요가 니드라를 수련하면 자아지식이 증가될 수 있으며 기억력이 강화될 수 있다. 또한 성격이 변화되고 인격이 정밀조사 되면서 많은 악한 사고·생활 습관이 없어질 수 있다.

정신적인 자각에서 심령적인 자각으로의 이동은 아스트랄·심령적인 경험 차원들 전체를 보여준다. 이 수준에서 수련자는 자극의 보다 높은 질 그리고 전혀 다른 양에 수용적이 된다. 프시(psi) 현상(초자연 현상), 아스트랄 프로젝션(astral projection: 육체와 분리되어 외부를 여행할 수 있는 아스트랄체의 존재를 주장하는, 체외유리경험의 한 유형에 대한 비교적 해석), 체외유리(體外遊離: 자기 자신을 바깥쪽에서 보는 심령현상) 경험들이 통상적으로 일어나는 것은 바로 이 차원에서이다.

이런 역량들은 요가 니드라에서 계발될 수도 있지만 수련의 목표는 아니다. 달성되거나 탐사될 수 있는 것에는 한계가 없지만, 영적인 관점에서 이런 목표들은 무의미하다. 그것들은 어린아이의 새 장난감처럼 일시적으로 매혹적일 수 있지만, 이 매혹은 계속되는 자아실현의 강렬한 빛에 곧 시든다.

최종적인 내리막은 심령적인 자각에서 순일한 자각으로이다. 여기서 모든 정신적 요동과 변화가 그치는 무의식적인 마음이, 공간과 시간 그리고 개인적인 인격의 모든 구속 너머에 있는 무의식/초의식적인 우주의 근본적인 리듬이 드러난다. 이것이 요가 니드라의 궁극적인 경험으로, 무의식적인 마음이 각성되어 초의식 상태가 드러나는 것이다.

사마디로의 출현

요가 니드라는 신성한 능력들을 각성시키기 위해 활용될 수 있는 행법이며, 사마디에 들어가는 길 중 하나다. 요가 니드라의 길에서는 육체적인 차원에 대한 자각을 이용하여 내면의 시각과 자각을 확장시킨다. 라자 요가 행법들, 특히 요가 니드라 수련으로 우리는 잠재의식·무의식 상태를 자각하여 궁극적으로 초의식 상태로 들어가고자 한다.

라자 요가에서 '칫따(chitta)'라는 용어는 인간 의식의 전체적인 영역을 나타내며, 의식의 파장 또는 패턴들을 '브릿띠(vritti)'라고 한다. 자갈을 맑은 연못에 던지면 많은 동심(同心) 물결 또는 파장이 일어나듯이, 경험이 마음을 통해 번쩍일 때는 파장이 일어난다. 눈으로 어떤 사물을 보면 칫따에 파장이 일어난다. 소리를 듣거나 과거의 어떤 것에 대해 생각해도 파장이 일어난다. 어두울 때 밖에 나가 나무 그림자를 사람으로 오인하면 파장이 일어난다. 밤에 잠자리에 들어 완전히 긴장을 풀어도 파장이 일어난다. 근심 그리고 사랑과 증오는 모두 파장을 일으킨다. 마음이 경험의 형태로 반응하는 그 무엇이든 파장을 만든다. 그 어떤 형태이든 인식은 파장을 만든다.

라자 요가 철학에서는 이 파장 또는 브릿띠를 바른 지식, 그른 지식, 상상, 수면, 기억의 다섯 가지 기본적인 패턴으로 분류한다. 그러므로 수면은 정신을 형성하는 것 중 하나로 여겨진다. 그것은 완전한 무의식 상태가 아닌 것이다. 칫따가 니드라(수면)의 형태를 취할 때는 인식의 흔적이 있다. 그것이 바로, 아침에 일어나 누군가 "잘 잤어?" 하고 물을 때 "아주 잘"이라고 말하는 까닭이다. 완전히 무의식적이어서 목격할 수 있는 존재가 없다면 잘 잤다는 것을 어떻게 알겠는가? 이는 깊은 수면상태에서는 자아가 칫따의 상태를 목격하지만, 칫따는 자아를 목격하지 않는다는 것을 뜻한다.

수면과 사마디

상캬 철학과 베단따에서도 깊은 수면 상태와 사마디 상태는 같은 것으로 여겨진다. 사마디와 수면에는 거의 같은 많은 징후들이 있다. 예를 들어, 사마디에서는 에고가 없기 때문에 시간, 공간, 대상에 대한 자각이 없다. 수면에서도 에고가 거두어들여지기 때문에 시간, 공간, 대상에 대한 자각이 없다. 수면에서 우리는 완벽히 평온하고 평정하며, 완전한 아난다가 있다. 사마디에서도 완전한 아난다가 있지만 기본적인 한 가지 차이가 있다.

사마디에서는 에고가 근절되는 반면에 수면에서는 당분간 거두어들여져 있을 뿐이다. 수면에서는 말하자면 에고가 동면하지만 사마디에서는 에고가 몽땅 없어진다. 그러므로 사마디 뒤에는 에고가 살아남지 않지만 수면 뒤에는 계속 살아남는다.

또한 사마디에서는 자아, 즉 아뜨만이 휘황찬란하기 때문에 완전한 내적 자각이 있다. 그러나 수면에서는 내적인 자각의 흔적만 있으며, 아뜨만 또는 자아는 인식의 범위 안에 있지 않다. 그것이 바로 수면이

동면 상태, 그리고 사마디가 차이따냐(chaitanya: 지복에 찬 의식적인 자각 상태)로 여겨지는 까닭이다.

수면 중의 쁘라나 현상

수면 중에는 마음이 거두어들여지며 내향화와 변형의 과정을 겪는다. 이때에는 쁘라나가 조절된다. 수면이 일어나면 쁘라나는 의식 수준과 경험의 상태에 따라 여러 차끄라를 통해 내려온다.

수면 패턴과 전반적인 자각 수준들이 발전되지 않은 개인들에게서 쁘라나는 꿈 상태 중에 마니뿌라와 스와디스타나에서, 마치 활동적으로 깨어 있는 상태에서처럼 지배적으로 작용한다. 보다 삿뜨윅한 기질을 가진 사람들에게서 쁘라나는 때때로, 완전한 무의식의 경험이 있는 비슛디에서, 그리고 다른 때에는 꿈이 일어나는 아나하따 차끄라에서 작용한다. 보다 높은 심령적·원인적인 작용들도 이 차끄라들을 통해 조절된다. 그러나 고도로 진화된 사람들에게서 쁘라나는 비슛디나 아나하따가 아니라, 깊은 수면 중에는 사하스라라, 그리고 꿈과 내면의 광경을 경험하는 중에는 아갸에 있다. 이것이 수면과 꿈에 대한 딴뜨라의 설명이다.

한계 초월하기

내가 한 연구에 따르면 에고는 뇌의 일정한 지역 안에서만 움직일 수 있다. 뇌에는 의식적으로 작용하고 있지 않은 많은 구역들이 있으므로 에고 또는 지바뜨마(jivatma)가 뇌 전체에서 현현하지는 못한다. 요가 니드라 중에 일어나는 것은, 뇌가 순일한 실체가 되며 그다음에는 자아 또는 아뜨만이 전체 구조에 침투할 수 있다는 것이다. 그러므로 이 동적인 내적 자각의 형태를 수련하려 한다면, 심지어 수면 중에도 완전한 의식을 유지하는 법을 배울 수 있다.

그것을 설명하기 위해 또 다른 점을 제시해주겠다. 미간의 뜨리꾸띠(trikuti) 또는 합류점에 집중하면 작은 빛이 보인다. 집중 속으로 깊이 들어가면 이 빛이 더욱더 커지며 결국엔 쁘라나 숨이 완전히 중지된다. 그 확장된 빛을 시각화하는 한 숨은 정지 상태로 남아 있다. 빛이 사라지는 순간에는 숨이 재생되기 시작한다. 이 빛이 무엇인가? 그것은 완전한 무의식에서의 자각의 상징이다. 이것이 바로 정확히, 얀뜨라나 만달라에 대한 집중이 권장되는 까닭이다.

만달라 상징에 대한 자각을 가지고 잠잘 수 있다면 완전한 무의식을 자각할 수 있다. 이는 또한 자각이 뇌의 부분만이 아니라 전체에 스며들고 있다는 것을 뜻한다.

현재 우리는 어떤 의식 상태에서도 뇌 전체를 통해 작용하지는 못한다. 뇌에는 우리의 지배를 받지 않는 큰 영역들이 있다. 요가 니드라 수련 중에 상징으로 수면 상태 속으로 들어가면 자연의 한계들을 초월할 수 있다.

인식의 문들 열기

오늘날 사람은 불완전하다. 그는 모든 기관과 사지를 사용하고 수학, 물리학, 화학 등을 이해할 수 있을지 모르지만, 보다 높은 마음이 작용하지 않고 있기 때문에 불완전한 것이다. 그는 뇌 전체를 통해 알고 이해하고 있지 않다. 그러므로 그의 인식은 제한되어 있으며 결함이 있다.

동서양의 많은 철학자들은 사람의 인식에 오류가 있다는 것을 지적해왔다. 뇌의 모든 고요한 영역들이 작용하게 되어 뇌 전체를 통해 인식할 수 있다면 무엇이 보일 것인지 누가 아는가? 아마도 모든 이론과 과학 공식들이 변할 것이다. 우리의 철학적·도덕적·윤리적인 정의들도 바뀔지 모른다.

그것이 바로 정확히 요기들이 다른 사고방식을 가지고 있는 이유이다. 누차 우리는 그들의 생각이 이상하다는 것을 발견하며 그들의 말에 동의하지 않는다. 바로 이것을 우리가 이해해야 하는 것이다. 전체적인 뇌의 성질이 무의식적인 한편 부분적인 뇌의 성질이 의식적인 것이다.

이 세상적인 뇌는 외부적으로만 의식적이다. 부분적인 뇌는 내면은 보지 못하지만 외부의 경험을 꿈꿀 수는 있다. 우리는 경험이 어떤가를 안다. 외부 대상에는 본질적인 즐거움이 없지만 이 부분적인 뇌는 그것에 즐거움을 첨가한다. 밖에는 고통스러운 것이 없지만 이 제한된 뇌는 백내장을 앓고 있기 때문에 모든 고통을 덧붙인다.

이 부분적인 뇌는 결함 있는 방식으로 외부 대상을 경험하며, 그것이 안을 볼 때도 같은 것이 적용된다. 안에는 문제가 없지만 이 미성숙한 뇌는 많은 문제를 본다. 그것은 경험, 욕망, 기억을 상상한다. 전체적인 뇌는 그렇지 않은데, 왜냐하면 그것은 순일하며 무의식의 매체이기 때문이다.

수면은 그 순일한 뇌를 나타낸다. 잠들어 있을 때 우리는 전체적인 무의식에서 휴식하고 있다. 그것에 철저히 침투하고 있는 것이다. 요가 철학에서는 전체적인 무의식을 히란야가르바(hiranyagarbha)라고 한다. 그것은 원인적인 몸 또는 쉬바링감(shivalingam)으로도 알려져 있다. 이제 질문이 생긴다. 차이가 인식되지 않는 이 전체적인 무의식으로부터, 모든 창조가 진행되어나가는 이 인식점으로부터, 어떻게 의식을 각성시키는가? 저 전체적인 무의식에 있는 아주 작은 자각점을 각성시킬 수 있을 때, 그것을 초의식이라고 한다.

상징의 중요성

이것이 정확히 우상숭배 또는 상징적인 명상에 대한 설명이다. 여기서 신과 우상을 혼동하고 있는 것이 아니다. 신은 형태가 없고 이름이 없으며 시간과 공간의 모든 장벽을 넘어서 있다. 그것에 대해서는 두 가지 의견이 있을 리가 없다. 그러나 문제는 남아 있다. 무의식으로부터 출현하면서도 어떻게 여전히 그 속에 남아 있는가? 그러므로 바로 시작부터 상징을 가져야 한다. 상징은 빛, 촛불, 파란 연꽃이나 빨간 연꽃, 보름달, 찬란한 태양, 반짝거리는 별, 자신의 구루 등이 될 수 있다. 어떤 대상이든 선택할 수 있지만, 모든 상징 중에 가장 좋고 쉬운 것은 빈두(bindu)이다.

딴뜨라에서는 모든 것이 빈두―아주 작은 빛으로 시각화될 수 있는 점―로부터 출현했다고 말한다. 뜨리꾸띠로부터 나오는 이 내면의 각성점은 아뜨마죠띠(atmajyoti: 자아의 빛)로 알려져 있다. 자아(Self)라는 말은 여기서 에고를 의미하지 않는다. 요가에서는 대문자 'S'가 있는 Self를 이용하여 아뜨만 또는 초월적인 자각을 의미한다. 그것은 이름, 모양 등과는 아무런 관계가 없다. 그것은 스스로 휘황찬란하다. 그것은 여기, 저기 그리고 어디에나 있다. 그러므로 수면을 사마디로 변형시키기 위해 처음에 우리는 상징을 사용한다.

정신없음이 아닌 정신 차림

주 붓다는 슌야(shoonya), 무의식적인 상태에 대해 이야기했는데, 이것은 일반적으로 아무것도 없는 공(空)으로 번역된다. 그 까닭에 많은 사람들이 슌야를 무에 대한 명상으로 믿었지만 그것은 오해이다. 비빠싸나이든 아나빠나사띠(anapanasati: 들숨과 날숨을 관하는 명상행법)이든 불교 명상체계를 살펴보면 슌야에 대한 언급을 찾지 못할 것이다. 언제나 마음을 위한 근거, 자각을 위한 길이 있는 것이다. 사실 모든 명상체계에서는 슌야의 수련이 주어지지 않는다.

불교 경전을 읽어보면 매 구절마다 붓다는 '정신 차림(mindfulness)'에 대해 이야기한다. 붓다의 가르침에는 정신없어지라고 말하는 구절이 하나도 없다. 그는 언제나 '정신 차림'이라는 말을 사용한다. 들이쉬고 내쉴 때 정신 차려라. 몸이 요동친다면 정신 차려라. 마음이 집중되어 있든 분산되어 있든 정신 차려라. 마음으로 모든 경험을 따르라. 마음으로 마음을 따르라. 붓다는 심지어 "정신없음을 조심하라(Be mindful of mindless)."라고도 말했다. 그래서 슌야를 잘못 해석해서는 안 된다.

영혼의 어두운 밤

힌두교 철학에 따르면 슌야는 아주 중요한 정수이다. 수학을 공부한 사람들은 0의 가치를 알고 있다. 슌야와 0은 같은 의미를 가지고 있지만 슌야가 무라고 할 수는 없다. 슌야는 종합적인 가치를 가지고 있다. 영혼의 어두운 밤에 깨어나고 싶은 사람은 무의식적인 슌야의 영역을 지날 때 자신을 안내해줄 수 있는 상징을 가져야 한다.

영혼의 어두운 밤에 대해 읽어본 적이 있는가? 불운하게도 이 상태를 해석한 사람들은 결코 그것을 경험해본 적이 없다. 이것은 비난이 아니라 사실의 진술이다. 경험이 없다면 영혼의 어두운 밤에 대해 무엇을 아는가? 인도에서는 1년에 한 번 쉬바라뜨리(shivaratri: 주 쉬바의 밤)를 기린다. 이제 이 영혼의 어두운 밤에 빛을 출현시켜라.

상징은 그 나름대로의 중요성을 가지고 있다. 그것이 모두 상상이며 가정이라고 말할 수는 없다. 이해하지 못하는 사람들만 그렇게 말한다. 꽃을 보고나서 눈을 감고 내면에서 꽃의 대응물을 본다면, 그것을 상상이라고 하겠는가? 내면에 꽃이 없다는 것은 사실이지만, 칫따는 꽃의

85

패턴을 취했다. 그리고 칫따를 보다 효율적으로 만들 수 있다면 그것은 내면에서 꽃을 정확히 시각화할 수 있다.

내면에서 꽃을 선명하고 완전하게 시각화하고, 그것을 시각화하고 있다는 것을 알고 있을 때는 잠재의식적인 수준에 있는 것이다. 꽃을 정확히 같은 빛깔과 차원으로 시각화했지만 그것을 시각화하고 있다는 것을 자각하지 않고 있을 때, 시간과 공간을 자각하지 않고 있을 때, 시각화 과정이 인식 너머에 있으며 상징을 자각하지 않고 있을 때는, 정확히 여기서 보는 것처럼 꽃만 있다. 영혼의 어두운 밤에 깨어 있는 것이다.

우리는 완전한 무의식으로부터 출현했으며 이 단계는 상징의 완전한 제거로 이어지는데, 왜냐하면 사마디에서는 모양이 없기 때문이다. 모든 모양, 상징, 개념은 저 순일한 초자각 속으로 철저히 융합한다. 차별이 없다. 그러므로 요기들은 수면이 사마디에 얼마나 가까운지를 이해한다. 상캬, 요가에서의 수면을 니드라라고 하며, 그 상태로부터 출현하는 것을 요가 니드라라고 한다.

우리가 이따금씩 수련해오고 있는 요가 니드라는 시작, 바로 시작일 뿐이다.

행법들

행법 요약

요가 니드라는 일반적으로 20~40분 동안 지속되는 행법이다. 고혈압과 그 밖의 문제들로 고생하는 사람들, 그리고 요가의 영적인 측면으로 깊이 들어가고자 하는 사람들을 위해서는 별도의 행법들이 있다.

    요가 니드라는 사실 아주 단순한 행법이므로 테이프나 녹음으로 배울 수 있다. 시작하기 전에 조용한 방을 택해서 창문과 문을 닫는다. TV나 라디오를 끄고, 와이셔츠 단추와 넥타이를 풀고, 녹음기를 켠다. 그 다음에 샤바아시니로 누워 지시를 듣는다. 속으로 지시를 계속 따라한다. 집중하지 말고, 숨을 조절하지 말고, 그냥 지시를 들으면서 속으로 따라한다. 요가 니드라에서 가장 중요한 것은 잠을 피하는 일이다. 잠에 떨어지면 수련에서 목표로 삼고 있는 자각을 상실한다.

수련 준비

요가 니드라는 샤바아사나로 하는데, 이 자세는 몸의 사지 간의 접촉을 없앰으로써 촉감을 최소화하기 때문이다. 극도로 민감한 감촉기관인 손가락 끝은, 손바닥을 위로 향하게 함으로써 바닥에 닿지 않게 한다. 옷은 가볍고 헐렁해야 한다. 방은 덥지도 춥지도 않아야 하며 몸 쪽으로 오는 미풍이나 통풍이 없어야 한다. 눈을 감아 시각의 자극을 없앤다.

그다음에 마음을 외부 소리에 집중시킨다. 모든 감각인상을 억지로 없애면 마음이 불안해지고 동요될 것이다. 그러므로 마음이 외부 소리를 생각하도록, 그리고 목격자의 태도로 소리에서 소리로 이동하도록 유도해야 한다. 얼마 뒤에 마음은 외부세계에 대한 흥미를 잃고 저절로 잠잠해진다. 마음을 진정시키는 이 방법을 안따르 모우나(antar mouna)라고 하는데, 그것은 요가 니드라를 수련하도록 의식을 준비시킨다.

결심

아주 신중하게 상깔빠를 선택해야 한다. 어법은 아주 정확하고 명쾌해야 하는데, 그렇지 않으면 잠재의식적인 마음을 꿰뚫지 못할 것이기 때문이다. 다음은 사용할 수 있는 몇 가지 짧고 긍정적이며 명쾌한 진술이다.

- 나는 나의 영적인 잠재력을 각성시키겠다.
- 나는 남들의 진화를 위해 긍정적인 힘이 되겠다.
- 나는 내가 하는 모든 것에서 성공하겠다.
- 나는 더욱 자각하고 유능해지겠다.
- 나는 완전한 건강을 성취하겠다.

필요와 성향에 따라 한 가지 상깔빠만 선택하라. 서두르지 마라. 상깔빠를 선택했으면 다른 것으로 바꿔서는 안 된다. 하룻밤에 결과를 기대하지 마라. 결심의 성질, 그리고 그것이 마음속에 심어지는 정도에 따라 시간이 요구된다. 결과는 성실함, 그리고 상깔빠의 목표를 달성하고자 하는 깊게 느껴진 필요성에 달려 있다.

의식의 순환

몸의 서로 다른 부분들을 통한 의식의 순환은 집중 행법이 아니며 육체적인 움직임을 수반하지 않는다. 수련 중에는 세 가지 요구사항만 이행하면 된다. (1) 자각하라. (2) 음성을 들어라. (3) 지시에 따라 마음을 아주 신속히 움직여라. 강사가 '오른손 엄지'라고 말하면 그것을 속으로 되풀이하고 오른손 엄지를 생각하면서 이동한다. 서로 다른 몸의 부위들을 시각화할 수 있는 것은 필요하지 않다. 같은 순서를 따르면서, 어린아이가 알파벳을 되풀이하는 법을 배우는 것처럼, 서로 다른 몸의 부위들의 이름을 속으로 암송하는 것에 익숙해지기만 하면 된다. 어느 부위가 다음에 오는지 기억할 필요는 없다. 모든 과정은 잠재의식적인 마음에서 일어난다.

몸의 부위들의 순서는 자동적이고 자생적이며 면밀하다. 어떤 사람들은 요가 니드라를 아주 체계적이지 않게 가르치기도 한다. 때로 그들은 머리에서 시작해서 발가락으로 가기도 한다. 왼쪽 엄지로 시작할 때도 있고 오른쪽 엄지로 시작하는 경우도 있다. 그러나 요가 니드라 수련은 매우 체계적이다.

요기 니드리에서 의식의 순환은 분명한 순서로 진행된다. 오른손 엄지로 시작해서 오른발 새끼발가락으로 끝나며, 그다음에는 왼손 엄지에서부터 왼발 새끼발가락까지 순회하는 것이다. 이어서 발뒤꿈치에서부터 머리 뒤통수로, 그리고 머리와 얼굴 특징들에서부터 발로 순환한다.

숨 자각

이 의식의 순환이 끝나면 육체적인 이완이 계속되며, 주의를 숨으로 가져옴으로써 끝난다. 이 수련에서는 숨에 대한 자각을 유지하기만 한다. 그것을 밀어붙이거나 변화시키려는 시도가 있어서는 안 되는 것이다.

콧구멍이나 가슴의, 또는 배꼽과 목구멍 사이 통로의 숨을 지켜볼 수 있다. 보통 보다 큰 이완은 동시에 속으로 숨을 셈으로써 달성된다. 숨의 자각은 이완과 집중을 증진시킬 뿐만 아니라 보다 높은 에너지들을 각성시켜 그것들을 몸의 모든 세포로 보내기도 한다. 그것은 이어지는 행법들에서 미묘한 몸으로부터의 쁘라띠아하라를 도와준다.

느낌과 감각

다음에는 느낌과 감정 수준에서의 이완이 온다. 강렬하게 육체적이거나 감정적인 느낌이 충분히 경험된 채 회상 또는 각성되고 나서 없어진다. 보통 이것은 열과 냉, 무거움과 가벼움, 고통과 쾌락, 기쁨과 슬픔, 사랑과 증오 같은 상반되는 느낌의 쌍으로 수련한다. 요가 니드라에서의 느낌 짝짓기는 뇌의 대립 반구들을 조화시키며, 기본적인 충동을 균형잡고, 보통은 무의식적인 작용들을 조절하도록 도와준다. 이 행법은 또한 깊은 느낌에 대한 기억이 재생될 때, 감정적인 수준에서 의지력을 계발시켜주며 카타르시스에 의해 감정적인 이완을 일으킨다.

시각화

요가 니드라의 마지막 단계는 정신적인 이완을 유도한다. 수련의 이 부분에서는 강사가 말하거나 설명하는 이미지를 시각화한다. 사용되는 이미지들은 종종 보편적인 의미와 강력한 연상을 가지고 있기도 하므로 깊은 무의식의 감춰진 내용을 의식적인 마음으로 가져온다. 이 책에서 사용된 이미지들에는 경치, 대양, 산, 사원, 성자, 꽃, 이야기, 그리고 차끄라, 링감, 십자가, 황금계란 같은 강력한 심령적 상징들에 대한 묘사가 있다.

　　시각화 행법은 자아자각을 계발하고, 혼란스럽고 고통스러운 재료를 없앰으로써 마음을 이완시켜준다. 그것은 마음을 집중(다라나)으로 이끌어준다. 고급 단계에서 시각화는 디아나(순수한 명상)로 발전된다. 그다음에는 무의식에서 시각화된 대상을 의식적으로 경험하게 되고, 의식과 무의식의 구별이 없어지며, 분산시키는 이미지들이 생기지 않는다.

행법 끝내기

시각화 행법은 보통 깊은 평화와 평온의 느낌을 불러일으키는 이미지로 끝난다. 이것은 무의식적인 마음을 긍정적인 생각과 암시에 아주 수용적으로 만들어준다. 그러므로 요가 니드라 행법은 결심으로 끝난다. 의식적인 마음으로부터 무의식으로의 이 직접적인 명령은 태도, 행동, 운명을 급속하게 바꿀 수 있게 해주는 씨앗이다. 결심을 명쾌하고 긍정적으로 진술하는 것은 매우 중요하다. 이것은 마음에게 강인함과 긍정적인 견해를 줄 것이다. 진지한 신앙을 가지면 결심이 효과적일 것이다. 이 신앙은 무의식적인 마음에 대한 결심의 효과를 강화시켜 결심이 삶에서 현실이 될 것이다.

요가 니드라 행법은 마음을 심령적인 수면상태로부터 깨어 있는 상태로 점차 데려옴으로써 매듭지어진다.

일반적인 제안

요가 니드라는 요가수업이나 집에서 수련할 수 있는데, 안락한 온도를 가지고 있으며 벌레가 없는 밀폐되고 조용한 방에서 해야 한다. 프라이버시가 필수적이므로 갑작스러운 모든 방해를 피해야 한다. 또한 아주 어두운 곳이나 밝은 빛에서가 아닌 반쯤 어두운 곳이 보다 적절하다. 어둠과 빛은 뇌에 대한 강력한 영향력을 가지고 있다. 완전한 어둠 속에서는 마음이 잠들기 쉬운 한편 밝은 빛 속에서는 세심해진다. 그러므로 이완된 자가 상태, 내향하와 외향하의 균형을 유지하기 위해서는 반 어둠 상태가 필요하다.

  방은 통풍이 잘 되어야 하지만 미풍이 있어서는 안 된다. 선풍기가 필요할 경우라도 바람을 직접 쐬며 누워 있어서는 안 된다. 개방된 곳에서 요가 니드라를 할 경우에는 머리와 몸을 철저히 가려 육체적인 동요를 피해야 한다. 교실에서 각 사람은 옆 사람과 육체적으로 떨어져 있어야 한다. 의복은 가볍고 헐렁해야 한다. 이완 중에는 체온이 떨어지는 경향이 있기 때문에 얇은 담요로 몸을 덮도록 권한다.

  요가 니드라는 깊고 상쾌한 수면을 유도하기 위해 아침 일찍, 되도록 4시와 6시 사이나 저녁에 자기 전에, 날마다 같은 시간에 수련해야 한다. 오후 늦게 일터에서 집으로 돌아오는 사람들은 먼저 자기 방으로 가 5~10분 동안 요가 니드라를 수련해야 한다. 이것은 긴장을 풀도록 도와주고 일터와 집 사이의 변화를 훨씬 더 쉽게 만들어줄 것이다.

요가 니드라는 공복에 수련해야 한다. 무거운 끼니의 소화를 위해서는 적어도 3시간, 그리고 가벼운 다과에는 반시간을 허락하라. 요가 니드라에서는 내부 체온이 아주 빨리 떨어지며 소화효소의 생산이 크게 줄어든다. 위산과다 체질을 가지고 있는 사람들은 약간의 차, 커피, 과일주스, 빵, 비스킷 등을 안전하게 취할 수 있다. 그러나 체질이 저산증(低酸症)일 경우에는 아무것도 먹지 않는 것이 바람직하다.

요가 니드라 중에 특히 조심해야 할 것이 하나 있는데, 그것은 깊은 잠에 떨어지지 않는 것이다. 졸음이 느껴지거나 잠자기 바로 전에 수련을 할 경우에는 미리 찬물로 샤워를 해야 한다.

자격 있는 교사의 필요성

요가 니드라는 실제로 아주 단순한 행법이므로 녹음된 테이프로 배울 수 있다. 그러나 초보자들은 경험 있는 교사의 안내 아래 수련하는 것이 바람직하다.

수업에서 사용되는 것과 같은 행법을 녹음한 테이프를 가지고 혼자 수련해야 하는 정규 강의는, 행법을 이해하고 모든 지시를 노력 없이 회상할 수 있게 해준다. 깊은 이완 상태에 있는 동안 학생은 지시하는 내용, 속도, 순서를 빨리 배워 흡수한다. 이 무의식적인 학습과정은, 요가 니드라의 성공적인 수련에 실제로 장애가 될 수 있는 지적인 이해보다 더 철저하다.

교사는 학생의 요구에 적합한 수련 유형을 파악해서 그에 따라 변형시킬 수 있다. 예를 들어, 학생이 긴장하고 있으면 행법은 이완을 강조하는 반면, 학생이 쉽게 이완되면 요가 니드라 행법은 명상을 향해 더 많이 나아갈 것이다. 다른 유형의 집중·명상에서뿐만 아니라 요가 니드라에서도 잠이 흔하게 일어난다. 경험 있는 명상 수련자들이 명상 시간의 10~50퍼센트를 잠으로 보낸다는 사실을 실제로 최근 연구는 보여 주었다. 요가 니드라를 혼자 수련하고 있을 때는 자각하지 못하고 잠에 떨어지기 쉽지만, 수업에서는 교사가 적당한 순간에 '잠을 자지 마십시오' 라는 조언을 삽입함으로써 깨어 있도록 도와줄 수 있다. 잠에 떨어진다 해도 해로울 것은 없지만, 깨어 있는 것이 수련을 발전시킬 것이다.

교사가 없을 경우 좋은 대체물은 실제 수업을 녹음한 카세트테이프이다. 이것이 없으면 수련 중에 사용하기 위한 녹음테이프를 만들 수 있다. 녹음기가 없을 경우에는, 수련하는 동안 지시를 읽어달라고 친구나 가족에게 부탁하라.

어떤 곳에서 중단하고 다음이 무엇인지를 기억하기 위해 애쓸 필요가 없도록, 행법 전체가 마음속에 아주 분명할 때까지는 스스로 지시하는 것은 권장되지 않는다. 그렇지 않으면 몸의 순환 순서를 기억하기 위해 애쓰느라 긴장하여 수련 전체가 그 흐름을 잃을 것이다. 그때는 이완을 성취하지 못하고 아주 긴장하게 될 것이다. 그러므로 처음에는 교사의 목소리나 녹음테이프의 지시를 따라 수련하는 것이 훨씬 더 좋다. 물론 얼마 뒤에는 외부 매체의 도움 없이 전 과정을 수련할 수 있을 것이다. 노력 없이 지시를 시작하고 그에 응할 수 있을 것이다.

예비 아사나

몸의 통증, 경직, 전반적인 긴장은 요가 니드라 수련의 큰 장애이다. 그러므로 요가 니드라는 이상적으로 요가 아사나 뒤에 해야 한다. 아사나의 전형적인 순서는 다음과 같다. (초보자들의 경우) 빠완묵따아사나(pawanmuktasana: 바람을 방출시키는 자세 시리즈로 항류머티즘 아사나, 소화/복부 아사나, 샥띠 반다의 세 그룹으로 나누어진다), 샤바아사나; (보다 진보된 수련자들의 경우) 사르방가아사나(sarvangasana: 어깨서기자세), 할라아사나(halasana: 쟁기자세), 마쯔야아사나(matsyasana: 물고기자세), 빠스치못따나아사나(paschimottanasana: 다리를 뻗고 몸을 앞으로 숙여 목덜미에서 발뒤꿈치까지 몸 뒷면을 뻗는 자세), 부장가아사나(bhujangasana: 뱀자세), 샬라바아사나(shalabhasana: 메뚜기자세) 또는 시르샤아사나(sirshasana: 머리서기자세).

더 짧은 이 시리즈들의 대체 행법으로는, 6~12회의 수리아 나마스까라가 관절과 근육을 풀어주고 내부기관들을 마사지해주는 데 탁월하다. 3~5회 수련하는 나우까아사나(naukasana: 배자세)는 전반적인 육체적 이완을 유도하므로 요가 니드라를 위한 탁월한 준비이다.

자세

요가 니드라는 샤바아사나에서 한다. 이것은 감각적인 자극을 최소한으로 줄여주므로 이완에 가장 도움이 되는 자세라는 것을 과학적인 연구는 보여주었다. 바닥에 담요나 얇은 매트를 깔고 누워야 하며 척추는 똑바로 해야 한다. 팔은 죽 펴서 몸에서 살짝 떨어뜨려야 하며, 손바닥을 위로 향하게 하고 손가락을 가볍게 구부려 손을 이완시켜야 한다. 팔꿈치는 바닥에 두고 두 손을 가슴에 편평하게 포개놓을 수도 있다. 이것은 육체적인 접촉을 증가시키지만, 선호되는 자세가 불편하게 여겨지는 사람들에게는 적합하다. 다리는 죽 펴고, 두 넓적다리의 접촉을 피하기 위해 30~35센티미터 벌려야 한다.

이상적으로는 베개를 이용해서는 안 된다. 그러나 이것이 불편하면

낮은 베개나 접은 담요를 벨 수 있다. 목과 어깨를 이완시키기 위해 베개 모퉁이는 어깨 아래에 있어야 한다. 두꺼운 베개를 이용해서는 안 되는데, 목에 긴장을 일으키기 때문이다. 요가 니드라 수련 중에 아래 허리에 통증이나 불편함이 느껴지면 작은 베개로 받칠 수 있다.

샤바아사나가 요가 니드라를 위한 최상의 자세이지만 앉는 자세에서나 서 있는 동안에도 수련할 수 있다. 요가 니드라에서 아주 빨리 잠에 떨어지는 경향이 있다면 서서 수련하는 것이 더 좋다.

행법이 주어지는 방법

요가 니드라에서의 지시는 마음을 계속 빨리 움직이게 하는 속도로 주어져야 하지만, 각각의 지시가 주어질 때 마음이 그것을 이해하고 행하도록 해야 한다. 속도는 학생의 마음상태뿐만 아니라 수련 단계에 따라서도 다양할 것이다. 의식의 순환과 빠른 이미지들은 보통 아주 빠르다. 마음은 어떤 한 지점에서도 오래 머물러서는 안 된다. 한 지점에서 다음 지점으로 계속 뛰어야 하는 것이다. 집중할 시간을 주지 마라. 그렇지 않으면 심령적인 이미지들이 올 것이다. 요가 니드라는 집중이 아니다. 망고나무, 장미꽃, 강 위의 배, 모래 해변 등과 같은 시각화를 위한 이미지들은 정확해야 하며 빠르게 이어져야 한다.

공원에서 걷기, 황금계란, 이야기 등과 같은 연장된 시각화를 줄 때는, 나중에 더 이상의 집중 행법들의 디딤돌로 봉사하는 방식으로 이미지들을 조정해야 한다.

요가 니드라를 어린이들에게 가르치고 있다면, 숫자, 색, 형태, 자연의 장면, 또는 상상적인 것을 이용하여 내면의 시각화, 빠르게 이어지는 분리되고 뚜렷한 이미지들을 주라.

시각화 능력은 사실 요가 니드라에서 궁극적인 지점이며, 여기서의 목적은 인식 역량을 점검하는 것이다. 강사가 핑크색 장미를 말할 때 그것이 어떻게 생겼는지 상상된다면 수용성이 예리한 것이다. 핑크색 장미를 말할 때 열심히 해보지만 그것이 그려지지 않는다면, 아직 수용성의 지점에 오지 않았다는 것을 뜻한다. 핑크색 장미를 말하는데 장미가 약간 심령내적인(interpsychic) 광경으로 보인다면, 너무 깊이 가 수용성의 상태를 넘어간 것이다. 시각화에서는 빠르게 진행되는 이미지들이 수용적인 상태를 가장 효과적으로 유지시킨다.

요가 니드라 행법은 시간이나 학생들의 역량에 맞춰 변형시켜서는 안 된다. 지시를 하는 속도를 바꾸는 것보다 모든 부분들을 추가하거나 삭제함으로써 하는 것이 더 바람직하다. 이어지는 행법들은 이것을 용이하게 해주고 요가 니드라 각 부분을 위해 등급별로 된 일련의 행법들을 제공해주도록 안배되었다. 이 섹션에는 1번에서 5번까지의 요가 니드라 행법 전체 계획이 포함되어 있다.

성공적인 수련을 보장하기 위한 지침

무엇보다 먼저, 요가 니드라를 수련하는 동안에는 깊이 들어가는 것을 목표로 삼지 마라. 그것은 가장 커다란 실수이다. 자생적이며, 이완되고, 자신과 더불어 아주 많이 평화로워지도록 하라. 설사 뇌가 때때로 협조하지 않는다 해도 나쁘지는 않다. 이따금씩 오는 주기적인 산만함은 자각을 아주 기민한 상태로 유지시켜 잠으로 미끄러지지 않게 해주기 때문에 요가 니드라에서 도움이 될 것이다.

병이나 몸의 죄임 또는 정신적인 동요 때문에 수련 중에 느껴지는 어떤 종류의 긴장이든 일시적인 경험이라는 것을 언제나 기억하라. 그것은 몇 세션 동안 거기 있을 수도 있고 불규칙적이거나 빈번한 특징일 수도 있다. 어떤 경우이든 수련을 계속해야 한다. 다음 세션에는 더 나아질 것이다. 그러나 요가 니드라 중에 불안이나 불편함이 커질 경우에는, 몸을 움직여 자세를 조정하는 것은 무방하며 잠깐 잘 수도 있다.

시각화의 선택에 있어서는 조심해야 한다. 사용되는 이미지들은 종종 강력한 상징들이기도 하므로, 그것들을 불쾌한 경험이나 불합리한 두려움과 연관시키는 사람들에게는 부정적인 반작용을 일으킬 수 있다. 추락, 깊은 물, 매장, 위협적인 사물에 의해 얻어맞음 등 두려움을 일으키는 이미지들의 경우에는 특별한 관심을 가져야 한다. 그러한 이미지들이 사용될 때는 재확인을 삽입하는 것이 적절할 수 있다. 요가 니드라는 마음의 내용에 대한 자각을 증가시켜야 하지만, 충격적으로가 아니라 점차적으로 일어나야 한다.

수련 중에 마음이 부정적인 생각이나 이미지로 넘칠 경우에는 그것들이 방해하지 못하게 하라. 이런 생각들은 방출 통로를 찾는, 보다 깊은 의식 층들에 존재하는 정신적인 독소들의 표현이다. 이런 부정적인 표현들에게 자유로운 통로를 허락함으로써 처음에는 수련이 그다지 성공적이지 않을지 모르지만, 얼마 뒤에는 부정성이 스스로 고갈되고 평정이 우세해질 것이다.

진보된 행법들 중 어떤 것들은 깊은 이완과 명상 상태를 일으킬 수 있다. 그러므로 마음을 이 상태로부터 점차적으로 데려오는 것은 매우 중요하다. 이 깊은 상태로부터 깨어 있는 의식으로의 돌연한 이동은 일시적으로 마음에 충격을 주어 두통을 유발할 수 있다. 마찬가지로 어떤 사람들은 너무 빨리 나올 경우 이완의 깊이에 의해 놀라게 된다. 어느 경우든 피실험자는 평온해질 때까지 샤바아사나로 누워 호흡을 자각해야 한다.

마지막으로, 교사가 학생의 경험에 대해 직접적인 것이든 암시적인 것이든 부정적인 가치 판단을 하는 것을 피하는 것이 특히 중요하다. 모든 경험은 명백히 긍정적이든 부정적이든 타당하게 여겨져야 한다. 교사는 '이것이 보이지 않는다 해도 걱정하지 마십시오' 같은 유형의 진술을 절대 피해야 하는데, 그것은 틀림없이 학생을 걱정하게 만들기 때문이다. 학생들은 요가 니드라에서의 경험에 대한 한가한 토론으로 의기소침해서는 안 된다.

요가 니드라 1

준비	준비
이완	몸/옴
결심	
의식의 순환	오른쪽, 왼쪽, 뒤, 앞, 주요 부위들
호흡	배꼽, 가슴, 목구멍, 콧구멍을 자각하면서 호흡 세기; 각각 27부터 1까지
이미지 시각화	준비
결심	
마무리	
짧은 대체 행법들	일터에서 막간에 하는 것 수면의 준비로 하는 것

준비 : 요가 니드라 준비를 하시기 바랍니다. 바닥에 누워 샤바아사나 자세를 하십시오. 이 자세에서는 몸을 머리에서부터 발가락까지 쭉 펴고, 두 다리는 살짝 벌리고, 두 팔은 몸에서 조금 떨어뜨리고, 두 손바닥은 위를 향하게 해야 합니다. (잠시 멈춤) 몸, 자세, 옷 등 모든 것을 조절해서 완전히 편안한 상태가 되게 하십시오. 요가 니드라 중에는 육체적인 움직임이 있어서는 안 됩니다. (잠시 멈춤) 눈을 감고, 뜨라고 할 때까지 꼭 감고 계십시오. 심호흡을 하시되, 내쉬면서 하루의 걱정과 근심이 자신에게서 흘러나가는 것을 느끼십시오. (잠시 멈춤)

이어지는 행법에서는 몸에서의 이완의 느낌을 전개할 것입니다. 움직이거나 억지로 근육을 이완시키는 것은 필요하지 않습니다. 그냥 이완의 느낌을 전개하십시오. (잠시 멈춤) 그것은 막 자기 전에 갖는 느낌과 같습니다… 이완이 깊어지면 잠이 오지만 완전히 깨어 있도록 해야 합니다. 이것은 아주 중요합니다. '자지 않겠다. 끝날 때까지 깨어 있을 거야.'라고 지금 결심하십시오. (잠시 멈춤)

요가 니드라 중에는 청각과 자각의 수준에서 작용하고 있으며, 유일하게 중요한 것은 강사의 목소리를 따르는 것입니다. (잠시 멈춤) 정신적인 이완을 방해할 것이기 때문에 지시를 지적으로 사유하거나 분석하려 해서는 안 됩니다. 그냥 완전한 주의와 느낌을 가지고 목소리를 따르고, 이따금씩 생각이 와서 방해한다 해도 걱정하지 마시고 그냥 계속하십시오. (잠시 멈춤) 자신을 평온하고 안정되게 하십시오… 스스로 수련을 하고 있을 때는, 이것을 위해 5분을 허락하십시오. 너무 갑자기 시작하지 마십시오. (잠시 멈춤)

이완 : 이제 온몸에서 내적인 이완의 느낌을 일으키십시오… 몸에 집중하고 완전한 고요함의 중요성을 자각하십시오. (잠시 멈춤) 머리 꼭

대기에서부터 발가락 끝까지 몸에 대한 자각을 전개하면서 속으로 만뜨라 오-오-오-음-음-음을 암송하십시오. (잠시 멈춤) 완전한 고요함과 온몸에 대한 완전한 자각… 다시 오-오-오-음-음-음. (잠시 멈춤) 온몸에 대한 자각을 계속하십시오… 온몸… 온몸… (잠시 멈춤) 요가 니드라를 수련할 것이라는 사실을 자각하십시오… 속으로 '나는 자각하고 있다… 나는 요가 니드라를 수련할 것이다' … 이것을 자신에게 다시 암송하십시오. (잠시 멈춤)

요가 니드라 수련이 이제 시작됩니다.

결심 : 이 순간에 결심을 해야 합니다. (잠시 멈춤) 결심은 아주 간단해야 할 것입니다… 자연스럽게 하나를 발견하도록 하십시오. 이때 말해야 할 결심을 나타내야 합니다. (잠시 멈춤) 그것은 단순한 언어로 된, 짧은 긍정적 문장이어야 합니다… 자각과 느낌을 가지고 힘 있게 세 번 말해야 합니다. (잠시 멈춤) 요가 니드라 중에 하는 결심은 삶에서 실현되게 되어 있습니다. (잠시 멈춤)

의식의 순환 : 이제 몸의 서로 다른 부위들을 통해 여행함으로써 의식의 순환, 자각의 순환을 시작합니다. 가능한 한 빨리 자각이 부위에서 부위로 가야 합니다 속으로 부위를 암송함과 동시에 몸의 그 부위를 자각하십시오. 정신을 차리되 너무 강하게 집중하지는 마십시오. 오른손을 자각하십시오. (잠시 멈춤)

오른쪽 : 오른손 엄지, 검지, 중지, 약지, 새끼손가락, 손바닥, 손바닥을 자각하십시오, 손등, 손목, 아래팔, 팔꿈치, 위팔, 어깨, 겨드랑이, 오른쪽 허리, 오른쪽 엉덩이, 오른쪽 허벅지, 무릎뼈, 종아리근육, 발목, 발뒤꿈치, 오른발바닥, 발등, 엄지발가락, 둘째 발가락, 셋째 발가락, 넷째 발가락, 새끼발가락…

왼쪽 : 왼손 엄지를 자각하십시오, 검지, 중지, 약지, 새끼손가락, 손바

닥, 손등, 손목, 아래팔, 팔꿈치, 위팔, 어깨, 겨드랑이, 왼쪽 허리, 왼쪽 엉덩이, 왼쪽 허벅지, 무릎뼈, 종아리근육, 발목, 발뒤꿈치, 왼발바닥, 발등, 엄지발가락, 둘째 발가락, 셋째 발가락, 넷째 발가락, 새끼발가락…

뒤 : 이제 뒤로 갑니다. 오른쪽 견갑골을 자각하십시오, 왼쪽 견갑골… 오른쪽 고관절, 왼쪽 고관절… 척추… 뒷부분 전체…

앞 : 이제 머리 꼭대기로 갑니다. 머리 꼭대기, 이마, 머리 양 옆, 오른쪽 눈썹, 왼쪽 눈썹, 눈썹 사이 공간, 오른쪽 눈꺼풀, 왼쪽 눈꺼풀, 오른쪽 눈, 왼쪽 눈, 오른쪽 귀, 왼쪽 귀, 오른쪽 뺨, 왼쪽 뺨, 코, 코끝, 윗입술, 아랫입술, 턱, 목, 오른쪽가슴, 왼쪽가슴, 가슴 중앙, 배꼽, 복부…

주요 부위들 : 오른쪽 다리 전체… 왼쪽 다리 전체… 두 다리 모두. (잠시 멈춤) 오른팔 전체… 왼팔 전체… 두 팔 모두. (잠시 멈춤) 등 전체, 고관절, 척추, 견갑골… 앞쪽 전체, 복부, 가슴… 앞과 뒤 전체… 모두… 머리 전체… 온몸 전체… 온몸 전체… 온몸 전체…

점점 속도를 줄이면서 1, 2회를 되풀이한다.

잠을 자지 마십시오… 완전한 자각… 자지 마십시오… 움직이지 마십시오. (잠시 멈춤) 바닥의 온몸, 바닥에 누워 있는 몸을 자각하십시오. (잠시 멈춤) 당신의 몸이 바닥에 누워 있습니다. 이 방 바닥에 완전하게 고요히 누워 있는 몸을 보십시오. (잠시 멈춤) 이 이미지를 마음속으로 시각화하십시오. (오래 멈춤)

호흡 : 숨을 자각하십시오. (잠시 멈춤) 허파를 드나드는 숨의 흐름을 느끼십시오. (잠시 멈춤) 리듬을 바꾸려 하지 마십시오. 호흡은 자연스러우며 자동적입니다… 당신은 그것을 하고 있지 않습니다. 노력하지 마십시오. (잠시 멈춤) 숨에 대한 자각을 유지하십시오. 계속하십

시오… 숨에 대한 완전한 자각. (오래 멈춤)

이제 자각을 배꼽 부위의 움직임에 집중시키십시오… 배꼽의 움직임에 집중하십시오. (잠시 멈춤) 매 숨과 함께 당신 배꼽이 조금씩 올라갔다 내려가고 있습니다. 각각의 모든 숨과 함께 그것은 팽창하고 수축합니다… 숨에 맞춰 이 움직임에 집중하십시오. (잠시 멈춤) 계속 수련하되 반드시 자각하십시오. (오래 멈춤) 이제 다음과 같이 27에서 1까지 거꾸로 숨을 세기 시작하십시오. 27 배꼽 올라감, 27 배꼽 내려감, 26 배꼽 올라감, 26 배꼽 내려감, 25 배꼽 올라감, 25 배꼽 내려감 등. 숨을 셀 때 말과 숫자를 속으로 자신에게 말하십시오. (잠시 멈춤) 절대 실수하지 마십시오. 실수할 경우에는 27로 돌아가 다시 시작하십시오. (오래 멈춤) 세고 있다는 것을 완전히 자각하면서 27에서 1까지 계속 세십시오. (오래 멈춤) 수련을 계속하십시오… 실수를 하지 마십시오. (오래 멈춤)

이제 배꼽 숨 세는 것을 멈추고 주의를 가슴으로 옮기십시오. 가슴으로 이동하시기 바랍니다. (잠시 멈춤) 각각의 모든 숨과 함께 당신 가슴이 살짝 올라갔다 내려가고 있습니다. 이것을 자각하십시오. (잠시 멈춤) 가슴의 움직임에 계속 집중하면서, 앞에서처럼 27에서 1까지 거꾸로 세기 시작하십시오… 27 가슴 올라감, 27 가슴 내려감, 26 가슴 올라감, 26 가슴 내려감, 25 가슴 올라감, 25 가슴 내려감 등. 다시 셀 때 말과 숫자를 속으로 자신에게 되풀이하십시오. (오래 멈춤) 실수를 하지 마십시오. 실수할 경우에는 다시 처음으로, 27로 돌아가야 합니다. (오래 멈춤) 27에서 1까지 계속하십시오. 수련을 계속하십시오. 셈과 자각, 자각과 셈. (오래 멈춤)

가슴 호흡을 그만 세고 자각을 목구멍으로 이동시키십시오. 목구멍으로 이동하시기 바랍니다. (잠시 멈춤) 목구멍을 드나드는 숨을 자각하십시오… 이것을 자각하십시오. (잠시 멈춤) 숨의 움직임에 집중하고 앞에서와 같은 식으로 27에서 1까지 거꾸로 세기 시작하십시오… 셈과 숨을 완전히 자각하십시오. (오래 멈춤) 잠들지 마시기 바랍니다. 세고 있다는 것을 완전히 자각하십시오. (오래 멈춤) 수련을 계속하십시오. 목구멍에서 숨을 계속 세십시오. (오래 멈춤)

셈을 멈추고 이제 콧구멍으로 가십시오… 콧구멍을 드나드는 숨을 자각하십시오. (잠시 멈춤) 콧구멍을 드나드는 숨의 움직임에 집중하면서 이전처럼 셈을 시작하십시오. 이제 당신은 그것을 아주 잘 알고 있습니다. 27 들숨, 27 날숨. (오래 멈춤) 완전히 자각하십시오. 계속 세십시오. 실수를 하지 마십시오. (오래 멈춤) 수련을 계속하십시오. 계속하십시오. (오래 멈춤)

이미지 시각화 : 셈을 멈추고 호흡을 떠나십시오… 이제 시각화로 옵니다. (잠시 멈춤) 많은 다른 것들의 이름을 말하면 모든 수준에서 그것들을 그려내려 해야 합니다… 느낌, 자각, 감정, 상상, 할 수 있는 최선을 다해서… (잠시 멈춤) 이 시력을 찾을 수 있다면 당분간 이완이 완전합니다… 그리고 할 수 없다면 조금 더 수련해야 합니다. (잠시 멈춤)

타오르는 촛불… 타오르는 촛불… 타오르는 촛불… 끝없는 사막… 끝없는 사막… 끝없는 사막… 이집트 피라미드… 이집트 피라미드… 이집트 피라미드… 호우… 호우… 호우… 꼭대기가 눈 덮인 산… 꼭대기가 눈 덮인 산… 꼭대기가 눈 덮인 산… 일출 때의 그리스 사원… 일출 때의 그리스 사원… 일출 때의 그리스 사원… 무덤 옆의 관… 무덤 옆의 관… 무덤 옆의 관… 해질녘에 날아다니는 새들… 해질녘에 날아다니는 새들… 해질녘에 날아다니는 새들… 떠다니는 붉은 구름… 떠다니는 붉은 구름… 떠다니는 붉은 구름… 교회 위 십자가… 교회 위 십자가… 교회 위 십자가… 밤하늘 별들… 밤하늘 별들… 밤하늘 별들… 보름달… 보름달… 보름달… 미소 짓는 붓다… 미소 짓는 붓다… 미소 짓는 붓다… 해풍… 해풍… 해풍… 황량한 해변에서 부서지는 파도… 황량한 해변에서 부서지는 파도… 황량한 해변에서 부서지는 파도… 끊임없이 일렁이는 바다… 영원히 끊임없이 일렁이는 바다… 영원히 끊임없이 일렁이는 바다… 황량한 해변에서 부서지는 파도… (오래 멈춤)

결심 : 이제 결심을 암송할 시간입니다… 수련을 시작할 때 만든 결심을 암송하십시오. 그것을 바꾸지 마십시오… 충분한 자각과 느낌으로 결심을 세 번 암송하십시오. (잠시 멈춤)

마무리 : 모든 노력을 내려놓으십시오. 마음을 외부로 이끌고 호흡을 자각하십시오… 자연스러운 숨을 자각하십시오. (잠시 멈춤) 온몸 자각, 그리고 숨 자각… 몸이 바닥에 완전히 이완된 채 누워 있습니다… 당신은 조용히 그리고 천천히 숨 쉬고 있습니다. (잠시 멈춤) 머리 꼭대기에서부터 발가락 끝까지 자각을 전개하면서 마음속으로 오-오-오-음-음-음 하고 발음하십시오. (잠시 멈춤) 오-오-오-유-유-유을 속으로 두 번 더 자신에게 암송하십시오. (잠시 멈춤) 바닥과 바닥에 누워 있는 몸의 위치를 자각하십시오… 당신 주변의 방을 시각화하십시오. 주위를 자각하십시오. (잠시 멈춤) 얼마 동안 조용히 누워 눈을 감으십시오. (잠시 멈춤) 몸을 움직여 기지개를 켜십시오. 시간을 가지고 서두르지 마십시오. (잠시 멈춤) 정신을 바짝 차리고 있다는 것을 확신할 때, 천천히 일어나 앉아 눈을 뜨십시오. 요가 니드라 행법이 이제 끝났습니다.

하리 옴 땃 삿

짧은 대체 행법들

요가 니드라 행법은 일터에서의 짧은 이완으로나 수면의 준비로 활용하기 위해 적용될 수도 있다.

일터에서 막간에 하는 것: 이완을 위한 이 형태의 요가 니드라의 필수적인 요소들은 의식의 순환과 숨을 세는 것이다. 5~20분의 짧은 휴식시간만 있다면, 이 요소들은 일터에서나 집에서 쉽게 응용하여 수련할 수 있다. 추가적인 융통성은 호흡 수련으로 제공되는데, 필요한 대로 네 가지 부분 중 얼마든지, 또는 그 넷을 어떻게 조합해서라도 선택할 수 있다. 다음은 사무실이나 집 또는 프라이버시가 보장되는 어디에든 적합한 수련의 한 예이다.

문을 닫고 불을 끄고 커튼을 친다. 수련이 얼마나 빨리 끝나기 원하는지를(예, 10분) 속으로 정한다. 바닥이나 침상에 누워 눈을 감는다. 잠시 샤바아사나 자세로 조용히 누워 몸을 이완시키기 시작한다. 밖에서 오는 소리를 들으면서 마음이 주위 환경을 떠돌게 한다. 이런 소리들을 분석하거나 지적으로 생각하지 말고 그냥 외부의 것으로 자각하는 것이다. 주의를 몸으로 가져오고, 심호흡을 하고, 내쉴 때 모든 것을 내려놓고 있는 자신을 느낀다. 마음을 몸과 바닥의 접합점에 초점 맞추고 이 느낌을 몇 분 동안 전개시킨다. 그다음에 오른손 엄지로 시작하여, 행법에서 설명한 것과 같은 식으로(오른쪽, 왼쪽, 뒤, 앞, 주요 부위들) 움직이면서 의식을 몸에서 빨리 순환시킨다. 자연스러운 숨을 자각한다. 숨이 콧구멍을 드나들 때 주의를 숨에 집중시킨다(또는 바라는 대로 목구멍이나 가슴 또는 배꼽에 집중시킨다). 이것에 대한 자각을 얼마 동안 유지한다. 11부터 1까지(또는 시간이 있을 경우에는 27부터 1까지) 거꾸로 숨을 센다. 셈을 멈추고 긴 심호흡을 한다. 얼마 동안 조용히 누워 천천히 기지개를 켠다. 눈을 뜨고 일어난다. 이것으로 수련을 마친다.

요가 니드라를 앉거나 서서 하는 것은 가능하지만 여기서는 권장되지 않는다. 이 형태의 이완의 두드러진 특징은 의식이 몸을 체계적으로 순환하는 것이며, 이것은 납작 엎드린 자세에서 최상의 결과를 준다. 빠른 정신적 이완이 요구되며, 예를 들어 식사를 준비하는 동안 부엌에서나, 퇴근하는 중에 버스에서처럼 의자만 써야 할 때는, 숨에 대한 자각만, 특히 콧구멍 교대 호흡(아눌로마 빌로마 anuloma viloma)에 대한 정신적인 자각을 수련하는 것이 가장 좋다.

그 절차는 위의 것과 비슷하다. 다시 한 번 가능한 한 움직이지 않고 몸을 느슨하게 한다. 그다음에 특정한 긴장 부위들을 빨리 점검해서 그것들을 이완시키도록 한다. 얼굴을 찌푸리고 있는가? 목이 뻣뻣한가? 두 손을 꽉 쥐고 있는가? 몸의 모든 근육을 안에서 긴장시킨 다음 이완시킨다. 이것을 되풀이하는 것이다. 콧구멍을 드나드는 숨에 주의를 고정시키고 이에 대한 자각을 얼마 동안 유지한다. 숨이 콧구멍을 교대로 드나드는 것을 상상한다. 왼쪽으로 들어오고, 오른쪽으로 나가고, 오른쪽으로 들어오고, 왼쪽으로 나가고… 27에서 1까지(또는 시간이 되는 대로 적합하다고 생각되는 얼마만큼이든지) 숨을 거꾸로 세기 시작한다. 필요한 만큼 이 수련을 계속한다. 마치고 싶을 때는 셈을 멈추고 다시 몸을 자각한다. 일어나기 전에 심호흡을 하고 충분히 기지개를 켠다. 이것으로 수련이 끝난다.

수면의 준비로 하는 것 : 불면증이나 마음이 지나치게 흥분되어 있을 경우, 요가 니드라는 잠을 유도하기 위해 활용될 수도 있다. 불을 끄고 잠자리에 드는 것으로 시작한다. 샤바아사나를 하고 베개를 벤다. 베개가 너무 높아서는 안 된다. 두 손을 가장 편안한 자세로 이완시킨다. 손바닥이 아래로 향해야 할 수도 있을 것이다. 축 처지는 매트일 경우에는 판으로 밑을 받치는 것이 좋을 것이다. 절차는 첫 번째 짧은 행법과 같다. 외부 소리를 듣는 것으로 시작하고 나서 몸과 잠자리의 접합점을 자각한다. 몸에서 의식을 두세 번 순환시키는 것으로 이것을 하라. 그러면 보통은 잠들게 될 것이다. 필요할 경우에는, 54에서 시작하여 1까지 거꾸로 세어가며 콧구멍 교대 호흡을 속으로 하면서 수련을 계속할 수 있다. 잠이 오지 않으면 잠자리에 들기 전에 약간의 운동, 예를 들어 오래 걷거나 15분 동안 수리아 나마스까라 등을 하는 것이 도움이 될 수 있다.

요가 니드라 2

준비	
이완	안따르 모우나
결심	
의식의 순환	오른쪽, 왼쪽, 뒤, 앞, 주요 부위들
몸/바닥 자각	
호흡	목구멍에서 배꼽까지: 54에서 1까지 또는 27에서 1까지
감각 자각	무거움/가벼움, 냉/열, 고통/쾌락
내면의 공간	치다까샤
시각화	공원/사원
내면의 공간	치다까샤
결심	
마무리	
대체 시각화	산, 떠 있는 몸, 우물/대양

준비 : 요가 니드라를 할 준비를 하십시오. 송장자세인 샤바아사나로 누워 가능한 한 편하게 하십시오. 손바닥을 위쪽으로 한 채 두 팔을 몸에서 약간 떨어뜨리고 두 발을 벌려 약간 양 옆쪽으로 털썩 떨어뜨리십시오. (잠시 멈춤) 담요, 옷, 자세를 조정해서 움직임이 없이, 그리고 육체적인 불편함이 없이 요가 니드라를 할 수 있도록 하십시오. 눈을 감으십시오. 계속 감고 계십시오. (오래 멈춤) 요가 니드라 수련은 듣는 행위와 느끼는 행위입니다. 이것이 유일하게 중요한 요소들입니다. (잠시 멈춤) 요가 니드라에서 당신은 자각의 수준에서 작용합니다… 그리고 듣기 수준에서도 작용합니다. 꿈에서는 통제력이 없습니다. 요가 니드라에서는 당신이 꿈의 창조자입니다. (잠시 멈춤) '잠들지 않겠다, 목소리만 듣겠다'라고 속으로 자신에게 말하십시오… '잠들지 않겠다'라고 자신에게 되풀이하십시오. (잠시 멈춤) 얼마 동안 평온하고 안정되는 것에 전념하십시오… 심호흡을 하십시오. 들이쉬면서 온몸으로 퍼지는 평온함을 느끼십시오. (잠시 멈춤) 내쉬면서 속으로 자신에게 '이-와-ㄴ' 하고 말하십시오. (잠시 멈춤)

이완 : 멀리서 들리는 소리를 자각하십시오… 들을 수 있는 가장 먼 소리를 자각하십시오. (잠시 멈춤) 청각이 레이더 광선처럼 작용하게 하십시오… 먼 소리들을 찾아 몇 초 동안 그것들을 쫓습니다. (잠시 멈춤) 주의를 소리에서 소리로 이동시키십시오… 그 근원을 확인하려는 시도를 하지 마십시오. (잠시 멈춤) 점점 주의를 더 가까운 소리들로 가져오십시오… 이 건물 밖에서 나는 소리들로… 그다음에는 이 건물 안에서 나는 소리들로… (잠시 멈춤) 이제 이 방에 대한 자각을 전개하십시오… 눈을 뜨지 말고 네 벽, 천장, 바닥, 바닥에 누워 있는 당신의 몸을 시각화하십시오. 바닥에 누워 있는 당신 몸을 보십

시오. (잠시 멈춤) 바닥에 누워 있는 당신 육체의 존재를 자각하십시오… 완전한 고요함 속에 누워 있는 몸을 철저히 자각하십시오. (잠시 멈춤) 당신의 몸은 바닥에 누워 있습니다… 몸과 바닥 사이의 모든 육체적인 접합점들에 대한 자각을 전개하십시오. (잠시 멈춤) 자연스러운 숨을 자각하십시오. 깊고 자연스러우며 자생적인 숨을 자각하십시오. 집중하지 마십시오. 집중은 자연스러운 과정을 방해할 것입니다. (잠시 멈춤) 계속 제 말을 듣고 당신이 숨 쉬고 있다는 것을 아십시오. (잠시 멈춤) 요가 니드라 수련이 이제 시작됩니다… 속으로 자신에게 말하십시오. '나는 요가 니드라를 할 것이다. 잠들지 않겠다. 나는 요가 니드라를 할 것이다.' (잠시 멈춤)

결심 : 이제 결심을 할 시간입니다. (잠시 멈춤) 간단한 결심입니다… 간단한 결심… 느낌과 자각을 가지고 결심을 분명하게 세 번 암송하시기 바랍니다. (잠시 멈춤)

의식의 순환 : 몸의 서로 다른 중추들을 통해 의식을 순환시키십시오… 가능한 한 빨리… 자각이 지점에서 지점으로 뛰어야 합니다. 저를 따라서 각 부위의 이름을 속으로 암송하고 동시에 그 부위를 자각하시기 바랍니다. 수련은 언제나 오른손으로 시작됩니다.

오른쪽 : 오른손 엄지, 검지, 중지, 약지, 새끼손가락, 손바닥, 손등, 손목, 아래팔, 팔꿈치, 위팔, 어깨, 겨드랑이, 허리, 엉덩이, 오른쪽 허벅지, 무릎, 종아리근육, 발목, 발뒤꿈치, 발바닥, 발등, 오른쪽 엄지발가락, 둘째 발가락, 셋째 발가락, 넷째 발가락, 새끼발가락…

왼쪽 : 왼손 엄지, 검지, 중지, 약지, 새끼손가락, 손바닥, 손등, 손목, 아래팔, 팔꿈치, 위팔, 어깨, 겨드랑이, 허리, 엉덩이, 왼쪽 허벅지, 무릎, 종아리근육, 발목, 발뒤꿈치, 발바닥, 발등, 왼쪽 엄지발가락, 둘째 발가락, 셋째 발가락, 넷째 발가락, 새끼발가락…

뒤 : 오른쪽 어깨, 왼쪽 어깨, 오른쪽 견갑골, 왼쪽 견갑골, 오른쪽 고관절, 왼쪽 고관절, 척추⋯ 뒤 전체⋯

앞 : 머리 꼭대기, 이마, 오른쪽 눈썹, 왼쪽 눈썹, 미간, 오른쪽 눈꺼풀, 왼쪽 눈꺼풀, 오른쪽 눈, 왼쪽 눈, 오른쪽 귀, 왼쪽 귀, 오른쪽 뺨, 왼쪽 뺨, 코, 코끝, 오른쪽 콧구멍, 왼쪽 콧구멍, 윗입술, 아랫입술, 턱, 아래턱, 목, 오른쪽 빗장뼈, 왼쪽 빗장뼈, 오른쪽 가슴, 왼쪽 가슴, 가슴 중앙, 배꼽, 복부, 하복부⋯

주요 부위들 : 오른다리 전체, 왼다리 전체, 양다리 전체⋯ 오른팔 전체, 왼팔 전체, 양팔 모두⋯ 뒤 전체, 앞 전체, 머리 전체⋯ 모두⋯ 다리, 팔, 뒤, 앞, 머리 모두⋯ 몸 전체 모두⋯ 몸 전체 모두⋯ 몸 전체 모두. (잠시 멈춤)

전체를 2회 더 되풀이한다.

몸/바닥 자각 : 온몸에 대한 순일한 자각을 전개하십시오⋯ 그리고 몸이 차지하고 있는 공간을 자각하십시오. 몸을 자각하십시오⋯ 그리고 몸이 차지하는 이 공간을 자각하십시오⋯ 몸과 공간. (오래 멈춤) 온몸과 바닥, 바닥과 관련하여 온몸을 자각하십시오⋯ 그리고 동시에 몸과 바닥의 접합점들을 자각하십시오. (잠시 멈춤) 이것들은 몸과 바닥 사이의 아주 미묘한 육체적 지점들입니다. (잠시 멈춤) 머리 뒤 통수와 바닥 사이의 접합점들을 느끼십시오⋯ 견갑골과 바닥⋯ 팔꿈치와 바닥⋯ 손등과 바닥⋯ 고관절과 바닥⋯ 종아리와 바닥⋯ 발뒤꿈치와 바닥. (잠시 멈춤) 몸과 바닥 사이의 모든 접합점, 모든 지점의 감각을 동시에, 골고루 자각하십시오. (잠시 멈춤) 이 지점들을 선명하고 뚜렷하게 계속 느끼십시오. 잠들지 말고 계속 하시기 바랍니다. (오래 멈춤) 주의를 눈꺼풀로 옮기십시오⋯ 위 꺼풀과 아래 꺼풀 사이의 좁은 접합선을 느끼십시오. 그것들이 만나는 예리한 지점들을 느끼십시오. (잠시 멈춤) 눈꺼풀 사이의 자각을 강화시키십시오. (잠시 멈춤) 그리고 나서 두 입술… 주의를 입술 사이의 선, 두 입술 사이의 공간에 집중하십시오. (오래 멈춤)

호흡 : 입술에서 숨으로 갑니다. 주의를 자연스러운 들숨과 날숨으로 끌어오십시오. (잠시 멈춤) 배꼽과 목구멍 사이의 통로를 따라 움직이는 숨을 느끼십시오… 들숨으로 그것은 배꼽에서 목구멍으로 올라가며 날숨으로 목구멍에서 배꼽으로 내려갑니다. (잠시 멈춤) 배꼽에서 목구멍, 목구멍에서 배꼽까지의 호흡을 철저히 자각하십시오… 숨을 강요하려 하지 말고 그냥 자각하십시오. (잠시 멈춤) 자각을 유지하고 동시에 다음과 같이 54에서 1까지, 또는 27에서 1까지 숨을 거꾸로 세기 시작하십시오. '들이쉬고 있음 54; 내쉬고 있음 54; 들이쉬고 있음 53; 내쉬고 있음 53; 들이쉬고 있음 52; 내쉬고 있음 52' 등등. 배꼽에서부터 목구멍과 등으로 다시 숨의 오르내림을 따르면서 속으로 세십시오. (잠시 멈춤) 호흡과 셈을 완전히 자각하십시오. (잠시 멈춤) 호흡은 천천히 그리고 이완되게 하십시오… 계속 세시기 바랍니다.

감각 자각

무거움 : 몸에서 무거움의 느낌을 각성시키십시오, 무거움의 느낌. (잠시 멈춤) 몸의 모든 단일 부분에서 무거움을 자각하십시오. (잠시 멈춤) 당신은 바닥으로 가라앉고 있을 만큼 무겁게 느껴지고 있습니다. (잠시 멈춤) 무거움 자각, 무거움 자각. (오래 멈춤)

가벼움 : 가벼움의 느낌을 각성시키십시오, 가벼움의 느낌을 각성시키십시오. (잠시 멈춤) 몸의 모든 부분에서의 가벼움, 무게 없음의 느낌. (잠시 멈춤) 몸이 너무 가벼워 바닥에서 떠 있는 것처럼 느껴집니다. (잠시 멈춤) 가벼움 자각. (오래 멈춤)

냉 : 차가움의 경험. 몸에서 혹독한 차가움의 경험을 각성시키십시오. (잠시 멈춤) 겨울에 차가운 바닥을 걷고 있다고 상상하십시오… 발이 아주 차갑게 느껴집니다, 온몸이 시립니다. (잠시 멈춤) 차가움 자각, 차가움 자각. (오래 멈춤)

열 : 열 감각을 각성시키십시오, 열의 경험을 각성시키십시오. 온몸이 무덥습니다, 온몸이 무덥습니다… 전체가 무덥게 느껴집니다. (잠시 멈춤) 여름에 그늘이 없이 태양빛을 쐬고 있는 후끈한 느낌을 회상하십시오… 온몸이 후끈합니다, 온몸이 후끈합니다. (잠시 멈춤) 열 자각. (오래 멈춤)

고통 : 고통의 경험, 집중해서 고통의 경험을 기억하도록 하십시오. (잠시 멈춤) 정신적인 것이든 육체적인 것이든 삶에서 경험한 고통, 고통의 느낌을 회상하십시오. (오래 멈춤)

쾌락 : 육체적인 것이든 정신적인 것이든 쾌락의 느낌을 회상하십시오. (잠시 멈춤) 이 느낌을 회상하여 그것을 재생하십시오. 그것을 생생하게 만드십시오… 쾌락의 느낌을 각성시키십시오. (오래 멈춤)

당신이 깨어 있는지 점검하십시오. 당신은 졸거나 자고 있습니까?… 당신이 자고 있지 않다는 것을 확인하십시오. '나는 깨어 있다' 라고 자신에게 말하십시오. (잠시 멈춤)

내면의 공간 : 마음을 거두어들여 감은 눈앞에 있는 공간, 우리가 치다까샤라고 부르는 공간에 집중하십시오. (잠시 멈춤) 무한한 공간을 볼 수 있는 투명한 스크린이 당신 앞에 있다고 상상하십시오… 눈으로 볼 수 있는 한 멀리 뻗어 있는 공간. (잠시 멈춤) 이 어두운 공간에 집중하고 그 안에서 현현하는 모든 현상을 자각하십시오. 보이는 것은 무엇이든 당신 마음이 현현하는 상태입니다. (잠시 멈춤) 이 공간을 계속 자각하되 개입하지는 마십시오. 초연한 자각만 수련하십시오.

(오래 멈춤)

공원/사원 시각화 : 이른 아침에 공원에 있다고 상상하십시오… 해는 뜨지 않았으며, 당신 자신 외에 공원에는 아무도 없습니다. (잠시 멈춤) 평온하고 평화스러운 아름다운 공원입니다… 싱싱한 풀밭을 가로질러 걸으십시오… 새들이 새로운 날을 맞을 때 지저귀는 소리를 들으십시오. (잠시 멈춤) 노란색, 핑크색, 빨간색, 자주색 장미 화원이 있습니다… 그 향기를 맡고 그 꽃잎 위의 이른 아침 이슬을 보십시오. 장미화원 근처에 연못이 있습니다… 수련 사이를 금붕어가 헤엄치며 다닙니다. 그 우아한 움직임을 보십시오. (잠시 멈춤) 당신은 나무, 아름다운 나무 사이를 걷습니다… 벌거벗은 나무들, 잎이 있는 나무들, 넓게 퍼진 나무들, 높이 쭉 뻗은 나무들. 나무들 사이에 개간지가 있습니다… 개간지에는 주위에 빛의 오라가 있는 작은 사원이 있습니다. (잠시 멈춤) 문으로 가십시오. 안은 선선하고 어스름합니다… 안벽에는 훌륭한 성자들 그림이 있습니다. 당신은 바닥에 앉아 눈을 감고 고요해집니다… 바깥 소리가 멀리 사라지면서 깊은 평화와 조화의 느낌이 당신을 에워쌉니다. (잠시 멈춤) 사원 안에서 명상에 대한 자각을 계속하십시오… 평화와 조화가 스며들 때까지 얼마 동안 거기 머무십시오. (오래 멈춤)

내면의 공간 : 자각을 치다까샤로 다시 가져오십시오. 감은 눈앞에 보이는 어두운 공간으로 자각을 가져오십시오. (잠시 멈춤) 사실 이 공간은 이미 앞에서 시각화될 수도 있습니다. 그래서 그것을 조금 탐사하고 싶다면 응시를 살짝 위로 이동시킬 수 있습니다… 그러나 긴장하지는 마십시오. (잠시 멈춤) 앞에 보이는 어둠을 아주 조심스럽게, 초연하게 지켜보십시오. 개입하지는 마십시오. (잠시 멈춤) 마음을 이 따뜻하고 우호적인 어둠에 두십시오… 예를 들어, 색이나 패턴

같은 미묘한 현상이 나타나면, 그냥 주목하면서 계속 자각하십시오. (잠시 멈춤) 생각이 일어나면 오가도록 놔두되 어두운 공간을 계속 지켜보십시오. 이것을 초연한 자각으로 계속하십시오. (오래 멈춤)

결심 : 이제 결심, 상깔빠를 기억하십시오. 수련을 시작할 때 했던 결심을 같은 말과 같은 태도로 암송하십시오. 이제 느낌을 가지고 결심을 힘 있게 세 번 분명하게 암송하십시오. (잠시 멈춤)

마무리 : 호흡을 자각하십시오. 자연스러운 호흡을 자각하십시오. (잠시 멈춤) 호흡 자각… 그리고 이완 자각. (잠시 멈춤) 육체적인 존재에 대한 자각을 전개하십시오. (잠시 멈춤) 두 팔과 다리, 그리고 바닥에 쭉 뻗어 누워 있는 몸을 자각하십시오. (잠시 멈춤) 몸과 바닥 사이의 접합점들을 자각하십시오. (잠시 멈춤) 방, 벽, 천장을 자각하십시오… 방안의 소음과 바깥의 소음을 자각하십시오… 마음을 데리고 나오십시오. 완전히 외부로 향하십시오. (잠시 멈춤) 얼마 동안 조용히 누워 눈을 감으십시오. 몸을 움직여 기지개를 켜십시오… 천천히 하시기 바랍니다. 서두르지 마십시오. (잠시 멈춤) 완전히 잠이 깬 것이 확실하면 천천히 일어나 앉아 눈을 뜨십시오. 요가 니드라 수련이 이제 끝났습니다.

하리 옴 땃 삿

대체 시각화 : 이것들은 공원/사원 시각화를 대신할 수 있다.

산 : 아직 어두운 아주 이른 아침, 어떤 산을 향해 올라가면서 언덕을 지나고 있다고 상상하십시오. 당신은 혼자입니다. (잠시 멈춤) 당신은 동쪽으로 걷고 있으며, 뒤돌아보면 하늘 나지막한 곳에 초승달 모양의 달이 보입니다… 곧 해가 당신 앞, 산 위로 올라올 것입니다. (잠

시 멈춤) 멀리 아래 계곡에서는 작은 동네의 불빛들이 이른 아침 안개를 뚫고 반짝입니다. (잠시 멈춤) 가파른 비탈 옆으로 난 오솔길이 꼬불꼬불합니다… 그것은 거대한 둥근 돌들 사이를, 그리고 깊은 구렁을 가로질러 매달린 다리들 위에서 굽이칩니다. (잠시 멈춤) 두 언덕 사이로 전방에 눈 덮인 거대한 산이 얼핏 보입니다… 그 뒤에 있는 어슴푸레한 하늘은 먼동을 전해줍니다. (잠시 멈춤) 당신은 눈 속을 올라갑니다. 당신이 그 표면을 밟을 때 눈은 뿌드득뿌드득 소리를 냅니다… 빙하 하나가 길 건너편에 있습니다… 당신이 빨리 가로질러 갈 때, 움직이는 얼음이 삐걱거립니다. (잠시 멈춤) 산꼭대기에 다다르니 아주 추워집니다… 바람이 당신 몸 주위를 윙윙거리며 옷을 낚아챕니다… 눈과 얼음이 당신 신발에 달라붙습니다. (잠시 멈춤) 당신은 꼭대기에 도달하고 장엄한 경치가 눈앞에 펼쳐집니다… 동쪽으로 눈 덮인 봉우리들과 어두운 계곡들이 광활하게 펼쳐져 있습니다… 서쪽으로는 기복이 있는 평원들과 바다로 이어지는 언덕들이 있습니다. (잠시 멈춤) 상상력을 강화시키고 이 장면을 시각화하십시오… 태양이 동쪽에서 황금 공처럼 올라가면서, 당신의 눈을 부시게 하는 눈에 황금빛 광선을 흩뿌리는 것을 보십시오. (잠시 멈춤) 하늘을 휘둘러보십시오. 서쪽으로는 아직 회색빛, 당신 위는 파랗습니다… 태양에 가까워지면서 동쪽은 미묘한 핑크색이 됩니다. (잠시 멈춤) 햇빛이 산꼭대기들을 두드리면서 중턱으로 내려가는 것을 지켜보십시오… 그림자들이 물러가면서 깊은 계곡들이 출현합니다. (잠시 멈춤) 당신은 가부좌를 하고 앉아 이 웅장한 장면을 응시합니다… 새로운 날의 먼동을. (잠시 멈춤) 이것을 얼마 동안 경험하십시오… 마음이 이 경험과 함께 자유롭게 흐르게 하십시오. (오래 멈춤)

떠 있는 몸 : 당신이 천장에 있다고 상상하십시오… 그리고 당신 아래에,

바닥에 샤바아사나로 누워 다른 사람들 옆에서 요가 니드라를 수련하고 있는 당신의 몸을 보십시오. (잠시 멈춤) 이제 당신 몸이 천천히 일어나 문 쪽으로 발끝으로 걸어가 조용히 문을 여는 것을 보십시오… 그리고 밖으로 나가 뒤에서 문을 살짝 닫습니다. 당신 몸이 이 건물 밖에서 걷고 있는 것을 보십시오. 주위의 익숙한 것들을 보십시오… 노력의 느낌은 없습니다. 오직 가벼움뿐. (잠시 멈춤) 당신은 당신이 알고 있는 사람들을 만납니다… 그들을 보십시오. 그러나 그들은 당신을 볼 수 없습니다. 그들이 지나칠 때 그들을 지켜보십시오. 아마 그들은 일상적인 대화를 하고 있을 것입니다. (잠시 멈춤) 갑자기 당신은 당신 몸이 바다 위에 떠 있는 것을 알게 됩니다… 이것을 자각하십시오… 아래에서 반짝반짝하는 짙푸른 바다를 보십시오. 그 표면을 가로질러 배 한 척이 나아가고 있습니다. (잠시 멈춤) 당신 몸은 구름처럼 떠 있습니다… 바람이 구름을 밀어내는 곳으로 당신 몸도 흘러갑니다. 구름덩이가 당신 얼굴을 스쳐갑니다. 당신 아래에는 햇빛이 흰 구름층들을 반사합니다… 당신 위에선 부푼 구름 조각들이 파란 하늘을 서둘러 흘러갑니다. (잠시 멈춤) 이제 당신 몸은 공기 흐름에 의해 상승되어 땅위로 옮겨집니다… 아래의 땅에는 농가들, 조심스럽게 구획된 밭들, 짙은 숲들, 태양을 비추는 굽이치는 강들이 보입니다. (잠시 멈춤) 잠시 멈추고 자신을 가까이 바라보십시오… 당신 몸은 완전히 이완되어 있으며 당신 얼굴에는 평화와 평온이 보입니다. (잠시 멈춤) 당신 몸이 무지개를 지날 때 갑자기 빛깔에 잠기는 것을 보십시오… 자신이 미묘한 빛깔에 의해 씻겨 정화되는 것을 느끼십시오. 노란색, 녹색, 파란색, 보라색, 빨간색, 주황색, 금빛 노란색. 온몸에 스며들며 어떤 깊은 수준에서 당신에게 영양을 주고 당신의 활기를 돋궈주는 것을 느끼십시오. (오래 멈춤) 그다음에 천천히 돌아오십시오… 당신 몸이 이 건물 밖으로 돌아오는 것을 보십시오… 친근한 대상들을 다시 보십시오. 조용히 문을 열고 안으로 들어와 뒤에 있는 그 문을 닫으십시오. 다른 사람들을 방해하지 않도록 조심하면서 바닥에 드러누우십시오. (잠시 멈춤) 이제, 천천히 아사나를 하고 있는 당신 몸을 보십시오… 당신 몸은 다시 샤바아사나로 휴식합니다. (오래 멈춤)

우물/대양 : 무더운 날에 황량한 길을 따라 걷고 있는 자신을 상상하십시오. 길가엔 높은 벽이 있으며 벽에는 작은 문 하나가 있습니다. 당신은 그 문으로 들어가 정원 안에서 발견합니다… 노래하는 새들… 아름다운 꽃들… 시원한 나무그늘. (잠시 멈춤) 당신은 그 정원을 돌아보다가, 주위에 나비들이 춤추고 있는 우물로 갑니다. 우물 속을 보십시오… 그것은 아주 깊습니다… 완전한 어둠 속으로 뚫려 있는 원통 모양의 터널… (잠시 멈춤) 우물 벽에는 나선형 계단이 빙빙 나있습니다… 당신은 걸어 내려가기 시작합니다. 벽에는 반질반질한 돌들이 있습니다… 황백색 대리석들, 선녹색 사문석(蛇紋石)들… 고개를 들어 우물 꼭대기 빛의 원을 보십시오. (잠시 멈춤) 우물에 난 구멍들에서는 작은 짐승들 소리가 들립니다… 찍찍 소리, 바스락 소리… 이제 당신은 어둠에 완전히 둘러싸여 있습니다… 당신은 벽을 따라 길을 느낍니다. (잠시 멈춤) 커다란 녹색 눈들이 당신을 응시하면서 깜박입니다… 날갯짓 소리와 부엉이 울음소리가 들립니다. 당신은 빛을 발하는 곤충 떼를 지나갑니다… 그 빛은 완전히 투명합니다… 당신은 이것들에 에워싸여 있지만 그 무엇도 결코 당신을 건드리지 않습니다. 벽은 축축하고 이끼가 껴 있습니다… 아래에는 침침한 빛이 있습니다. (잠시 멈춤) 당신은 바닥에 도달하여 터널 속을 달려서 금빛 해변으로 나옵니다… 평화와 지복의 무한한 바닷가에 펼

처져 있는 금빛 해변. (잠시 멈춤) 물 위에서는 커다란 흰색 연꽃이 파도로 부드럽게 흔들립니다… 꽃 위에는 한 아기가 누워 있으며, 그 아기는 당신입니다… 그 무한한 대양의 물 위에서 부드럽게 흔들리고 있는 그 아기로서의 당신 자신을 느끼십시오. (오래 멈춤) 물 위에서 부드럽게 흔들리고 있는 아기로서의 당신 자신의 경험을 계속하십시오… 그리고 무한한 대양 위에 울려퍼지는 옴 소리를 경험하십시오… 옴의 바이브레이션을 들으십시오. (오래 멈춤)

요가 니드라 3

준비	
이완	안따르 모우나
결심	
의식의 순환	오른쪽, 왼쪽, 뒤, 앞, 주요 부위들
피부 자각	
호흡	정신적인 교대 호흡: 108에서 1까지
내면의 공간	치다까샤
시각화	미간/옴
내면의 공간	치다까샤
결심	
마무리	
대체 시각화	미간 황금계란 우물/황금계란 성스런 산 오르기

준비 : 요가 니드라 준비를 하십시오. 샤바아사나로 드르누우십시오. 두 발을 벌리고 손바닥은 위로 향하게 하십시오. (잠시 멈춤) 눈을 감고 빠르게 움직임을 멈추십시오… 이제 모든 것을 조절할 시간입니다. 수련이 끝날 때까지 절대 움직여서는 안 됩니다. (잠시 멈춤) 딱 한 시간 동안 문제와 걱정을 잊고 요가 니드라에 집중하십시오… 모든 근심을 잊으십시오. (잠시 멈춤) 긴 심호흡을 하십시오… 그리고 내쉬면서, 내려놓고 있는 자신을 느끼십시오. (잠시 멈춤)

이완 : 바깥 소리를 자각하십시오. 건물 밖 멀리서 들리는 소리들을 자각하십시오. (오래 멈춤) 청각이 멀리 뻗어가게 하십시오… 그리고 나서 그것을 이 건물 안으로, 이 방으로 다시 점점 거두어들이십시오. (오래 멈춤) 이 방에 대한 자각을 전개하십시오… 그리고 바닥에 누워 있는 당신 자신을 자각하십시오… 바닥에 누워 있는 당신 자신을. (잠시 멈춤) 호흡을 자각하십시오… 당신이 숨 쉬고 있다는 것을 의식하십시오. 집중하지 마십시오. 숨에 대한 자각과 몸에 대한 자각을 합니다. (잠시 멈춤) 당신의 목적을 기억하면서 속으로 자신에게 말하십시오. '나는 요가 니드라를 수련할 것이다. 나는 깨어 있을 것이다. 잠들지 않겠다.' (잠시 멈춤)

결심 : 이제 결심을 암송하십시오. 충분한 자각과 느낌을 가지고 결심을 속으로 세 번 암송하십시오. (잠시 멈춤)

의식의 순환 : 이제 의식 순환으로 갑니다. 몸을 통해 여행을 함으로써 몸의 서로 다른 부위들을 자각하는 것입니다. 마음이 한 부위에서 다음 부위로 자유롭게 뛰어가게 하십시오.

오른쪽 : 오른손 엄지, 검지, 중지, 약지, 새끼손가락, 손바닥, 손등, 손목, 아래팔, 팔꿈치, 위팔, 어깨, 겨드랑이, 옆구리, 허리, 엉덩이, 오른쪽 허벅지, 무릎뼈, 종아리근육, 발목, 발뒤꿈치, 발바닥, 발

등, 오른발가락, 하나, 둘, 셋, 넷, 다섯…

왼쪽 : 왼손 엄지, 검지, 중지, 약지, 새끼손가락, 손바닥, 손등, 손목, 아래팔, 팔꿈치, 위팔, 어깨, 겨드랑이, 옆구리, 허리, 엉덩이, 왼쪽 허벅지, 무릎뼈, 종아리근육, 발목, 발뒤꿈치, 발바닥, 발등, 왼쪽 발가락, 하나, 둘, 셋, 넷, 다섯…

앞 : 머리 꼭대기로 가십시오. 이마, 오른쪽 눈썹, 왼쪽 눈썹, 미간, 오른쪽 눈꺼풀, 왼쪽 눈꺼풀, 오른쪽 눈, 왼쪽 눈, 오른쪽 귀, 왼쪽 귀, 오른쪽 콧구멍, 왼쪽 콧구멍, 오른쪽 뺨, 왼쪽 뺨, 윗입술, 아랫입술, 턱, 아래턱, 목, 오른쪽 빗장뼈, 왼쪽 빗장뼈, 오른쪽 가슴, 왼쪽 가슴, 가슴 중앙, 배꼽, 상복부, 하복부, 오른쪽 가랑이, 왼쪽 가랑이, 오른쪽 허벅지, 왼쪽 허벅지, 오른쪽 무릎, 왼쪽 무릎, 오른쪽 종아리근육, 왼쪽 종아리근육, 오른쪽 발목, 왼쪽 발목, 오른쪽 발가락, 왼쪽 발가락…

뒤 : 이제 뒤로 갑니다. 오른발바닥, 왼발바닥, 오른발 뒤꿈치, 왼발 뒤꿈치, 오른쪽 종아리근육, 왼쪽 종아리근육, 오른쪽 오금, 왼쪽 오금, 오른쪽 허벅지 뒷부분, 왼쪽 허벅지 뒷부분, 오른쪽 고관절, 왼쪽 고관절, 오른쪽 엉덩이, 왼쪽 엉덩이, 척추 전체, 오른쪽 견갑골, 왼쪽 견갑골, 뒷목, 뒤통수, 머리 꼭대기…

주요 부위들 : 주요 부위들입니다. 오른다리 전체, 왼다리 전체, 두 다리 모두; 오른팔 전체, 왼팔 전체, 두 팔 모두; 머리 전체; 뒤쪽 전체; 앞쪽 전체; 온몸 전체… 온몸 전체. (오래 멈춤)

2회를 더 되풀이한다.

피부 자각 : 몸과 바닥의 접합점을 자각하십시오… 그리고 잠시 그것에 집중하십시오. (잠시 멈춤) 몸과 바닥의 접합점을 느끼십시오… 강렬하게, 골고루. (오래 멈춤) 주의를 발바닥으로 가져오십시오. 발바닥

피부를 느끼십시오… 발뒤꿈치부터… 발가락 끝까지. (오래 멈춤). 손바닥으로 가십시오… 손바닥과 손가락의 피부를 느끼십시오. 피부를 느끼고 또한 손바닥과 손가락의 손금도 자각하십시오… 강렬하게, 충분한 자각으로. (오래 멈춤) 자각을 얼굴로 가져오십시오. 얼굴 피부를 자각하십시오. 자각을 전개하십시오. (잠시 멈춤) 이마, 뺨, 턱의 피부에 대한 자각을 전개하십시오… 얼굴의 선들을 자각하십시오. (잠시 멈춤) 주의를 눈꺼풀로 가져오십시오. 두 눈꺼풀의 접합점을 느끼십시오. (잠시 멈춤) 그리고 이제 입술, 두 입술의 접합점을 강렬하게, 느낌을 가지고 느끼십시오. (오래 멈춤)

호흡: 이제 주의를 자연스러운 숨으로 가져오십시오… 당신이 조용히 그리고 천천히 숨 쉬고 있는 것을 자각하십시오. (잠시 멈춤) 호흡을 의식하고 다른 것은 의식하지 마십시오. (잠시 멈춤) 이제 배꼽과 목구멍 사이의 숨의 흐름에 집중하십시오… 이 통로를 따라 움직이고 있는 숨을 느끼십시오. (잠시 멈춤) 들이쉴 때 공기가 배꼽에서 목구멍으로 올라갑니다. 내쉴 때 그것은 목구멍에서 배꼽으로 떨어집니다… 이것을 자각하십시오. (오래 멈춤) 이제 콧구멍의 숨, 두 콧구멍을 통해 흘러 꼭대기에서 만나 삼각형을 이루는 자연스러운 숨을 자각하십시오. (잠시 멈춤) 멀리서 따로 출발하여 가까워지는 숨을 생각하십시오… 그리고 미간에서 결합합니다. (오래 멈춤) 이제 정신적인 나디 쇼다나(nadi shodana), 두 콧구멍 교대호흡에 대한 정신적인 자각을 수련하기 시작하십시오… 다음과 같이 108에서부터 1까지 거꾸로 셉니다. 108 들숨 왼쪽 콧구멍, 108 날숨 오른쪽 콧구멍, 107 들숨 오른쪽 콧구멍, 107 날숨 왼쪽 콧구멍… 등등. 수련하면서 이렇게 속으로 자신에게 말하십시오. (오래 멈춤) 실수할 경우에는 108로 돌아가 다시 시작해야 한다는 것을 기억하십시오. (오래

멈춤) 속으로 콧구멍 교대호흡과 셈을 하는 것을 충분히 자각하십시오. (오래 멈춤) 실수해서는 안 되며 잠을 자서도 안 됩니다. (오래 멈춤) 완전한 자각으로 계속 세십시오. (오래 멈춤) 완전한 자각으로 계속하십시오. (5~10분 정도 오래 멈춤)

내면의 공간 : 치다까샤, 내면의 공간을 자각하십시오. 이마 뒤를 보십시오. (잠시 멈춤) 이 공간에 대한 자각을 전개하십시오… 볼 수 있는 한 멀리… 볼 수 있는 한 낮게나 높이, 그리고 넓게 뻗어 있는 무한한 공간. (잠시 멈춤) 이 공간을 자각하십시오. (오래 멈춤) 완전히 자각하되 얽혀들지는 마십시오… 마치 영화를 보고 있는 것처럼 그것을 관찰하십시오… 당신이 보는 것은 당신 잠재의식의 투사입니다. (잠시 멈춤) 패턴들이 보인다면… 이것은 단지 당신 마음이 현현하고 있는 방식일 뿐입니다… 자각을 유지하십시오. 계속하십시오. (오래 멈춤)

미간/옴 시각화 : 주의를 미간으로 가져오십시오. 주의를 미간에 집중시키십시오. (잠시 멈춤) 당신이 명상자세로 미간에 앉아 숨에 맞춰 만뜨라 옴을 영창하고 있다고 상상하십시오… 이렇게 하면서 당신은 연꽃자세나 편안한 자세로 앉아 있습니다. (오래 멈춤) 미간에 앉아 숨에 맞춰 옴을 영창하는 자각이 계속됩니다. (오래 멈춤) 수련을 계속함에 따라 미간으로부터 자라는 옴의 원들을 시각화하십시오. (오래 멈춤) 이제 주의를 미간으로 다시 가져오십시오… 명상을 수련하고 있는 자신을 시각화하는 것을 그치십시오… 치다까샤로 돌아올 준비를 하십시오. (잠시 멈춤)

내면의 공간 : 자각을 치다까샤로 되돌리십시오. 다시 그 내면의 공간으로 돌아가십시오… 이마 뒤에서 보이는 공간… (잠시 멈춤) 출현할지도 모르는 어떤 빛깔이나 패턴들을 위해 이 공간을 조심스럽게 지켜보십시오… 노력이 있어서는 안 됩니다. 지켜보는 것에 대한 자각만

있어야 합니다. (오래 멈춤) 개입이 없이, 지켜보는 것에 대한 완전한 자각입니다. (오래 멈춤) 이 공간을 계속 지켜보고, 출현하는 그 어떤 이미지, 그 어떤 자생적인 생각이든 자각하십시오… 이런 것들을 자각하도록 하십시오. (오래 멈춤)

결심 : 당신의 결심을 자각하십시오. 수련을 시작할 때 한 결심을 기억하십시오. 지금은 결심을 암송할 시간입니다. (잠시 멈춤) 느낌과 열렬함으로 당신의 결심을 같은 말과 같은 태도로 세 번 암송하십시오. (잠시 멈춤)

마무리 : 호흡을 자각하십시오. 자연스러운 숨을 자각하십시오. 콧구멍을 통한 숨을 자각하십시오. (잠시 멈춤) 콧구멍 숨에 대한 완전한 자각을 전개하고 이것을 계속하십시오. (오래 멈춤) 콧구멍 교대호흡에 대한 정신적 자각… 이것을 잠시 하십시오. (오래 멈춤) 숨에 대한 자각을 몸의 모든 부분으로 뻗치십시오… 들이쉴 때, 생명을 주는 세력이 온몸에 스며드는 것을 느끼십시오. (오래 멈춤) 길고 느린 심호흡을 하고 이완된 몸을 자각하십시오. 육체적인 존재를 자각하십시오. (잠시 멈춤) 주위에 대한 자각을 전개하십시오… 당신이 누워 있는 바닥, 당신이 있는 방… 주의를 외부로 돌리십시오. (오래 멈춤) 일어날 준비를 하면서 조금 움직이십시오. 천천히 하십시오. 서두를 것이 없습니다. (잠시 멈춤) 천천히 일어나 앉아 눈을 뜨십시오. 요가 니드라 수련이 이제 끝났습니다.

하리 옴 땃 삿

대체 시각화 : 미간/옴을 대신하는 것.
미간/황금계란 : 주의를 미간으로 가져오십시오… 주의를 미간에 집중시

키십시오. 이제 금빛 문을 자각하십시오… 크고 견고한 금빛 문을 자각하십시오. (잠시 멈춤) 그 문을 열도록 하십시오. (오래 멈춤) 이제 당신은 그 문 반대쪽, 어두운 동굴 입구에 있습니다… 그 어두운 동굴을 시각화하십시오. (잠시 멈춤) 그 동굴 속 깊은 곳에서 당신은 타오르는 빛을 볼 수 있습니다… 그 빛을 향해 가십시오… 보이는 것을 보십시오. (잠시 멈춤) 그 빛 안에는 아주 밝고 작은 황금계란이 있습니다… 겨자씨처럼 작은 황금계란… 아주 작고 아주 밝습니다. (잠시 멈춤) 시각화를 강화시켜, 타오르는 빛 안에 있는 황금계란을 보십시오. 이런 것들은 당신 자신의 상징들입니다… 큰 자신과 작은 자신. (오래 멈춤) 타오르는 빛과 황금계란을 떠나 금빛 문을 다시 지나십시오… 자각을 미간으로 다시 가져오십시오… 다시 한 번 미간을 자각하십시오. (잠시 멈춤)

우물/황금계란 : 푸르고 금빛 나는 풀밭을 걷고 있는 자신을 상상하십시오… 태양이 빛나고 있습니다… 시원한 산들바람이 붑니다… 새들이 나무에서 감미롭게 지저귀고 있습니다. (잠시 멈춤) 당신은 꽃밭 속의 한 우물로 갑니다… 공기는 향기롭고 나비들은 대장놀이를 합니다. (잠시 멈춤) 우물로 내려가는 자신을 시각화하십시오… 이것을 하기 위해 필요하다고 여겨지는 것은 무엇이든 사용하십시오. (잠시 멈춤) 우물 바닥은 어둡지만 터널로부터 희미한 빛이 옵니다. 그 터널로 들어가십시오… 그것은 한 귀퉁이를 돈 곳에서 비탈을 내려가고 또 다른 비탈을 올라간 다음 제 높이로 돌아옵니다. 당신은 큰 동굴 속으로 들어갑니다… 타오르는 빛이 있습니다… 그 빛으로 가 그것을 더 가까이 살펴보십시오. (잠시 멈춤) 그 빛 안에 황금계란이 있습니다… 아주 아주 작고 밝은 황금계란입니다. 그 황금계란으로부터 세 줄기 빛이 당신을 향해 투사됩니다. 하나는 왼쪽 눈, 또 하나는 오른쪽 눈, 그리고 다른 하나는 미간으로 투사됩니다. 황금계란을 꾸준히 응시하고 이 빛줄기들을 자각하십시오. (오래 멈춤) 이제 황금계란을 떠나 동굴을 통해 돌아가십시오… 빨리 우물을 올라가십시오… 그리고 금빛 풀밭으로 나오십시오. 다시 한 번 태양의 따뜻함과 당신 얼굴에 불어오는 시원한 산들바람을 느끼십시오. (잠시 멈춤)

성스런 산 오르기 : 성스런 산에 오르기 위해 여행을 떠나는 자신을 보십시오. 그것은 길고 어려운 등산이 되리라는 것을 당신은 알고 있습니다… 그러나 당신은 정상에 도달하리라는 것을 확신합니다. (잠시 멈춤) 고향을 떠날 때 당신은 안내자를 만납니다… 전에 결코 만나본 적이 없는 사람입니다… 그러나 당신은 그가 자질 있고 노련한 안내자라는 것을 알고 있습니다. (잠시 멈춤) 당신은 그의 인격을 가늠하기가 어렵다는 것을 알게 됩니다… 그리고 그는 그다지 말을 많이 하지 않습니다… 그러나 여행을 원하기 때문에 당신은 그를 따릅니다. (잠시 멈춤) 당신이 따라가고 있는 길은 커다란 숲을 통과합니다… 하늘은 나무숲으로 가려져 있고 당신은 많은 개울을 지납니다. (잠시 멈춤) 당신은 거대한 호수로 옵니다… 마음을 평온하게 해주는 파란 빛깔… 맑고 신선합니다… 그리고 당신은 멈춥니다. 당신과 안내자는 물을 마시고 잠시 쉽니다. (잠시 멈춤) 여행을 계속하면서 당신은 좌절과 안내자에 대한 불신을 느끼기 시작합니다… 숲이 너무 빽빽해져서 어느 쪽도 멀리 보이지 않습니다… 성스런 산은 막막하기만 하고 당신은 집에서 멀어졌음을 느낍니다. (잠시 멈춤) 그러나 조금 뒤에 당신은 오르막길을 가기 시작하고 숲이 덜 빽빽해집니다… 당신은 떠나온 쪽을 돌아봅니다… 숲과 마을의 지붕들이 보입니다. 마을 경치와 몸의 피로가, 어쩌면 여행이 쓸모없을지도 모른다고 느끼게 만듭니다… 그리고 뒤에 남기고 온 집의 안락함과 친구들에게 돌

아가고 싶어집니다… 그러나 안내자가 계속 가자고 종용합니다… 그래서 당신은 따라갑니다. (잠시 멈춤) 오르막은 더 가팔라지고 당신은 피로를 느끼고 있습니다… 하지만 안내자는 꾸준한 걸음으로 계속 갑니다. 그의 가차 없는 속도에 때때로 당신은 화가 치밉니다. 그러다가도 더 어려운 지형을 오르고, 당신이 오르지 못했을 곳들을 피하는 그의 노련함이 고맙게 여겨질 때도 있습니다. (잠시 멈춤) 초목은 덜 빽빽해집니다… 땅은 바위가 많고 울퉁불퉁합니다. 산을 오르고 안내자를 따라잡느라 완전히 집중할 필요가 있기 때문에 집과 과거에 대한 모든 생각은 사라졌습니다. (오래 멈춤) 피로를 못 이겨 당신은 땅바닥에 쓰러져 쉽니다… 당신은 기진맥진하여 안내자가 기다리든 말든 신경 쓰지 않습니다… 모든 여행이 무의미해보입니다. (잠시 멈춤) 안내자가 와 당신 손을 잡고 다시 걷기 시작합니다… 매 걸음마다 그는 '나는 하겠다' 라는 말을 되풀이합니다… 당신은 자신이 그와 보조를 맞춰 걷고 있음을, 그리고 '나는 하겠다' 라는 말소리가 당신의 몸과 마음을 통해 울리면서 당신에게 엄청난 힘과 에너지를 주고 있다는 것을 알게 됩니다. (잠시 멈춤) 안내자는 당신의 손을 놓지만, 당신이 위를 향해 한층 더 그를 따라갈 때 그 말이 당신 마음속에서 계속 울려퍼집니다. (잠시 멈춤) 성스런 산꼭대기에 가까워질수록 오르막은 훨씬 더 어렵습니다… 그리고 안내자는 당신보다 훨씬 더 앞서갑니다. 당신은 혼자서 늘쩍지근하게 터벅터벅 걷습니다… 그리고 마침내 정상에 도달합니다… 거기서 안내자는 당신을 기다리고 있습니다. (잠시 멈춤) 장관이 펼쳐지자 환희용약의 느낌이 몸과 마음을 통해 흘러넘칩니다. (잠시 멈춤) 안내자는 당신에게 의미 있는 미소를 보냅니다… 그리고 당신은 등산하는 동안 그가 밀어붙인 것을 고마워합니다. 당신은 주위환경에 고양되어 있습니다. 전에는 결코 가져보지 못한 느낌으로 벅찹니다. (잠시 멈춤) 당신이 여전히 들뜬 기분에 빠져 있는데 안내자가 '따라오세요'라고 말합니다… 그리고 정상에서 뛰어내려 공간 속으로 사라집니다… 한 생각도 더 못하고 당신은 따라갑니다. (오래 멈춤)

요가 니드라 4

준비	
이완	옴/호흡
결심	
의식의 순환	오른쪽, 왼쪽, 오른쪽 거꾸로, 왼쪽 거꾸로, 뒤쪽 전체 아래로, 뒤쪽 전체 위로, 앞쪽 전체 아래로, 앞쪽 전체 위로, 주요 부위들
몸/거울 자각	
호흡	정신적으로 하는 콧구멍 교대호흡: 54에서 1까지
감각 자각	무거움/가벼움, 고통/쾌락
내면의 공간	대양, 우물, 자생적인 생각
시각화	아사나, 시간의 움직임, 신속한 이미지, 대양/밀림, 황금계란
결심	
마무리	
대체 시각화 순서	심령적인 중추들(위치) 심령적인 상징들

준비 : 요가 니드라 준비를 하시기 바랍니다. 몸을 쭉 뻗고, 두 다리는 벌리고, 손바닥은 위로 향하게 하고, 눈을 감은 채 샤바아사나로 누우십시오. (잠시 멈춤) 필요한 모든 조절을 해서 가능한 한 편안해지도록 하십시오. 의식적으로도 무의식적으로도 움직여서는 안 됩니다. (잠시 멈춤) 요가 니드라, 심령적인 수면을 수련하려 한다는 것과 청각과 느낌에 대한 자각을 유지하기만 하면 된다는 것을 기억하십시오. (잠시 멈춤) 몸은 자지만 마음은 깨어 있습니다… 잠들지 않도록 정신 차리고 있어야 합니다. 속으로 자신에게, '잠들지 않겠다. 깨어 있겠다.'라고 말하십시오. (잠시 멈춤) 심호흡을 하십시오. 들이쉬면서 시원함과 평온함이 온몸으로 퍼지고 있는 것을 느끼십시오… 내쉬면서 근심과 걱정이 당신에게서 흘러나가 떨어져버리는 것을 느끼십시오. (오래 멈춤)

이완 : 몸을 자각하고 자신을 철저히 이완시키십시오. 자신을 육체적으로 평온하고 안정되게 만드십시오. (잠시 멈춤) 다리, 몸통, 머리, 팔, 손이 이완되어 있음을 느끼십시오. (잠시 멈춤) 머리 꼭대기에서 발가락 끝까지 육체에 대한 자각을 전개하면서 마음속으로 오-오-오-ㅁ-ㅁ-ㅁ 하고 말하십시오. (잠시 멈춤) 온몸을 완전히 자각하십시오. 다시 자신에게 오-오-오-ㅁ-ㅁ-ㅁ 하고 말하십시오. (잠시 멈춤) 온몸을 정신적으로 이완시키십시오. 자신을 정신적으로 이완시키십시오. 정상적으로 호흡하면서, 숨이 배꼽과 목구멍 사이를 움직일 때 그것을 자각함으로써 자신을 이완시키십시오. (잠시 멈춤) 자연스러운 숨에 대한 자각입니다. 억지로 하지 마십시오. (잠시 멈춤) 배꼽에서 목구멍까지의 호흡, 이 자각을 계속하면서 더욱 이완되고 있는 자신을 천천히 느끼시기 바랍니다. (오래 멈춤) 이제 호흡을 떠나, 요가 니드라를 하리라는 것을 자각하십시오. 요가 니드라

가 이제 시작됩니다.

결심 : 이제 결심을 할 시간입니다. (잠시 멈춤) 시종일관하십시오. 결심을 한곳에 심고 바꾸지 마십시오. 토양이 완벽하면 결심은 틀림없이 실현될 것입니다. (잠시 멈춤) 느낌과 자각을 가지고 결심을 세 번 암송하십시오. (잠시 멈춤)

의식의 순환 : 몸의 부위들에 대한 자각… 의식이 몸을 돌면서 계속 움직여야 합니다. (잠시 멈춤) 움직이면서 그것은 에너지 흐름의 형태로 된 쁘라나, 활력에너지로 변합니다. 어느 한 부위에도 집중하지 말고 마음이 한 부위에서 다음 부위로 자유롭게 뛰게 하십시오. (잠시 멈춤)

오른쪽 : 오른손 엄지, 검지, 중지, 약지, 새끼손가락, 손바닥, 손등, 손목, 아래팔, 팔꿈치, 위팔, 어깨, 겨드랑이, 허리, 엉덩이, 오른쪽 허벅지, 무릎뼈, 종아리근육, 발목, 발뒤꿈치, 발바닥, 발등, 오른 발가락, 하나, 둘, 셋, 넷, 다섯…

왼쪽 : 왼손 엄지, 검지, 중지, 약지, 새끼손가락, 손바닥, 손등, 손목, 아래팔, 팔꿈치, 위팔, 어깨, 겨드랑이, 허리, 엉덩이, 왼쪽 허벅지, 무릎뼈, 종아리근육, 발목, 발뒤꿈치, 발바닥, 발등, 왼쪽 발가락, 하나, 둘, 셋, 넷, 다섯…

오른쪽 거꾸로 : 오른쪽 발가락으로 가서 밑에서부터 시작하십시오. 오른쪽 엄지발가락, 둘째 발가락, 셋째, 넷째, 다섯째, 발등, 발바닥, 발뒤꿈치, 발목, 종아리근육, 무릎뼈, 허벅지, 엉덩이, 허리, 겨드랑이, 어깨, 위팔, 팔꿈치, 아래팔, 손목, 손등, 손바닥, 오른손 엄지, 검지, 중지, 약지, 새끼손가락…

왼쪽 거꾸로 : 왼쪽 발가락으로 가십시오. 왼쪽 엄지발가락, 둘째 발가락, 셋째, 넷째, 다섯째, 발등, 발바닥, 발뒤꿈치, 발목, 종아리근육, 무릎뼈, 허벅지, 엉덩이, 허리, 겨드랑이, 어깨, 위팔, 팔꿈치,

아래팔, 손목, 손등, 손바닥, 왼손 엄지, 검지, 중지, 약지, 새끼손 가락…

뒤쪽 전체 아래로: 몸 뒤로 가십시오. 머리 뒤통수로 가십시오. 그것이 바닥에 닿아 있습니다. 머리 뒤통수, 오른쪽 견갑골, 왼쪽 견갑골, 척추 전체, 오른쪽 엉덩이, 왼쪽 엉덩이, 오른쪽 고관절, 왼쪽 고관절, 오른쪽 허벅지 뒷부분, 왼쪽 허벅지 뒷부분, 오른쪽 오금, 왼쪽 오금, 오른쪽 종아리근육, 왼쪽 종아리근육, 오른쪽 발목, 왼쪽 발목, 오른발 뒤꿈치, 왼발 뒤꿈치…

뒤쪽 전체 위로: 오른쪽 발목, 왼쪽 발목, 오른쪽 종아리근육, 왼쪽 종아리근육, 오른쪽 오금, 왼쪽 오금, 오른쪽 허벅지 뒷부분, 왼쪽 허벅지 뒷부분, 오른쪽 고관절, 왼쪽 고관절, 오른쪽 엉덩이, 왼쪽 엉덩이, 척추 전체, 오른쪽 견갑골, 왼쪽 견갑골, 머리 뒤통수…

앞쪽 전체 아래로: 몸의 앞쪽으로 가십시오. 머리꼭대기로 가십시오. 머리꼭대기, 이마, 오른쪽 눈썹, 왼쪽 눈썹, 눈썹 사이 공간, 오른쪽 눈꺼풀, 왼쪽 눈꺼풀, 오른쪽 눈, 왼쪽 눈, 오른쪽 귀, 왼쪽 귀, 오른쪽 콧구멍, 왼쪽 콧구멍, 오른쪽 뺨, 왼쪽 뺨, 윗입술, 아랫입술, 턱, 아래턱, 목, 오른쪽 빗장뼈, 왼쪽 빗장뼈, 오른쪽 가슴, 왼쪽 가슴, 가슴 중앙, 배꼽, 상복부, 하복부, 오른쪽 가랑이, 왼쪽 가랑이, 오른쪽 허벅지, 왼쪽 허벅지, 오른쪽 무릎, 왼쪽 무릎, 오른쪽 발가락, 왼쪽 발가락…

앞쪽 전체 위로: 오른쪽 발가락, 왼쪽 발가락, 오른 무릎, 왼 무릎, 오른쪽 허벅지, 왼쪽 허벅지, 오른쪽 가랑이, 왼쪽 가랑이, 하복부, 상복부, 배꼽, 오른쪽 가슴, 왼쪽 가슴, 가슴 중앙, 오른쪽 빗장뼈, 왼쪽 빗장뼈, 목, 아래턱, 턱, 아래 갈비뼈, 위 갈비뼈, 오른쪽 뺨, 왼쪽 뺨, 오른쪽 콧구멍, 왼쪽 콧구멍, 오른쪽 귀, 왼쪽 귀, 오른쪽

눈, 왼쪽 눈, 오른쪽 눈꺼풀, 왼쪽 눈꺼풀, 오른쪽 눈썹, 왼쪽 눈썹, 미간, 이마, 머리꼭대기…

주요 부위들: 이제 몸의 주요 부위들입니다. 오른쪽 다리 전체, 왼쪽 다리 전체, 두 다리… 모두. 오른팔 전체, 왼팔 전체, 두 팔… 모두; 뒤 전체… 모두; 앞 전체… 모두. 머리 전체… 모두; 온몸, 온몸, 온몸. 온몸을 시각화하십시오. (잠시 멈춤) 자각을 강화시키십시오… 온몸, 온몸, 온몸. (오래 멈춤)

몸/거울 자각: 몸과 바닥의 접합점을 자각하십시오. (잠시 멈춤) 몸과 바닥의 접합점을 느끼십시오… 예리한 접합점들… 몸과 바닥. (잠시 멈춤) 두 팔로 아기를 안듯이 그 품으로 당신을 안고 있는 바닥을 느끼십시오. (오래 멈춤) 마치 밖에서 보고 있는 것처럼 이제 당신 몸에 집중하십시오. 당신 몸을 하나의 대상으로 여기십시오. (잠시 멈춤) 당신의 머리, 당신의 옷, 바닥에 송장자세로 누워 있는, 맨 위부터 밑까지의 당신의 온몸을 보십시오. (잠시 멈춤) 당신 몸을 하나의 대상, 상상의 거울 속 영상으로 보십시오. (잠시 멈춤) 당신은 거울 속 당신 자신의 영상을 바라보고 있으며 바닥에 누워 있는 당신 자신을 봅니다… 당신의 발, 당신의 다리, 배, 가슴, 두 팔, 두 손, 옷, 코, 감은 눈, 이마, 머리털… 그 거울 속에 비친 모든 것. (잠시 멈춤) 하나의 대상으로서의 당신 몸에 대한 자각. (잠시 멈춤) 당신이 자고 있지 않음을 확인하십시오. (오래 멈춤)

호흡: 주의를 자연스러운 조용한 숨으로 가져오십시오. 콧구멍을 통한 숨을 자각하십시오. (잠시 멈춤) 자연스러운 숨이 두 콧구멍을 통해 흐릅니다… 그리고 코 정상에서 만나 삼각형을 이룹니다. (잠시 멈춤) 자생적인 숨이 콧구멍 입구를 통해 들어갑니다… 위로 움직여서 함께 모여 미간에 있는 그 정상에서 삼각형을 이룹니다. (잠시 멈춤)

두 콧구멍을 통과하고 있는 숨을 자각하십시오… 두 숨을 따로따로 자각하십시오… 그리고 동시에. (잠시 멈춤) 멀리서 따로 출발하여 가까워지는 숨들을 생각하십시오… 그리고 미간에서 결합합니다. (잠시 멈춤) 이제 각 숨에 집중하고 그 온도를 결정하도록 하십시오… 앞뒤로 움직이면서 온도를 비교하십시오. (잠시 멈춤) 요가에서는 왼쪽 콧구멍 숨을 이다, 달, 그리고 오른쪽을 삥갈라, 해라고 합니다. (잠시 멈춤) 왼쪽 숨 이다는 시원하고 오른쪽 숨 삥갈라는 따뜻합니다. (잠시 멈춤) 호흡에 대한 자각을 계속하되 당신이 이제 콧구멍을 바꿔가며 숨 쉬고 있다고 상상하십시오… 한 콧구멍으로 들어오고 다른 콧구멍으로 나갑니다; 삼각형의 양변을 오르내렸다 다시 돌아갑니다. (잠시 멈춤) 자각을 유지하고, 충분한 주의로 각 숨을 세기 시작하십시오; 들숨 왼쪽 54, 날숨 오른쪽 54, 들숨 오른쪽 53, 날숨 왼쪽 53 등등… 0까지 셈과 호흡을 계속하십시오. 셈과 숨에 대한 완전한 자각. 실수하거나 0에 도달하면 54에서 다시 시작하십시오. (오래 멈춤) 셈을 멈추고 숨만 자각하고 있으십시오… 두 콧구멍으로 고르게 들이쉽니다; 완전한 자각, 자지 마십시오. 자지 마시기 바랍니다. (오래 멈춤)

감각 자각

무거움 : 무거움; 온몸에서 무거움의 경험을 각성시키십시오. (잠시 멈춤) 몸의 각 부위를 말할 때 그곳에서 무거움을 자각하십시오; 발가락, 발뒤꿈치, 발목, 종아리, 무릎, 허벅지, 고관절, 등, 배, 가슴, 어깨, 팔, 손바닥, 머리, 눈꺼풀, 온몸… 무겁다, 온몸… 무겁다, 온몸… 무겁다. (잠시 멈춤) 온몸에서 이 무거움의 느낌을 경험하십시오. (잠시 멈춤)

가벼움 : 가벼움; 몸에서 가벼움의 경험을 나타내십시오. (잠시 멈춤) 맨

위부터 가벼움의 느낌을 나타내십시오… 머리꼭대기부터 머리 전체, 어깨, 손바닥, 등, 가슴, 배, 허벅지, 무릎, 종아리, 발뒤꿈치, 발바닥, 발가락. 머리꼭대기에서 발가락까지 온몸에서 가벼움의 경험을 나타내십시오. (잠시 멈춤) 몸의 가벼움의 느낌은 몸과 바닥의 접합점을 느낌으로써 전개할 수 있습니다… 한 점 한 점씩, 또는 전체, 몸과 바닥이 만나는 표면 전체적으로. (잠시 멈춤) 이 접합점에 집중하면서 점차적으로 가벼움을 경험하십시오. (잠시 멈춤) 바닥에서부터 떠오르고 있는 자신을 느끼십시오… 당신은 너무 가벼워 이리저리 떠다니면서 천장으로 떠오르고 있습니다. (잠시 멈춤) 가벼움이 나타날 때까지 이 경험을 계속하십시오. 계속하십시오. (잠시 멈춤)

고통 : 고통; 고통의 경험을 회상하십시오. 삶에서 경험한 어떤 종류의 고통이든… 두통, 위통, 그 어떤 육체적 고통이나 정신적 고통이든지. (잠시 멈춤) 모든 사람은 삶의 어떤 시간에 고통을 경험했습니다… 그 고통을 기억하십시오. 그 고통을 느끼십시오. (잠시 멈춤) 그 고통의 경험을 가능한 한 선명하게 만들도록 하십시오… 자각을 심화시켜 그 고통을 강렬하게 느끼십시오… 날카롭게. (잠시 멈춤) 고통의 경험에 계속 집중하십시오.

쾌락 : 쾌락; 쾌락의 느낌을 경험하도록 하십시오. 어떤 쾌락이든 좋습니다. (잠시 멈춤) 집중해서 쾌락의 느낌을 기억하십시오… 그것은 촉각, 후각, 미각, 청각, 시각, 그 어떤 감각에 의한 것일 수도 있습니다… 그 어떤 종류의 정신적인 쾌락도 좋습니다. (잠시 멈춤) 그 쾌락을 회상하여 그것을 강렬하고 황홀한 경험으로 전개하도록 하십시오. (오래 멈춤)

내면의 공간

대양 : 대양을 생각하십시오… 짙푸른 대양을 생각하고 그 파도를 자각

하십시오. (잠시 멈춤) 그 대양은 내면의 공간, 치다까샤 안에 있으며 넘실거리는 파도는 잠을 나타냅니다… 현현하고 있는 당신 마음의 무의식적인 상태. (잠시 멈춤) 잠을 자각하고 당신 안에 있는 이 무의식 상태를 대양의 파도처럼 시각화하도록 하십시오. 위에는 아름다운 파란 하늘이 있고 아래에는 무한한 파도가 있는 광활한 대양이 있습니다… 무의식이 현현하는 과정. (오래 멈춤)

우물: 우물을 상상하십시오. 우물, 그리고 당신이 그것을 들여다보고 있는 것을 상상하십시오. 그 우물은 어둡고 깊습니다… 지구 깊이 나 있는 원통모양의 터널. (잠시 멈춤) 사슬에 양동이가 달려 있습니다. 당신은 그것을 우물 속으로 내립니다… 그리고 그것은 끝없이 깊은 어둠 속으로 움직입니다… 당신은 깊은 곳에 있는 사슬로 그것을 느낄 수 있습니다… 그러나 그것을 볼 수는 없습니다. (잠시 멈춤) 이제 양동이를 끌어올리십시오. 어둠으로부터 빛으로… 양동이를 다시 내립니다. 그러나 이번에는, 바란다면 당신이 양동이에 탈 수 있으며, 제가 당신을 내렸다가 다시 끌어올리겠습니다. 완전히 안전하게. (잠시 멈춤) 이제 양동이가 휘감겨 내려가고 있습니다. 당신은 천천히 빛을 뚫고 어둠 속으로 내려가고 있습니다… 편재하는 미지의 어둠. (잠시 멈춤) 사방이 완전히 깜깜하고 텅 비어 있습니다… 너무 어두워 당신은 자신을 볼 수 없지만 자신이 있다는 것을 알고 느낄 수는 있습니다. (잠시 멈춤) 당신은 조금 더 내려갑니다. 자신이 있다는 완전한 자각과 함께. (잠시 멈춤) 이제 제가 당신을 휘감아 올리고 있습니다. 어둠을 뚫고 위로… 그리고 희미한 빛 속으로; 희미한 빛에서 일광 속으로, 그리고 우물로부터. (잠시 멈춤)

자생적인 생각: 이제 자신에게 물으십시오. '나는 무엇을 생각하고 있는가?'… '생각하지' 말고 자생적인 생각과정을 자각하십시오… 목

격자가 되십시오. 어떤 생각도 억누르지 마십시오. (잠시 멈춤) 생각을 바라보면서 자신에게 거듭거듭 묻도록 하십시오. '나는 무엇을 생각하고 있는가?' (잠시 멈춤) 동시에, 눈에 보이는 당신 의식의 틀을 지나고 있는 모든 생각에 대한 완전한 자각을 유지하십시오. (오래 멈춤)

시각화

아사나 : 이제 마치 아사나, 요가 자세를 하고 있는 것처럼 당신 자신에게 집중해야 합니다. 심령적인 자각으로만 자세를 하면서 외부로부터 당신 자신을 시각화하도록 해야 합니다… 몸을 움직이지 마십시오. (잠시 멈춤) 속으로 **수리아 나마스까라**(태양경배)를 하십시오. 1, 2, 3… 12까지의 자세 각각에서 자신을 보십시오. (잠시 멈춤) 이제 당신은 드러누워 있습니다. **샤바아사나**, 송장자세를 하고 있는 자신을 시각화하십시오… 샤바아사나에서 **사르방가아사나**(어깨서기), **할라아사나**(쟁기), 그리고 역자세 **마쯔야아사나**(물고기)를 하고, 이제 **빠스치못따나아사나**(앞으로 굽히기), **부장가아사나**(코브라)… 몸을 되돌려 **빠드마아사나**(연꽃), 그다음에 **시르샤아사나**(머리서기)를 합니다. 당신이 자고 있지 않은지 확인하십시오. (오래 멈춤)

시간 이동 : 이제 당신은 과거에서 현재로 여행한 것과 같은 식으로 과거로 여행할 것입니다… 이 시간에서 뒤로 기억과 의식의 발자국들을 되쫓아갑니다. 과거는 시간의 부분이며 시간은 마음의 부분입니다. 보통 당신은 시간에서 앞으로 걷습니다… 이번에는 뒤로 걸어보십시오. 당신의 과거를 기억함으로써 당신은 의식의 보다 깊은 곳으로 갑니다. (잠시 멈춤)

현재 시간부터 오늘 아침에 기상할 때까지 일어난 것을 기억해 보십시오… 마치 거꾸로 돌아가는 필름, 또는 필름이 아니라면 일련의 슬라이드를 지켜보고 있는 것처럼, 시간에서 뒤로 가야 합니다. (잠시 멈춤) 요가 니드라 시작으로 거슬러 기억하고 나서 그 30분 전에 하고 있었던 것을 회상하십시오. (잠시 멈춤) 그 시간의 중요한 대상들과 느낌들을 기억하고 나서 반시간이나 한 시간 단위로, 기상시간까지 계속 진행하십시오. (오래 멈춤) 단계 단계 충분한 자각으로, 당신이 하고, 생각하고, 느끼고 있었던 것을 시각화하고 회상하십시오. (잠시 멈춤) 마쳤으면 마음을 바로 현재로 되돌리십시오. (오래 멈춤)

신속한 이미지 : 자각을 현재로 가져와 당신이 자고 있지 않은지 확인하십시오. 자지 마시기 바랍니다. 제가 몇 가지 사물의 이름을 대면, 할 수 있는 최선을 다해서 느낌, 자각, 감정, 상상의 수준들에서 그것들을 시각화하도록 해야 합니다. (잠시 멈춤) 마음을 이미지에서 이미지로 뛰게 하면서 제가 가는 것만큼 빨리 이동해야 합니다. 어떤 한 가지 이미지에 집중하느라 시간을 낭비하지 말고 계속 이동하십시오.

쉬바링감… 서 있는 그리스도… 깜박거리는 촛불… 늘어진 버드나무… 높은 야자수… 길에서 움직이고 있는 자동차… 불에 타고 있는 시체… 모이고 있는 색구름… 노란 구름… 파란 구름… 별밤… 보름달… 서 있는 개… 쉬고 있는 고양이… 움직이고 있는 코끼리… 경주하고 있는 말… 떠오르는 태양… 지는 태양… 파도치는 대양… 쉬바링감… 서 있는 그리스도… 맑은 물이 있는 큰 연못… 파란 연꽃… 흰 연꽃… 핑크색 연꽃… 금빛 거미줄… 넓은 강의 모래 둑… 물 위에서 미끄러지는 보트… 물결을 보십시오… 불에 타고 있는 시체… 사람 해골… 옷을 입지 않고 누워 있는 당신 자신… 완전 나체입니다… 당신 배꼽에서 하늘로 뻗어 있는 금빛 줄… 교회 위 십자가…

교회 안에서 기도하고 있는 성직자… 무릎 꿇고 있는 예배자… 낡은 집에서 올라오고 있는 굴뚝 연기… 추운 겨울… 집에서 타오르고 있는 불… 하루의 먼동… 울리고 있는 사원의 종… 삭발한 머리의 승려… 깊은 명상 속에 앉아 있는 요기… 휴식하고 있는 붓다… 자비를 보여주고 있는 그리스도. (잠시 멈춤)

대양/사원: 자각을 강화시키십시오. 자각을 강화시키고 평온하고 고요하며 무한한 대양으로 가십시오… 그리고 거기서 한 소리를 발견하도록 하십시오. (잠시 멈춤) 하나의 소리, 무한한 대양, 해변의 짙푸른 밀림, 사이좋게 살고 있는 뱀들·사자들·염소들이 있습니다. (잠시 멈춤) 해변으로부터 밀림 속 외로운 오두막으로 길이 나 있습니다… 그리고 한 요기가 연꽃자세로 밖에 앉아 있습니다. (잠시 멈춤) 불과 향냄새, 꽃향기, 그리고 평정의 분위기가 있습니다. (잠시 멈춤) 사방에서 **옴** 소리, 무한한 대양 위에서 **옴** 영창 소리가 들립니다. (오래 멈춤)

황금계란: 당신 자각의 목격자가 되십시오… 몸도 감각도 마음도 아닌 오직 서로 다른 자각뿐입니다. (잠시 멈춤) 당신이 당신 자신을 관찰하고 있다는 것을 자각하십시오. (잠시 멈춤) 내면을 바라보면서, 바라보고 있는 자, 당신이 지금까지 해오고 있는 것을 자각하고 있는 자를 자각하도록 하십시오. (잠시 멈춤) 치다까샤로 들어가십시오… 치다까샤의 동굴 속으로 들어가십시오. 그 동굴 안에는 타오르는 빛이 있습니다… 그 빛을 찾으십시오. (잠시 멈춤) 그 빛을 찾고 빛 중앙에 있는 작은 황금계란을 찾으십시오… 사방을 비추고 있는 아주 밝고 작은 황금계란. (오래 멈춤)

결심: 결심, 결심, 결심… 이제 결심을 기억하고 그것을 세 번 암송해야 합니다. (잠시 멈춤) 최대한의 느낌과 자각으로 세 번. (잠시 멈춤)

마무리 : 이제 모든 노력을 이완시키고 주의를 자연스러운 숨, 콧구멍을 드나드는 자연스러운 숨으로 가져오십시오. (오래 멈춤) 숨에 대한 자각을 유지하고 동시에 육체적인 이완에 대한 자각을 전개하십시오. (잠시 멈춤) 이완에 대한 자각… 그리고 당신의 육체적인 존재에 대한 자각. 육체적인 몸의 존재를 자각하십시오. (오래 멈춤) 몸에 대한 자각을 전개하고 바닥에 누워 있는 몸을 시각화하십시오. (잠시 멈춤) 마음을 데리고 나가 주위 방을 시각화하십시오. 마음이 완전히 외부를 향하게 하십시오… 눈을 뜨지 마십시오. (잠시 멈춤) 당신은 요가 니드라를 수련하고 있습니다. 이 사실을 자각하십시오. (잠시 멈춤) 주의가 완전히 외부로 갈 때까지 조용히 누워 있으십시오. 움직이기 시작하십시오. 몸을 움직이고 기지개를 켜고… 천천히 하시기 바랍니다. 서두르지 마십시오. (잠시 멈춤) 자신이 완전히 깨어 있다는 것이 확실하면 천천히 일어나 앉아 눈을 뜨십시오. 요가 니드라 수련이 이제 끝났습니다.

하리 옴 땃 삿

대체 시각화 : 다음 시각화 순서는 '신속한 이미지들' 에서부터 '황금계란' 까지의 시각화 대신 대체되어 위에서처럼 '결심' 과 '마무리' 로 끝낼 수 있습니다.

심령중추들 : 맨 밑에서부터 시작해서 위로 나아가는, 육체에서의 차끄라 시각화입니다. 먼저 남자들에게는 항문과 생식기 사이의 회음, 그리고 여자들에게는 자궁경부에 있는 물라다라 차끄라가 있습니다. 물라다라 심령중추에 집중하십시오. (잠시 멈춤) 두 번째 차끄라는 스와디스타나라고 하며 척수 맨 밑 꼬리뼈에 있습니다. 스와디스타

나에 집중하십시오. (잠시 멈춤) 세 번째 차끄라는, 배꼽 뒤 척수에 있는 마니뿌라입니다. 배꼽에서부터 직선으로 왕복 호흡함으로써 마니뿌라에 직접 또는 간접적으로 집중하십시오. (잠시 멈춤) 심장과 흉골 바로 뒤 척수에 있는 아나하따 차끄라가 네 번째입니다. 심장에서부터 직선으로 왕복 호흡하면서 아나하따에 직접 집중하십시오… 또는 간접적으로 해도 됩니다. 비슛디가 다섯 번째 차끄라이며 목에 있습니다. 비슛디에 집중하십시오. (잠시 멈춤) 여섯 번째 차끄라는 척수 꼭대기, 뇌 뒤에 있는 아갸입니다… 송과선과 같은 곳에 있습니다. 미간에서부터 직선으로 왕복 호흡함으로써 아갸에 직접 또는 간접적으로 집중하십시오. (잠시 멈춤) 빈두는 일곱 번째이며, 브라흐민들이 작은 머리 술을 남겨두는 머리 뒤 꼭대기에 있습니다. 빈두에 집중하십시오. (잠시 멈춤) 마지막은 정수리에 있는 사하스라라 차끄라입니다. (오래 멈춤) 이제 두 번째 순환입니다. 이번에는 더 빠릅니다. 각 차끄라 이름을 말할 때 그것을 속으로 암송하고 엄지손가락으로 그 육체적인 지점을 건드리는 것을 상상하십시오. 물라다라… 회음…, 자궁경부; 스와디스타나… 척추 말단; 마니뿌라… 배꼽 뒤; 아나하따… 심장 뒤; 비슛디… 목; 아갸… 미간 뒤; 빈두… 머리 뒤 꼭대기; 그리고 사하스라라… 정수리. (잠시 멈춤)

다시 한번: 물라다라, 스와디스타나, 마니뿌라, 아나하따, 비슛디, 아갸, 빈두, 사하스라라. 사하스라라, 빈두, 아갸, 비슛디, 아나하따, 마니뿌라, 스와디스타나, 물라다라. (잠시 멈춤)

심령적인 상징들: 상징들, 심령중추들의 상징들 시각화입니다. 집중된 의식이 특정 차끄라의 정확한 지점을 건드릴 때, 적합한 상징 또는 광경이 자각 안에서 꽃필 것입니다.

물라다라의 심령적인 상징은 붉은 역삼각형입니다. 물라다라에 집중하고 붉은 역삼각형을 상상하십시오. (잠시 멈춤) 스와디스타나는 무의식을 나타냅니다. 스와디스타나에 집중하고 밤에 광활한 대양 위의 파도 형태로 된 무의식을 시각화하십시오. (잠시 멈춤) 밝은 노란색 해바라기가 마니뿌라의 상징입니다. 마니뿌라에 집중하고 이것을 시각화하십시오. (잠시 멈춤) 아나하따에 집중하십시오. 아주 큰 방의 깜깜한 어둠 속에서 타오르고 있는 작은 등불의 아주 작은 불꽃을 보십시오. 온 우주가 어두운 분위기로 가득 차 있으며 한쪽 구석에는 아주 작은 오일램프가 황금빛 불꽃으로 타오르고 있습니다. (잠시 멈춤) 비슛디의 심령적인 상징은 차가운 넥타방울들입니다. 차가운 넥타방울들에 집중하십시오. (잠시 멈춤) 아갸는 직관의 자리입니다. 아갸에 집중하십시오. (잠시 멈춤) 밤중의 초승달을 시각화하십시오. 그것이 빈두입니다. (잠시 멈춤) 그리고 마지막으로 사하스라는, 의례가 행해지고 직관이 주어지며 예배가 이루어지는 벽난로(壁煖爐)로 시각화됩니다… 타오르는 불, 널름거리는 큰 불길이 있는 벽난로입니다. (오래 멈춤)

요가 니드라 5

준비

이완   안따르 모우나

의식의 순환   오른쪽, 왼쪽, 앞, 뒤,
내부, 주요 부위들

호흡   미간; 54에서 1까지

느낌   냉/열, 고통/쾌락

내면의 공간   치다까샤에 있는 사람, 대양, 우물,
자생적인 생각들, 뜻한 생각들

시각화   미간/옴
대양/사원

결심

마무리

대체 시각화 순서   심령 중추들(위치와 형태)
심령적인 상징들
미간/옴
신속한 이미지들
투명한 몸
오라
황금계란

준비 : 요가 니드라를 준비하시기 바랍니다. 당신은 자세를 아주 잘 알고 있습니다. (잠시 멈춤) 편안할 때까지 눈을 감고 자신을 조절하십시오. 움직이거나 마지막으로 움직이고 싶다면 지금 하십시오. 일단 최종적으로 조절되었으면 요가 니드라가 끝날 때까지 움직여서는 안 됩니다. (잠시 멈춤) 천천히 고요해지십시오. 가능한 한 고요해지십시오. 세 번의 긴 심호흡을 하시고 매 번 내쉴 때마다 자신이 내-려-놓-는-다는 것을 느끼십시오. (잠시 멈춤) 딱 한 시간 동안만 근심과 걱정을 잊고 요가 니드라에 집중하십시오. (잠시 멈춤)

이완 : 먼 소리를 자각하십시오. (잠시 멈춤) 주의를 소리에서 소리로 옮기십시오… 듣기만 하고 분석하지는 마십시오. (잠시 멈춤) 주의를 더 가까이 가져오십시오. 건물 밖 소리를 자각하십시오. 그다음 건물 안, 이 방안의 소리를 자각하십시오. (잠시 멈춤) 이 방에 대한 자각을 전개하십시오… 벽, 천장… 바닥에 누워 있는 자신의 몸… 바닥에 누워 있는 자신의 몸을 보십시오. 당신의 육체적인 존재를 자각하십시오. (잠시 멈춤) 당신의 육체적인 존재를 자각하십시오. 당신의 육체 전체에 집중하십시오… 자연스러운 숨에 대한 완전한 자각. (잠시 멈춤) 이 자각을 계속하면서, 이완되고 있는 자신을 느끼십시오. (오래 멈춤) 당신이 요가 니드라를 수련할 것이라는 것을 자각하십시오. 자신에게 말하십시오. '나는 요가 니드라를 할 것이다. 나는 요가 니드라를 할 것이다.' 오직 두 개의 인식의 문만 열려 있습니다… 느낌과 청각. 요가 니드라가 이제 시작됩니다.

결심 : 결심, 결심… 느낌과 자각을 가지고 당신의 결심을 세 번 암송하십시오. (잠시 멈춤)

의식의 순환 : 몸의 서로 다른 부분들에 대한 자각… 마음이 가능한 한 빨리 한 지점에서 다른 지점으로 뛰어야 합니다.

오른쪽 : 오른손 엄지, 검지, 중지, 약지, 새끼손가락, 손바닥, 손등, 손목, 아래팔, 팔꿈치, 위팔, 어깨, 겨드랑이, 옆구리, 허리, 엉덩이, 오금, 오른쪽 허벅지, 무릎뼈, 종아리근육, 발목, 발뒤꿈치, 발바닥, 오른 발등, 오른발가락, 하나, 둘, 셋, 넷, 다섯…

왼쪽 : 왼손 엄지, 검지, 중지, 약지, 새끼손가락, 손바닥, 손등, 손목, 아래팔, 팔꿈치, 위팔, 어깨, 겨드랑이, 옆구리, 허리, 엉덩이, 오금, 왼쪽 허벅지, 무릎뼈, 종아리근육, 발목, 발뒤꿈치, 발바닥, 왼 발등, 왼발가락, 하나, 둘, 셋, 넷, 다섯…

앞 : 머리 꼭대기로 갑니다. 머리 꼭대기, 이마, 오른쪽 눈썹, 왼쪽 눈썹, 미간, 오른쪽 눈꺼풀, 왼쪽 눈꺼풀, 오른쪽 눈, 왼쪽 눈, 오른쪽 귀, 왼쪽 귀, 오른쪽 콧구멍, 왼쪽 콧구멍, 오른쪽 뺨, 왼쪽 뺨, 윗입술, 아랫입술, 턱, 아래턱, 목, 오른쪽 빗장뼈, 왼쪽 빗장뼈, 오른쪽 가슴, 왼쪽 가슴, 가슴 중앙, 배꼽, 상복부, 하복부, 오른쪽 가랑이, 왼쪽 가랑이, 오른쪽 허벅지, 왼쪽 허벅지, 오른 무릎, 왼 무릎, 오른 발목, 왼 발목, 오른발가락, 왼발가락…

뒤 : 이제 뒤로 갑니다. 오른발가락, 왼발가락, 오른발바닥, 왼발바닥, 오른발 뒤꿈치, 왼발 뒤꿈치, 오른 발목, 왼 발목, 오른쪽 종아리근육, 왼쪽 종아리근육, 오른 오금, 왼 오금, 오른 허벅지 뒤쪽, 왼 허벅지 뒤쪽, 오른쪽 고관절, 왼쪽 고관절, 오른쪽 엉덩이, 왼쪽 엉덩이, 척추 전체, 오른쪽 견갑골, 왼쪽 견갑골, 뒷목, 머리 뒤통수, 머리꼭대기…

내부 : 몸의 내부입니다. 마음을 뇌로 데려가십시오. 뇌로 시작하십시오. 뇌, 코와 목 사이의 비강통로; 혀, 이, 입천장; 오른쪽 고막, 왼쪽 고막; 공기가 지나는 목구멍; 식도; 오른 허파, 왼 허파; 심장, 심장박동에 집중함으로써 심장을 느끼십시오; 위, 위는 배꼽 위, 왼

쪽을 향해 있습니다; 간, 배꼽 위, 오른쪽을 향해 있습니다; 허리 수준 위, 등을 향해 있는 오른쪽 신장과 왼쪽 신장; 그리고 배에는 소장이라고 하는 아주 긴 똬리 튼 관과, 대장이라고 하는 거꾸로 된 U자형의 관…

다시 한 번 더 빨리 하겠습니다. 뇌로 시작하십시오. 뇌, 비강통로, 혀, 입천장, 오른쪽 고막, 왼쪽 고막, 목구멍, 식도, 오른쪽 허파, 왼쪽 허파, 심장, 위, 간, 오른쪽 신장, 왼쪽 신장, 소장, 대장, 복부 전체…

주요 부위들 : 이제 몸의 주요 부위들입니다. 오른다리 전체, 왼다리 전체, 두 다리 모두… 오른팔 전체, 왼팔 전체, 두 팔 모두… 머리 전체… 뒤 전체… 앞쪽 전체… 내부기관 전체… 온몸… 온몸… 온몸… 온몸을 말하면서 시각화하십시오. (잠시 멈춤) 자각을 강화하십시오. (오래 멈춤)

1회 전체를 되풀이한다.

몸/바닥 자각 : 바닥에 누워 있는 몸에 집중하십시오… 바닥에 누워 있는 당신의 몸… 그리고 몸과 바닥의 접합점을 자각하십시오. (잠시 멈춤) 머리-바닥; 어깨-바닥; 팔-바닥; 등-바닥; 엉덩이-바닥; 허벅지-바닥; 종아리-바닥; 발뒤꿈치-바닥; 온몸과 바닥. (잠시 멈춤)

호흡 : 자각을 숨으로 데려오십시오; 당신이 숨 쉬고 있다는 것을 자각하십시오… 당신의 숨을 전반적으로 자각하십시오… 당신이 숨 쉬고 있다는 것만 의식하십시오. 다른 것은 하지 마십시오. (오래 멈춤) 호흡에 대한 자각을 계속하면서 점점 주의를 미간으로 가져오십시오… 당신이 미간으로 호흡하고 있다고, 그리고 숨이 이마를 드나든다고 상상하십시오. (잠시 멈춤) 당신의 숨이 미간을 통해 뒤통수 중앙의 한 지점으로 움직이면서 아갸 차끄라를 통과하고 있다고 상상

하십시오… 숨에 대한 자각을 유지하십시오. (오래 멈춤) 미간을 통한 숨에 대한 자각을 유지하면서 54부터 거꾸로 숨을 세기 시작하십시오. 들이쉬고 있다 54; 내쉬고 있다 54; 들이쉬고 있다 53; 내쉬고 있다 53, 등등. (오래 멈춤)

셈과 숨에 대한 자각… 자지 마십시오… 실수할 경우에는 처음으로 돌아가야 합니다. (5분 동안 멈춤) 미간을 통한 호흡입니다. 틀림없이 셈을 자각하십시오… 0에 도달하면 54로 돌아가 다시 시작하십시오. (5분 동안 멈춤) 셈을 중지하되 호흡에 대한 자각은 유지하십시오… 당신은 호흡을 자각하고 있습니다. 그리고 자신이 샤바아사나로 누워 있는 것을 자각하고 있습니다. 이것들 외에 다른 것들은 안 됩니다. (오래 멈춤)

감각 자각

냉 : 차가운 느낌을 각성시키십시오. 척수에 집중하고 차가움과 전율의 느낌을 전개하십시오. (잠시 멈춤) 왼쪽 콧구멍의 숨에 집중하면서 온몸의 차가운 느낌을 전개하십시오… 당신이 들이쉬는 모든 숨은 몸을 더욱더 서늘하게 만듭니다. (잠시 멈춤) 왼쪽 콧구멍과 왼쪽 숨에 집중하십시오… 매 숨과 함께 당신은 몸속으로 들어갑니다. 차가움을 경험하십시오. (오래 멈춤) 목에 있는 비숫디 차끄라에 집중하십시오… 그것은 차가운 경험의 자리입니다… 비숫디에 집중하십시오. (잠시 멈춤) 의식이 이 심령중추에 있으면 온몸이 절대적인 차가움의 느낌에 에워싸일 것입니다. (오래 멈춤)

열 : 몸을 둘러싸고 있는 열을 일으키는 것에 집중하십시오… 몸에서 열의 현현을 계발하십시오. (잠시 멈춤) 머리부터 발가락까지 몸 곳곳의 열의 분위기, 온몸에 스며들고 있는 열의 분위기에 에워싸이고 있는 것에 집중하십시오. (잠시 멈춤) 오른쪽 콧구멍의 숨에 집중하

십시오… 그리고 각각의 들숨과 함께 머리에서부터 발가락까지 온몸에 있는 열의 느낌을 증가시키십시오. (오래 멈춤) 배꼽 지역에 있는 마니뿌라 차끄라에 집중함으로써 몸에서 열의 느낌을 전개하십시오… 이 중추에서부터는 열을 일으켜 몸 구석구석에 분배할 수 있습니다. (오래 멈춤) 마니뿌라(배꼽 중추)와 오른쪽 콧구멍에서의 열의 발생. (잠시 멈춤) 몸 주변에서 당신이 일으킨 열에 집중하십시오. (오래 멈춤)

고통 : 어떤 고통이든 회상하십시오, 어떤 고통이든 회상하십시오… 마음이 고통으로 주입될 정도로 그 회상을 전개하십시오. (잠시 멈춤) 고통을 기억하십시오. 그 고통을 느끼십시오. 의지를 각성시켜 몸의 어떤 부분이나 모든 부분에서 진짜와 상상의 고통을 느껴야 합니다. (오래 멈춤) 고통의 느낌을 어디에서 각성시키든 그곳에 마음을 집중시키십시오… 고통의 에너지 입자들을 모으십시오… 고통의 경험을 드러내십시오. (오래 멈춤)

쾌락 : 쾌락의 감각을 회상하십시오. 아마 미각에 속하는 쾌락, 청각이나 시각에 속하는 쾌락일지도 모릅니다. (잠시 멈춤) 그 경험이 무엇이든, 큰 경험이든 작은 경험이든, 그것에 집중하여 그것을 완전한 황홀경의 느낌으로 전개하십시오. (오래 멈춤) 자각을 심화시키십시오… 전체적인 의지의 에너지를 모으십시오… 그리고 쾌락의 경험을 드러내십시오. (오래 멈춤)

내면의 공간 : (치다까샤의 사람) 자각을 치다까샤, 이마 앞의 어두운 공간으로 가져오시기 바랍니다. (잠시 멈춤) 가부좌를 하고 눈을 감은 채 명상 속에 앉아 있는 자신에게 집중하십시오. 당신은 홀에서 명상 속에 앉아 있으며 당신 앞에는 어떤 사람, 중요한 사람이 앉아 있습니다. 이것은 당신 인생에서 중요한 사건입니다. (오래 멈춤) 당신은 명

상 속에 앉아 있으며 그도 명상 속에 앉아 있습니다. 당신의 미간과 그의 미간은 하나입니다. 둘 다 미간, 브루마디아(bhrumadhya)로 숨쉬고 있습니다… 당신이 내쉴 때 당신은 그의 미간을 건드리며, 그가 내쉴 때 그는 당신 미간을 건드립니다… 연결이 되어 있습니다. (오래 멈춤)

대양 : 이제 치다까샤에 집중하여, 어두운 하늘 아래 큰 대양에서 밀어닥치는 파도를 자각하십시오. (잠시 멈춤) 그 파도는 당신 무의식의 상징입니다… 어두운 하늘, 광활한 대양 그리고 파도를 보십시오. (잠시 멈춤)

우물 : 집중을 강화시켜 한 우물을 상상하십시오… 아주 깊습니다. 밧줄의 도움으로 할 수 있는 한 멀리 내려가십시오. 그리고 나오십시오… 이 경험을 가지십시오. (오래 멈춤)

자생적인 생각들 : 이제 치다까샤로 돌아와 자생적인 생각을 자각하십시오. (잠시 멈춤) 얼마 동안 모든 자생적인 생각을 자각하십시오… 그러고 나서 그것을 마치지 말고 처리하십시오… 완전히 떨어져 다른 생각으로 가십시오. (오래 멈춤)

뜻한 생각들 : 이제 자생적인 생각 과정을 멈추십시오. 모든 자생적인 생각을 거부하십시오. 자생적인 생각을 거부하십시오. 대신, 하나의 생각을 선택하여 그것을 마음대로 전개하십시오. (잠시 멈춤) 그 어떤 자생적인 생각이든 거부하고 당신 스스로 만드는 하나의 생각을 전개하십시오… 그 생각을 선명하게 보면서 계속하십시오. (오래 멈춤

시각화

미간/옴 : 미간에 집중하십시오. 미간에 집중하십시오. 거기서 리드미컬하게 맥동하는 신경을 발견하십시오… 그리고 그 맥박의 리듬과 함께 **옴**을 자각하십시오. (오래 멈춤)

계속 미간에 집중하십시오… 그리고 거기서 하나의 작은 원을 발견하십시오… 무한과 융합할 때까지 점점 더 커지는 작은 원… 미간에서부터 자라고 있는 원들을 발견하십시오. (오래 멈춤) 거기에 상징 **옴**이 쓰일 때 그것에 집중하십시오… 상징 **옴**에 집중하십시오. (잠시 멈춤) 숨과 함께, 원 안에서 **옴**이 팽창하고 수축하는 것을 보십시오. 미간에서 숨의 리듬과 함께… 원 안에서의 **옴**의 팽창과 수축. **옴**에 집중하십시오. 그것을 선명하게 보십시오. (오래 멈춤)

대양/사원 : 상상력과 집중, 그리고 개념작용의 힘을 강화시키십시오. (잠시 멈춤) 평온하고 조용한 대양을 상상하십시오… 어둡습니다. 당신이 그 표면에 있다고 상상하십시오… 천천히 가라앉기 시작하십시오. (오래 멈춤) 무의식적이 되십시오… 더욱더 깊이 가라앉으십시오. (잠시 멈춤) 더욱더 깊이 가라앉아 몸의 비밀들을 발견하십시오… 절대적으로 내면에 있는 세계에서. (오래 멈춤)

상상력과 개념작용의 힘을 강화시키십시오. (잠시 멈춤) 깊고 어두운 밀림을 보십시오. 그 밀림 속으로 들어가십시오… 그 속으로 깊이 들어가십시오. 계속하십시오. (잠시 멈춤) 밀림 속으로 훨씬 더 깊이 들어가십시오… 주위에 빛의 오라가 있는 쓸쓸한 개간지를 보십시오… 그 빛은 근처 사원에서 옵니다. (잠시 멈춤) 그 사원은 밤에 안에서 불이 켜진 집과 같습니다… 그러나 바깥에도 커다란 빛의 오라가 있습니다… 멀리 떨어진 곳에서 당신은 그것을 봅니다. (잠시 멈춤) 당신은 그 사원이 **옴** 소리의 바이브레이션으로 진동하고 있다는 것을 자각합니다… 사원 안에서는 만뜨라가 영창되고 종이 울립니다… 향냄새도 납니다. (오래 멈춤) 사원으로 더 가까이 가 평화의 분위기를 느끼십시오… 사원 문은 열려 있습니다… 당신은 안을 들여다봅니다. 거기엔 아무것도 없습니다. (잠시 멈춤) 주황색 가사를 걸친 한 승려 외에 아무것도 없습니다… 그는 눈을 뜬 채 연꽃자세로 앉아 있습니다. 그 앞에 앉아 그의 얼굴을 보십시오… 그가 누구인지 알아내십시오… 집중하십시오. (오래 멈춤)

결심 : 숨을 자각하십시오… 숨을 자각하십시오. (오래 멈춤) 당신의 결심, 당신의 상깔빠를 기억하십시오… 절대적인 신앙과 자각으로 당신의 결심을 암송하십시오… 당신의 결심 또는 상깔빠를 세 번 암송하시기 바랍니다. (잠시 멈춤)

마무리 : 온몸… 온몸… 온몸. 모든 노력을 풀고 온몸을 자각하십시오. (오래 멈춤) 주의를 자연스러운 숨, 조용한 숨으로 가져오십시오… 조용한 숨에 대한 자각을 전개하십시오. 숨에 대한 자각을 유지하고 점점 그것을 심화시키십시오… 그것을 더 강하게 만드십시오. (잠시 멈춤) 당신의 육체적인 존재를 자각하십시오… 당신 몸의 육체적인 존재와 육체적인 이완 상태를 자각하십시오… 동시에 당신 숨은 더 강해지고 있습니다. 길고 느린 깊은 숨을 들이쉬십시오… 그리고 그것을 내보내십시오. (잠시 멈춤) 당신 몸에 대한 자각을 전개하십시오… 바닥에 누워 깊이 이완된 몸… 주위 방을 시각화하십시오… 마음을 안전히 외부로 보내십시오… 몸을 조금 움직이기 시작하십시오… 손가락을 구부리고 발가락을 움직이십시오… 팔다리를 움직이십시오. (잠시 멈춤) 계속 눈을 감고, 몇 차례 심호흡을 하고, 세 번 철저히 기지개를 켜십시오. 천천히 하시기 바랍니다. 서두르지 마십시오. (잠시 멈춤) 자신이 완전히 깨어 있음을 확인했으면 천천히 일어나 앉아 눈을 뜨십시오. 요가 니드라 수련이 이제 끝났습니다.

하리 옴 땃 샷

대체 시각화 순서 : 다음 시각화 순서는 '미간/옴'과 '대양/사원' 시각화를 대체하여 할 수 있으며, 위처럼 '결심'과 '마무리'로 끝낸다.

심령 중추들 : 심령적인 중추 또는 차끄라들을 발견하십시오… 속으로 저와 이야기하면서, 마치 당신이 작은 꽃으로 차끄라들을 건드리고 있는 것처럼 그것들의 위치를 느끼십시오. 물라다라… 회음, 자궁경부; 스와디스타나… 척추 말단; 마니뿌라… 배꼽 뒤; 아나하따… 심장 뒤; 비슛디… 목 뒤; 아갸… 미간 뒤; 빈두… 머리 뒤 꼭대기; 사하스라라… 정수리. 사하스라라… 빈두… 아갸… 비슛디… 아나하따… 마니뿌라… 스와디스타나… 물라다라.

다시: 물라다라, 스와디스타나, 마니뿌라, 아나하따, 비슛디, 아갸, 빈두, 사하스라라. 사하스라라, 빈두, 아갸, 비슛디, 아나하따, 마니뿌라, 스와디스타나, 물라다라. 한 번 더: 물라다라, 스와디스타나, 마니뿌라, 아나하따, 비슛디, 아갸, 빈두, 사하스라라. 사하스라라, 빈두, 아갸, 비슛디, 아나하따, 마니뿌라, 스와디스타나, 물라다라. (잠시 멈춤) 차끄라들의 형태에 집중하십시오. 각 차끄라 이름을 말할 때, 마치 연꽃이 중심에서부터 피어오르고 있는 것처럼 느끼도록 하십시오.

물라다라… 네 잎 붉은 연꽃… 중심에 비자 만뜨라(씨앗 만뜨라) **람**(*lam*)이 있습니다. (잠시 멈춤) 스와디스타나… 여섯 잎 주황 연꽃… 중심에 씨앗 만뜨라 **밤**(*vam*)이 있습니다. (잠시 멈춤) 마니뿌라… 마니뿌라에서 열 잎 노란 연꽃이 핍니다… 중심에 비자 만뜨라 **람**(*ram*)이 있습니다. (잠시 멈춤) 아나하따… 열두 잎 파란 연꽃… 비자 만뜨라는 **얌**(*yam*)입니다. (잠시 멈춤) 비슛디… 열여섯 잎 보라색 연꽃… 비자 만뜨라는 **함**(*bam*)입니다. (잠시 멈춤) 아갸… 두 잎 젖빛 연꽃… 비자 만뜨라는 **옴**(*Om*)입니다. (잠시 멈춤) 빈두… 연꽃이 없습

니다. 초승달입니다. (잠시 멈춤) 사하스라라… 천 잎 붉은 연꽃과 그 중심에 쉬바링감. (잠시 멈춤)

심령적인 상징들: 심령중추들의 상징들에 집중하십시오… 그리고 그것들의 이름을 말할 때 분명한 이미지를 전개하십시오. 물라다라… 역삼각형, 스와디스타나… 밤중 대양의 파도 같은 무의식, 마니뿌라… 밝은 노란색 해바라기, 아나하따… 고독한 노란색 불꽃, 비슛디… 차가운 넥타 방울, 아갸… 직관의 자리, 빈두… 밤의 초승달, 사하스라라… 타오르는 불이 있는 난로. (잠시 멈춤)

미간/옴: 미간에 집중하십시오. (잠시 멈춤) 숨과 함께, 원 안의 **옴**의 팽창과 수축을 보십시오. (잠시 멈춤) 미간에서 숨의 리듬과 함께, 원 안의 **옴**의 팽창과 수축. (오래 멈춤)

신속한 이미지들: 이제 '다라나(dharana)', 사물의 개념에 대한 정신적인 제어 수련을 시작합니다. 사물 각각의 이름을 말하면 상상력을 강화시켜, 말하는 것에 대한 시각 또는 자각의 형태로 빨리 따르십시오….

쉬바링감, 서 있는 그리스도, 깜박거리는 등불, 큰 벵골보리수나무, 높은 망고나무, 구아바나무, 길에서 움직이고 있는 자동차, 불에 타고 있는 시체, 모양을 이루고 있는 다색 구름, 노란색 구름, 뿌연 구름, 핑크색 구름, 별밤, 달밤, 보름달, 서 있는 개, 쉬고 있는 고양이, 움직이는 코끼리, 경주하고 있는 말, 떠오르는 해, 지는 해, 대양의 파도, 사원의 쉬바링감, 서 있는 그리스도, 맑은 물이 있는 큰 연못, 파란 연꽃, 하얀 연꽃, 핑크색 연꽃, 금빛 거미줄, 강의 모래둑, 물 위에서 미끄러지는 보트, 불 위의 시체, 사람 해골, 옷을 입지 않고 드러누워 있는 당신 자신, 완전히 벌거벗었습니다, 교회 십자가, 교회 안에서 기도하고 있는 성직자, 무릎 꿇고 있는 예배자들,

낡은 집에서 오르고 있는 굴뚝 연기, 추운 겨울, 집에서 타오르고 있는 불, 하루의 먼동, 울리고 있는 사원 종, 삭발한 출가자, 명상 중인 요기, 휴식하고 있는 붓다, 자비를 보여주고 있는 그리스도, 빛을 발하는 십자가, 평온하고 조용한 무한한 대양, 해안의 짙푸른 밀림, 사이좋게 함께 살고 있는 코브라들·사자들·염소들; 밀림에서 사방의 소리, **옴** 바이브레이션을 경험하십시오, **옴**에 대한 자각을 강화시키십시오. (오래 멈춤)

투명한 몸 : 당신 자신의 몸으로 들어가십시오… 당신 자신의 몸으로 들어가 쁘라나, 생명력을 자각하십시오… 열의 형태로 된 생명력. (잠시 멈춤) 당신은 당신 자신을 자각하고 있습니다, 당신은 일종의 열을 자각하고 있습니다, 당신은 편안한 감각을 자각하고 있습니다… 당신의 쁘라나, 생명력을 자각하십시오… 열로서의 쁘라나를 경험하십시오… 온몸을 통해 그것을 경험하십시오. (오래 멈춤) 당신의 배꼽, 당신의 배꼽으로부터 위로 투사하고 있는 금줄에 집중하십시오; 이 금줄 끝에 당신의 육체가 있습니다… 금줄 반대쪽 끝에는 당신의 투명한 몸이 있습니다. (오래 멈춤) 그것을 보도록 하십시오. (잠시 멈춤) 투명한 몸을 보도록 하십시오. 눈이나 그 밖의 기관들의 특징이 없는 그것을 보십시오. 투명한 몸과 뚜렷이 다른 육체를 보도록 하십시오; 육체는 뿌옇 수도 있고 그렇지 않으면 잘 한정되어 있을 수도 있습니다. (잠시 멈춤) 육체와 그 위에 떠 있는 투명한 몸을 모두 보십시오… 배꼽에서 빛나는 금줄로 연결되어 있는 투명한 몸. (오래 멈춤)

오라 : 당신 자신을 자각하십시오… 당신 자신을 보십시오. (잠시 멈춤) 거울 속에서 보는 것처럼 당신 자신을 보십시오… 또는 제가 당신을 보거나 당신이 저를 보는 것처럼. (잠시 멈춤) 당신 자신의 자아를 보

고 당신 자신의 오라를 보십시오… 서로 다른 각도들에서 당신 자신을 보십시오. 앞에서… 오른쪽에서… 왼쪽에서… 위에서… 아래에서. (잠시 멈춤) 당신 자신의 오라를 찾아내어 그것이 노란색인지, 금빛인지, 핑크색인지, 붉은색인지, 자주색인지, 순 노란색인지, 갈색인지, 녹색인지, 작열하는 노란색인지, 검은색인지, 흰색인지, 파란색인지, 보라색인지 보십시오. (오래 멈춤)

황금계란: 당신 자신을 자각하십시오. 자신에게 물음으로써 찾아내십시오. '나는 나 자신을 자각하고 있는가? 나는 잠들어 있는가, 깨어 있는가?' 제가 보는 것처럼 분명하게, 머리꼭대기에서 발가락까지 당신의 온몸을 보십시오… 당신의 몸 밖에 있음으로써 그것을 보도록 하십시오. 자신에게 물으십시오. '나는 이 몸, 결국엔 죽을 몸인가?' (잠시 멈춤) 이제 감각, 이 세상을 알게 되는 다섯 가지 감각을 보십시오. 자신에게 물으십시오. '나는 이 감각, 몸과 함께 죽는 감각인가?' (잠시 멈춤)

이제, 당신 자신을 자각하도록 하십시오. 마음, 당신 자신과 세상을 이해하는 수단인 마음을 바라보십시오. 자신에게 물으십시오. '나는 마음, 역시 죽는 마음인가?' (잠시 멈춤) 당신 자신을 지각하십시오. 당신 자신을 쳐다보고 당신의 오라를 자각하십시오… 이것을 자각하십시오. 당신 자신에게 물으십시오. '나는 그 존재가 몸에 묶여 있는 이 오라인가?' (잠시 멈춤) 한층 더 바라보십시오… 당신 몸의 쁘라나를 자각하십시오. 당신 자신에게 물으십시오. '나는 이 쁘라나인가?' (잠시 멈춤) 다시 내면을 바라보고, 자신이 요가 니드라를 수련하고 있다는 것을 당신으로 하여금 알게 해주는 의식의 존재를 자각하십시오. 자신에게 물으십시오. '나는 이 의식인가? 이 의식은 몸이 죽은 뒤에도 여전히 살아남는가?' (잠시 멈춤)

내면을 바라보고, 당신 뇌의 중심에 있는 황금계란을 자각하십시오… 당신의 최고 의식의 자리인, 아주 작은, 아주 작은 황금계란. (잠시 멈춤) 당신의 내면, 당신의 중심에 있는 지고한 의식의 자리인 아주 작은 황금계란… 그것과 자신을 동일화하도록 하십시오. (오래 멈춤) 당신 자신을 황금계란으로 보도록 하십시오… 그리고 자신에게 말하십시오. '마음, 몸, 감각, 까르마, 자연, 그리고 육체적·정신적·심령적·무의식적인 모든 것 너머에서 나는 이 황금계란의 형태로 있다.' (오래 멈춤) 당신 마음에게 말하십시오. '나는 그것이다.' (오래 멈춤)

행법 1-5의 전체 구성

준비	샤바아사나, 전반적인 지도, 움직이거나 자지 말라는 권고
이완	몸/옴; 안따르 모우나, 옴/호흡
결심	당신 자신의 결심을 만들라
의식의 순환	오른쪽, 왼쪽, 뒤, 앞, 주요 부위들, 앞과 뒤, 오른쪽 거꾸로, 왼쪽 거꾸로, 뒤 전체, 앞 전체, 내부
몸 자각	몸/바닥; 몸/거울; 몸/피부
호흡	배꼽, 가슴, 목구멍, 콧구멍. 목구멍, 배꼽; 정신적인 콧구멍 교대; 미간
감각	무거움/가벼움, 냉/열, 고통/쾌락
내면의 공간	눈과 이마 앞 공간; 치다까샤; 빛깔들과 패턴들; 대양, 우물; 자생적인 생각, 명상
이야기 시각화	공원/사원; 산; 떠 있는 몸; 우물/대양; 미간/옴/황금계란; 우물/황금계란; 내면의 공간(선택)
심령중추 시각화	심령중추 또는 차끄라의 위치와 형태, 그것들을 통한 순환
심령적인 상징 시각화	각 차끄라를 위한 상징들
미간/옴 시각화	미간에 집중된 옴의 원들
아사나 시각화	아사나를 하고 있는 자신을 보라
시간 속 움직임	하루 사건들을 거꾸로 회상
신속한 이미지 시각화	다양하게 선택된 이미지들의 빠른 암송
이야기 시각화	대양/사원; 대양/밀림

투명한 몸 시각화	금줄에 의해 연결된 육체와 투명한 몸
오라 시각화	빛깔
황금계란 시각화	치다까샤에서의 타오르는 빛으로 된 황금계란; 뇌 중심의 황금계란
결심	결심을 암송하라
마무리	호흡, 몸, 방 자각

짧은 수업내용 사본

          준비

          결심

의식의 순환   오른쪽, 왼쪽, 뒤, 앞

몸/바닥 접촉

  감각 자각   무거움, 가벼움,
                     무거움과 가벼움 교체, 열과 냉

신속한 시각화

차끄라 시각화

      마무리

도입

요가 차끄라는 딴뜨라의 한 형태입니다. 그것은 잠이 아닙니다. 그것은 집중이 아닙니다. 그것은 당신 마음의 내적인 방들을 여는 것입니다. 요가 니드라에서는 의식의 내부 차원으로 걸어 내려갑니다. 설사 요가 니드라에서 아무것도 이해하지 못한다 할지라도 문제가 되지 않습니다. 제 목소리는 밧줄 역할을 합니다. 마치 밧줄을 가지고 동굴 깊은 곳으로 들어갔다 나오는 것처럼, 소리의 도움으로 당신은 마음속을 드나드는 모험을 할 것입니다.

준비 : 요가 니드라 준비를 하십시오. 눈을 감고 몸을 고요히 합니다. 마음은 이완될 수 있는 분위기 속에 있습니다. 당신은 집중하려 하지 않습니다. 마음을 제어하기 위한 노력을 하지 마십시오.

당신은 요가 니드라를 하고 있습니다. 당신의 온몸을 자각하십시오. 당신은 같은 정신적 수준에 있는 다른 사람들과 아름다운 방에 누워 있습니다. 거의 모든 사람이 같은 주파수의 바이브레이션을 발산하고 있습니다. 전체 분위기는 강력한 바이브레이션의 한 유형으로 충전되어 있습니다. 이 분위기 속에서 당신은 매트에 누워 있습니다. 당신의 몸은 고요합니다.

당신의 숨소리는 아주 리드미컬하고 느립니다. 당신의 몸은 이완 상태에 있습니다. 이제 속으로 생각하십시오. '나는 요가 니드라를 할 것이다. 나는 지시를 듣고 있다. 강사와 나 사이에는 부단한 소통이 이루어지고 있다. 나는 그의 목소리를 들을 수 있으며 우리는 연결되어 있다. 하나의 송신기와 많은 수신기.'

결심 : 이 시점에서 상깔빠를 해야 한다는 것을 기억하십시오. 상깔빠는 결심입니다. 그것을 지금 할 필요는 없지만, 한 가지가 있다면 그것

을 암송하시기 바랍니다. 한 가지를 생각할 수 있다면 그것을 지금 하십시오. 한 가지가 없다면 그것은 기다릴 수 있습니다. 모든 상깔빠 중에 가장 큰 것은, 물라다라 차끄라에 머무는 꾼달리니를 각성시키겠다는 결심입니다. 이미 상깔빠가 있다면 그것을 암송하시기 바랍니다. 그러나 한 가지가 필요하다면 이 상깔빠를 이용할 수 있습니다. '나는 물라다라 차끄라에 머물며 수슘나를 통해 사하스라라까지 나아가는 꾼달리니를 각성시킬 것이다.' 이것이 상깔빠입니다. '나는 내 꾼달리니를 각성시킬 것이다.'

의식의 순환 : 계속 제 말을 들으면서 제가 지시하는 수련을 계속 하십시오. 집중하지 마시기 바랍니다. 분석하려 하지 마십시오. 당신의 오른손 엄지를 자각하고 속으로 '오른손 엄지'라고 말하십시오. 움직여서는 안 됩니다.

오른쪽 : 오른손 엄지, 검지, 중지, 약지, 새끼손가락, 손바닥, 손등, 손목, 아래팔, 팔꿈치, 위팔, 어깨, 겨드랑이, 허리, 엉덩이, 허벅지, 무릎, 종아리근육, 발목, 발뒤꿈치, 발등, 발바닥, 오른쪽 엄지발가락, 둘째발가락, 셋째발가락, 넷째발가락, 새끼발가락.

왼쪽 : 이제 왼쪽으로 가십시오. 왼손 엄지를 지각하십시오. 검지, 중지, 약지, 새끼손가락, 손바닥, 손등, 손목, 아래팔, 팔꿈치, 위팔, 어깨, 겨드랑이, 허리, 엉덩이, 허벅지, 무릎, 종아리근육, 발목, 발뒤꿈치, 발등, 발바닥, 왼쪽 엄지발가락, 둘째발가락, 셋째발가락, 넷째발가락, 새끼발가락.

뒤 : 다음에 몸 뒤쪽으로 가십시오. 뒤통수, 뒷목, 오른쪽 견갑골, 왼쪽 견갑골, 오른쪽 고관절, 왼쪽 고관절, 오른발뒤꿈치, 왼발뒤꿈치.

앞 : 이제 몸 앞쪽입니다. 머리꼭대기, 이마, 오른쪽 관자놀이, 왼쪽 관자놀이, 오른쪽 귀, 왼쪽 귀, 오른쪽 눈썹, 왼쪽 눈썹, 미간, 오른쪽

눈, 왼쪽 눈, 오른쪽 콧구멍, 왼쪽 콧구멍, 코 전체, 오른쪽 뺨, 왼쪽 뺨, 윗입술, 아랫입술, 두 입술 모두, 턱, 목, 오른쪽 빗장뼈, 왼쪽 빗장뼈, 오른쪽 가슴, 왼쪽 가슴, 가슴 중앙, 배꼽, 상복부, 하복부, 오른다리, 왼다리, 오른팔, 왼팔, 머리 전체, 온몸, 온몸, 온몸.

몸/바닥 접촉 : 바닥에 누워 있는 몸을 자각하십시오. 몸이 바닥과 접촉하고 있는 한 지점이 있습니다. 자각을 그 특정한 접촉점으로 가져오십시오. 발뒤꿈치와 바닥. 두 발뒤꿈치 모두 바닥에 있으며 그것들이 바닥에 닿는 한 지점이 있습니다. 이제 머리꼭대기부터입니다. 머리와 바닥, 등과 바닥, 오른손과 바닥, 왼손과 바닥, 오른쪽 팔꿈치와 바닥, 왼쪽 팔꿈치와 바닥, 둔부와 바닥, 오금과 바닥, 발뒤꿈치와 바닥, 몸과 바닥, 온몸과 바닥의 접합점들을 상상하십시오. 몸이 바닥에 있습니다. 온몸을 자각하십시오. 수축하지 말고 팽창하지 마십시오.

감각 자각

무거움 : 몸이 아주 무거워지고 있다고 마음속으로 상상하십시오. 몸이 무겁다는 생각을 각성시키십시오. 몸이 점점 무거워지고 있다는 것을 느끼십시오. 머리가 무거워지고 있습니다. 오른손바닥이 무겁습니다. 왼손바닥이 무겁습니다. 두 팔과 어깨가 무겁습니다. 등이 무겁습니다. 둔부와 가랑이가 무겁습니다. 오른쪽 허벅지가 무겁습니다. 왼쪽 허벅지가 무겁습니다. 두 앞무릎이 모두 무겁습니다. 두 다리가 무겁습니다. 두 팔이 무겁습니다. 머리 전체가 무겁습니다. 두 눈이 무겁습니다. 입술이 무겁습니다. 온몸이 무겁습니다. 온몸이 무겁다는 것을 계속 생각하십시오. 무거움의 느낌을 강화시키십시오. 그다음, 부위별로 점차 이완시키십시오.

가벼움 : 이제 온몸이 더욱더 가벼워지는 것을 느끼십시오. 머리가 가볍

습니다. 너무 가벼워 그것은 바닥에서 올라갈 수도 있습니다. 오른손바닥과 왼손바닥이 더 가벼워지고 있습니다. 두 팔과 두 어깨가 가볍습니다. 등이 가볍습니다. 둔부와 가랑이가 가볍습니다. 오른쪽 허벅지가 가볍습니다. 왼쪽 허벅지가 가볍습니다. 오른발 뒤꿈치와 왼발 뒤꿈치가 가볍습니다. 온몸이 가벼워 무게가 없습니다. 몸이 무게가 없어질 때 당신은 마치 바닥에서 올라가고 있는 것처럼 느낍니다. 마치 온몸이 솜덩이 같습니다.

무거움과 가벼움의 교체 : 솜은 가벼움을 나타내며 쇠는 무거움을 나타냅니다. 이제 이 두 경험을 교대로 연습하십시오. 온몸이 쇳덩이입니다. 온몸이 쇳덩이입니다. 뼈도 골수도 피도 없습니다. 그냥 쇳덩이입니다. 생각을 바꾸십시오. 온몸이 솜입니다. 온몸이 솜처럼 가볍습니다. 뼈도 골수도 피도 없습니다. 모든 것이 솜으로 되어 있습니다. 온몸이 솜처럼 가볍습니다.

다시 생각을 바꾸십시오. 온몸이 쇳덩이, 무거운 쇳덩이 같습니다. 뼈도 골수도 피도 없습니다. 온몸이 쇠처럼 무겁습니다. 생각을 바꾸십시오. 온몸이 솜처럼 가볍습니다. 마치 몸이 솜으로 되어 있는 것처럼 느끼십시오. 솜은 너무 가벼워 바닥에서 올리갈 수 있습니다.

열 : 이제 생각을 열로 바꾸십시오. 시뻘건 용광로 가까이 있으면서 강렬한 열을 느끼고 있다고 상상하십시오. 이제 온몸으로 시뻘건 용광로의 열, 뜨거운 열대 태양의 열을 경험해야 합니다. 가능한 한 생생하게 열의 경험을 각성시키십시오.

냉 : 경험을 바꾸십시오. 온몸이 설산에서 불어오는 차가운 바람, 깊은 냉동실에서 느껴지는 것과 같은 차가움을 경험하고 있습니다. 차가움의 경험, 차가움의 경험을 각성시키십시오.

신속한 시각화 : 마음을 미간으로 가져오십시오. 제가 말할 때까지 그 지

점을 떠나지 마십시오. 몇 가지 사물을 열거하겠습니다. 각각의 이름을 말하면 그것을 아주 빨리 시각화하도록 하십시오. 하지 못한다고 해도 걱정하지 마십시오. 계속 제 지시를 따르십시오. 때로는 아주 천천히 하기도 하고 때로는 아주 빨리 하기도 할 것입니다. 또한 그 이미지로 여러 번 돌아가기도 할 것입니다. 어떤 이미지들은 당신에게 알려져 있을 수도 있지만 너무 많이 생각하지는 마십시오. 그 이미지 스스로 돋보여야 합니다.

자각을 미간으로 가져오십시오. 어둠, 핑크색 장미, 대양의 파도, 저녁 파란하늘, 어두운 밤, 하늘에 총총한 아주 작은 빛나는 별들, 눈 덮인 꼭대기가 있는 높은 산맥, 높은 바다 위에서 미끄러지는 배, 하얀 모래해변, 크고 빽빽한 나무들이 있는 처녀림, 한 마리 비둘기, 질주하는 말, 숲속 작은 오두막, 수풀 속에서 타오르는 불, 폭풍우 치는 밤, 보름달, 산 개울, 산속 외로운 바위, 활짝 핀 꽃들이 있는 큰 정원, 떠오르는 해.

자각을 미간에 집중시키십시오. 연꽃이 있는 큰 호수를 시각화하십시오. 미끄러지는 보트, 헤엄치는 사람들, 산속 외로운 나무오두막, 황량한 계곡, 꼭대기가 눈으로 덮인 높은 산, 조용한 저녁, 아름다운 일몰, 지저귀는 새들, 숲속 호랑이, 코끼리, 코브라, 옴 상징, 울리는 종소리, 대양의 파도, 항해중인 배, 보름달, 달빛 계곡의 평온하고 조용한 저녁, 산 개울, 산 개울에서의 기분을 상쾌하게 해주는 차가운 목욕, 상쾌함의 경험.

이제 숨을 자각하십시오. 왼쪽 콧구멍으로 들이쉬고 오른쪽 콧구멍으로 내쉬십시오. 속으로 콧구멍 교대호흡을 시작하십시오. 왼쪽 들이쉼, 오른쪽 내쉼; 오른쪽 들이쉼, 왼쪽 내쉼.

다시 미간으로 돌아오십시오. 토마토처럼 붉은 떠오르는 태양을 시각화하십시오. 하늘에 모이고 있는 구름들, 이슬비, 사방의 안개, 핑크색 장미, 해바라기, 사과, 상추 잎, 온천, 키 큰 소나무, 포도송이, 옴 상징, 계곡의 외로운 나무오두막, 눈 덮인 산꼭대기들, 산 개울, 차가운 목욕, 바다에서 항해하는 배, 호수 위의 연꽃, 헤엄치는 사람들.

차끄라 시각화: 이제 차끄라들, 척추에서의 그것들의 위치에 대한 자각을 전개하십시오. 배뇨기관과 배설기관 사이, 회음에 있는 물라다라 차끄라. 여성에게 그것은 자궁 기부에 있습니다. 물라다라에서의 자각. 그 지점을 수축시키지 말고 거기서 자생적인 수축을 느끼도록 하십시오. 수축을 상상하되 수축시키지는 마십시오. 물라다라에서의 수축.

다음에는 척추 기부에 스와디스타나가 있습니다. 배꼽 뒤 척주에 마니뿌라가 있습니다. 심장 뒤에 아나하따가 있습니다. 목구멍에 비슛디가 있습니다. 척주 꼭대기에 아갸가 있습니다. 머리 뒤 꼭대기에 빈두가 있습니다. 그리고 정수리에 사하스라라가 있습니다. 차끄라들의 소재지를 기억하도록 하십시오. 저를 따라 그 이름들을 속으로 암송하면서 정확한 지점에서 아주 신속히 척추를 정신적으로 건드리십시오. 설사 그것을 느끼지 못한다 할지라도 문제가 되지 않습니다. 제가 말한 뒤에 속으로 이름을 암송하십시오. 물라다라, 스와디스타나, 마니뿌라, 아나하따, 비슛디, 아갸, 빈두, 사하스라라; 빈두, 아갸, 비슛디, 아나하따, 마니뿌라, 스와디스타나, 물라다라; 스와디스타나, 마니뿌라, 아나하따, 비슛디, 아갸, 빈두, 사하스라라; 빈두, 아갸, 비슛디, 아나하따, 마니뿌라, 스와디스타나, 물라다라.

마무리 : 이제 수련을 마치기 위해 온몸을 자각하십시오. '나는 요가 니드라를 수련하고 있다' 라고 생각하십시오. 당신의 온몸과 이 방의

모든 사람을 시각화하십시오. 외부 환경을 자각하십시오. 당신 자신을 자각하십시오. 자신에게 말하십시오. '나는 요가 니드라를 수련하고 있다. 내 주위의 모든 사람이 요가 니드라를 수련하고 있다. 나는 내 몸과 이곳의 모든 사람을 시각화하고 있다.'

다음에 당신의 상깔빠를 세 번 암송하십시오. 상깔빠가 있으면 그것을 이용하십시오. 없으면 스스로 찾도록 하십시오. 원한다면 하나 제시하겠습니다. '나는 물라다라 차끄라에 머무는, 수슘나를 통해 움직여 사하스라라로 나아가는 내 꾼달리니를 각성시킬 것이다.'

외부 환경을 자각하십시오. 요가 니드라의 기운에서 나와 정상적인 자각으로 돌아오십시오. 눈을 뜨고 천천히 일어나 앉으십시오.

하리 옴 땃 삿

긴 수업내용 사본

준비

이완

자각　미묘한 움직임과 숨

결심

의식의 순환　오른쪽, 왼쪽, 오른쪽/왼쪽, 부위별로

몸/바닥 접촉

감각 자각　열/냉, 무거움/가벼움

차끄라 시각화

마무리

도입

요가 니드라에서 지시 언어는 중요하지 않다. 만일 전혀 미지의 언어로 수련한다면, 사실은 요가 니드라의 지적인 면을 피하고 있는 것이다. 설사 내가 영어 대신 힌디어로 당신에게 명령한다 해도 당신 의식은 여전히 더 많이 자각할 것이다. 중요한 것은 바로 목소리의 톤과 그 사람 그리고 인격이다. 강사가 언제나 있지는 않을 것이므로 테이프를 들으면서 행법을 수련할 수도 있다. 테이프를 틀고 드러누워 그 목소리를 들으라. 설사 언어를 이해하지 못한다 할지라도 말이다. 당신의 구루 같은 위대한 사람의 목소리는 당신의 모든 육체적·심리감정적인 구조에 커다란 영향을 줄 것이다. 이 목소리는 보통 사람의 목소리가 아니기 때문에 오히려 은혜와 은총에 가까운 효과가 있다. 만일 스와미지가 당신에게 산스끄리뜨어로 가르친다면 훨씬 더 좋을 것이다. 왜냐하면 내적인 의식 속으로 들어가 당신의 자각을 개조하는 것은 언어의 의미뿐만 아니라 그 멜로디이기도 하기 때문이다.

준비 : 이제 요가 니드라 준비를 하십시오. 드러누워 몸을, 어쩔 수 없을 경우에는 적어도 발은 덮으십시오. 머리는 매트 위에 두어야 합니다. 눈을 감고 손바닥을 위로 하고 두 발을 벌린 채 샤바아사나로 누우십시오. 혹 움직이고 싶다면 지금 하시기 바랍니다. 그다음에는 적어도 45분 동안 육체적으로 움직여서는 안 됩니다.

눈을 감고 입을 다무십시오. 모든 육체적 움직임을 중지하고 샤바아사나로 송장처럼 전혀 움직이지 말고 누우십시오. 몸은 조용하지만 당신의 통제를 받고 있습니다. 당신은 여전히 의식적입니다. 몸이 움직이도록 허락하고 있지 않을지라도 말입니다. 움직여서는 안 됩니다. 발가락, 손가락, 머리, 발, 그 무엇도 움직여서는 안 됩니다.

몸의 어떤 부분도 떨지 마십시오. 어떤 근육도 조이지 마십시오. 몸을 뻗지 마십시오.

이완 : 이제 자각을 안으로 가져가 육체 전체를 조사하기 시작하십시오. 모든 관절과 근육은 철저히 이완되어야 합니다. 손바닥을 이완시키십시오. 손가락, 발, 발가락, 발목, 종아리근육, 무릎, 허벅지, 오금, 둔부, 등, 어깨, 가슴, 팔, 팔꿈치, 손, 머리, 목. 온몸을 이완시키십시오. 긴장이 있는지 살펴보십시오. 긴장이 있으면 푸십시오. 근육이 단단하면 푸십시오.

이제 더 이상의 육체적인 움직임이 있어서는 안 됩니다. 요가 니드라 중에는 육체를 움직여서는 안 됩니다. 가려움, 통증, 모기나 벌레 물림 등 그 어떤 감각이 느껴질지라도, 어떤 상황 아래서도 육체적인 움직임이 일어나서는 안 됩니다. 그 어떤 일이 일어날지라도 육체를 움직여서는 안 됩니다. 이것이 요가 니드라를 위한 첫 번째이자 가장 중요한 조건입니다.

또한 잠을 자서도 안 됩니다. 요가 니드라는 당신을 더욱더 자각시키기 위한 행법, 거친 위층이 아니라 미묘한 내면의 자각을 상승시키기 위한 행법입니다. 온몸을 얼마 동안 조용히 유지시키고 미묘한 자각을 가지고 하십시오.

미묘한 움직임과 숨에 대한 자각 : 이제 당신의 온몸이 조용하여 움직이지 않고 있으니 몸에서의 모든 미묘한 움직임을 경험하도록 하십시오. 육체는 모든 통제에도 불구하고 노력 없이 그 스스로 움직이고 있습니다. 어느 부분들이 움직이고 있습니까? 움직임이 어디에 있습니까? 당신의 발이 움직이고 있습니까? 발가락이나 손가락 또는 허벅지가 씰룩거리고 있습니까? 머리가 한쪽으로 치우쳐 있습니까? 가슴이나 위가 움직이고 있습니까?

예, 위는 전후 상하로 움직이고 있습니다. 당신은 이것을 하고 있지 않습니다. 그것은 그 스스로 일어나고 있으며 당신은 그것을 멈추려 하는 것이 아닙니다. 그냥 그것을 지켜보십시오. 이 모든 움직임이 어떻게 일어납니까? 배꼽, 위, 배, 가슴이 움직이는 이유를 발견해 보았습니까?

그것들은 내내 조금씩 팽창·수축하고 있는 것처럼 보입니다. 숨이 흘러 드나들고 있으며 그 결과 가슴이 조금 팽창·수축하고 있는 것처럼 보입니다. 빗장뼈 사이 목에도 어떤 움직임이 있는 것처럼 보입니다. 목의 구렁은 호흡과 함께 상하로 움직이고 있는 것처럼 보입니다.

숨은 콧구멍을 통해 흘러 드나들고 있습니다. 숨은 이 모든 내적 움직임의 원인이면서 심지어 수슘나에서의, 그리고 두 눈썹 사이에서의 박동도 일으킵니다. 당신의 모든 통제에도 불구하고 육체에서는 여전히 움직임이 일어나고 있습니다. 이것은 당신이 태어난 순간부터 하루 스물 네 시간 내내 스스로 계속되어오고 있습니다.

이 움직임—숨, 콧구멍을 통한 들숨과 날숨의 움직임—을 자각하십시오. 이 숨이 몸의 많은 부분들에서의 움직임을 일으키고 있습니다. 가장 거친 움직임은 배, 위, 심장, 가슴, 목구멍, 콧구멍에서 일어납니다. 이런 것들이 제가 여러분에게 알아차리게 하고 있는 보다 거친 움직임입니다. 물론 온몸이 진동하고 있으며 몸의 각각의 모든 털과 모든 쁘라나가 움직이고 있지만, 보통 우리는 그것을 자각하고 있지 않습니다.

숨은 콧구멍을 통해 드나들고 있습니다. 특히 숨의 과정을 지켜보십시오. 그 움직임은 배꼽에서 목까지는 안에, 그리고 목에서 아래로 배꼽까지는 밖에 있는 것처럼 보입니다. 계속 지켜보십시오. 그냥 그것을 목격하십시오. 이것이 삭쉬 바바(sakshi bhava), 목격의 태도입니다.

이제 의식을 목과 배꼽 사이에서 순환시키십시오. 숨의 움직임은 콧구멍을 통할지 모르지만, 의식은 배꼽에서 목으로, 목에서 배꼽으로 가야 합니다.

결심 : 실제적인 요가 니드라 수련을 시작하기 전에 우리는 상깔빠, 짧은 결심을 만듭니다. 결심은 물질적인 것, 정신적인 것, 영적인 것, 이 세 가지 유형일 수 있습니다. 먼저, 어떤 종류의 결심을 하고 싶은지 선택해야 합니다. 어떤 사람들은 나쁜 습관을 없애거나, 병을 치유하거나, 일정한 방식으로 인류에게 봉사하거나, 싯디(siddhi: 신비한 힘)를 성취하기 위한 결심을 하기도 합니다. 그러나 상깔빠의 힘을 그런 작은 것들에 낭비하지 않는 것이 더 좋습니다. 슬기로운 사람은 신성한 특질들을 달성하거나 영적인 길에서 진보를 성취하고자 하는 상깔빠를 만듭니다. 그러므로 상깔빠를 만들기 전에 잘 숙고하십시오.

요가 니드라를 위한 결심으로 한 가지를 선택하십시오. 당신은 자유롭게 당신 자신의 선택을 할 수 있습니다. 지는 당신에게 영향을 주려 하지 않습니다. 당신은 하고 싶은 어떤 결심이든 할 수 있습니다. 그러나 상깔빠는 아주 간단해야 합니다. 몇 마디 말로만 되어야 합니다. 상깔빠를 암송할 때마다 언제나 같은 문장을 써야 합니다. 설사 의미가 같을지라도 어법을 바꿔서는 안 됩니다.

요가 니드라나 명상 또는 그 어떤 사다나를 할 때도 처음의 상깔빠를 기억하고 그것을 몇 번 암송해야 합니다. 당신은 지금 상깔빠를 결정할 수도 있고 나중까지 기다릴 수도 있습니다. 이미 하나를 결정했다면 그것을 지금 상기하십시오. 결심을 선택하기 위해 서두를 필요는 없지만, 성취하고 싶은 것이나 되고 싶은 것 또는 인생에서 하고 싶은 것을 알고 있다면 지금 할 수 있습니다.

한 가지 결심을 하고 그 결심의 언어를 정하십시오. 결심을 오늘은 영어로 하고 내일은 이탈리어로 하거나 그 다음날엔 힌디어로 하는 식으로 하지 마십시오. 어떤 구절이나 언어를 선택하든, 결심이 성취될 때까지 그것은 언제나 같아야 합니다.

요가 니드라 수련 중에 만들어지는 상깔빠는 언제나 성취됩니다. 그것은 결코 실패하지 않습니다. 그러나 성급해서는 안 됩니다. 참을성 있게 기다리면서 그것을 계속 수련해야 합니다. 상깔빠를 속으로 암송하십시오.

이제 다시 호흡자각을 계속하십시오. 육체를 움직이지 않도록 확실히 하십시오. 잠을 쫓아버리고 무의식적이 되는 것을 피하십시오. 생각에 빠지지 마십시오. 의식적이면서 제가 말하고 있는 것을 자각하고 계십시오. 기계적으로가 아니라 의식적으로 따르십시오. 제가 말하고 있는 것을 따르고 있다는 것을 아십시오.

의식의 순환 : 이제 당신 육체의 서로 다른 부위들을 통해 당신을 인도하겠습니다. 하나 하나 당신의 의식을 당신 육체의 각각의 모든 부위로 데려가겠습니다. 동시에 당신은 각 부위를 시각화하면서 그 이름을 속으로 암송할 것입니다. 당신은 몸을 움직이지 않을 것입니다. 당신은 오직 의식만 움직일 것입니다. 제가 이름을 대는 특정한 부위를 시각화하면서 속으로 이름을 말하십시오. 저를 따라 같은 속도로 가십시오. 저는 한 부위에서 또 다른 부위로 움직일 것이며 당신은 당신의 자각을 따를 것입니다.

오른쪽 : 의식을 움직일 준비를 하십시오. 몸은 움직이지 마십시오. 이제 오른손 엄지를 시각화하면서 속으로 오른손 엄지, 검지, 중지,

약지, 새끼손가락을 말하십시오. 다섯 손가락 전부, 손바닥, 손등, 손목, 아래팔을 시각화하십시오.

저는 당신을 오른쪽을 따라 인도할 것입니다. 왼쪽으로 바꿀 때는 말하겠습니다. 오른쪽 팔꿈치를 시각화하십시오. 위팔, 어깨, 겨드랑이, 오른쪽 가슴, 옆구리, 허리, 엉덩이, 고관절, 허벅지, 오금, 무릎, 종아리근육, 발목, 발뒤꿈치, 발바닥, 발등, 오른쪽 엄지발가락, 둘째발가락, 셋째발가락, 넷째발가락, 새끼발가락, 다섯 발가락 전부.

왼쪽 : 이제 의식을 왼쪽으로 가져가십시오. 오른쪽 부위들을 시각화하고 있었던 것처럼 이제 왼쪽 부위들을 시각화하겠습니다. 왼손 엄지로 시작하십시오. 검지, 중지, 약지, 새끼손가락, 다섯 손가락 모두, 손바닥, 손등, 손목, 아래팔, 팔꿈치, 위팔, 어깨, 겨드랑이, 왼쪽 가슴, 옆구리, 허리, 엉덩이, 고관절, 허벅지, 오금, 무릎, 종아리근육, 발목, 발뒤꿈치, 발바닥, 발등, 왼쪽 엄지발가락, 둘째발가락, 셋째발가락, 넷째발가락, 새끼발가락, 다섯 발가락 모두.

오른쪽/왼쪽 : 이제 당신을 발가락에서 정수리까지 데려가겠습니다. 준비하십시오. 의식을 발가락에서 머리까지 움직이도록 준비시기십시오. 오른쪽 엄지발가락, 둘째발가락, 셋째발가락, 넷째발가락, 새끼발가락, 다섯 발가락 모두. 왼쪽 엄지발가락, 둘째발가락, 셋째발가락, 넷째발가락, 새끼발가락, 다섯 발가락 모두. 모든 왼쪽 발가락을 함께 시각화하십시오.

이제 부위들을 교대로 말할 때 의식을 좌우로 움직이십시오. 오른발바닥, 왼발바닥, 두 발바닥 모두. 오른발 뒤꿈치, 왼발 뒤꿈치, 두 발뒤꿈치 모두. 오른 발목, 왼 발목, 두 발목 모두. 오른 종아리근육, 왼 종아리근육, 두 종아리근육 모두. 오른 무릎, 왼 무릎, 두 무릎 모두. 오른 허벅지, 왼 허벅지, 두 허벅지 모두. 오른쪽 오금, 왼쪽 오금, 두 오금 모두. 오른쪽 고관절, 왼쪽 고관절, 두 고관절 모두. 오른쪽 엉덩이, 왼쪽 엉덩이, 두 엉덩이 모두. 허리, 하복부, 상복부, 복부 전체. 오른쪽 가슴, 왼쪽 가슴, 가슴 전체. 오른쪽 빗장뼈, 왼쪽 빗장뼈, 두 빗장뼈 중앙, 목.

오른 어깨, 왼 어깨, 오른팔, 왼팔, 오른 팔꿈치, 왼 팔꿈치, 오른손, 왼손. 오른손 엄지, 검지, 중지, 약지, 새끼손가락, 다섯 손가락 모두, 손바닥, 손등. 왼손 엄지, 검지, 중지, 약지, 새끼손가락, 다섯 손가락 모두, 손바닥, 손등.

두 어깨, 위쪽 등, 중간 등, 아래쪽 등. 오른쪽 등, 왼쪽 등. 척추 전체. 뒷목, 앞목, 목 전체.

턱, 아랫입술, 윗입술, 두 입술 모두, 이, 혀. 오른뺨, 왼뺨, 두 뺨. 오른쪽 콧구멍, 왼쪽 콧구멍, 두 콧구멍, 코끝, 코 전체. 오른쪽 눈꺼풀, 왼쪽 눈꺼풀, 오른쪽 안구, 왼쪽 안구, 두 안구 모두. 오른쪽 눈썹, 왼쪽 눈썹, 미간. 오른쪽 관자놀이, 왼쪽 관자놀이, 이마, 뒤통수, 정수리. 얼굴 전체, 머리 전체.

부위별: 이제 몸을 부위별로 보겠습니다. 오른팔 전체, 왼팔 전체, 오른다리 전체, 왼다리 전체, 앞 전체, 뒤 전체, 오른쪽 전체, 왼쪽 전체. 온몸 전체, 온몸 전체, 온몸 전체.

몸/바닥 접촉: 마치 몸 밖에 서 있는 것처럼, 바닥에 누워 있는 육체 전체를 보십시오. 바닥과 육체의 접촉점들을 자각하십시오. 바닥으로부터 에너지를 흡수하고 있는 육체 전체의 부위들을 자각하십시오. 공기로부터 쁘라나를 얻고 있는 몸의 앞부분을 자각하십시오. 몸을 통해 움직이는 쁘라나의 바이브레이션을 느끼십시오.

이 수련의 결과 육체는 완전히 고요해졌습니다. 당신을 에워싸고 있는 다른 몸들을 자각하십시오. 수련에서 당신을 지도하고 있는 저, 그리고 속으로 따라하고 있는 당신을 자각하십시오. 평정, 평화, 고요를 경험하십시오. 환경 전체와 당신의 온몸을 자각하십시오. 온몸, 온몸, 온몸.

자지 마시기 바랍니다. 이것이 요가 니드라의 비밀입니다. 특히 영적인 이익을 위해 수련하고 있다면 자서는 안 됩니다. 요가 니드라 수련에서는 잠을 자는 것도 깨어 있는 것도 아닌 그 사이 어딘가에 있습니다. 의식은 약간의 자각으로 작용하고 있습니다. 요가 니드라 상태를 성취하고 싶다면 잠을 피하고 생각에 빠지지 마십시오. 무의식적이 되지 않도록 하십시오. 기계적으로 듣지 마십시오. 지시를 주의 깊게 들으십시오. 그것을 따르고 말하는 대로 하십시오.

감각 자각

열 : 이제 완전히 이완·평정된 채 바닥에 누워 있는 온몸을 시각화하십시오. 몸이 아주 뜨거워지고 있는 것을 느끼십시오. 온몸 곳곳에서 열 감각을 경험하도록 하십시오. 여름 태양 때문이든 히터 때문이든 아니면 따뜻한 의복 때문이든, 아주 아주 더운 느낌을 회상하십시오. 지금 열의 감각을 일으키도록 하십시오. 정확히 과거에 경험한 것처럼 열의 감각을 느끼도록 하십시오. 극단적인 열을 전혀 느껴본 적이 없다면 지금 그것을 느끼도록 하십시오.

냉 : 다음에는 느낌을 바꾸십시오. 마치 얇은 의복만 걸치고 얼음장같이 차가운 바람이 부는 밖에 서 있는 것처럼 추위, 덜덜 떨리는 추위를 느끼도록 하십시오. 얼마나 춥겠습니까? 의식적인 노력을 통해 그 추위를 느끼도록 하십시오. 왜냐하면 여기에는 차가운 바람이 없기 때문입니다. 당신으로 하여금 추위를 느끼도록 만들기 위해 몸에 영향을 주는 외부 영향력이 없습니다. 의식으로 이 추위의 감각을 창

조하십시오. 이 추위를 경험하도록 하십시오.

무거움 : 이제 육체에서 무거움을 경험하도록 하십시오. 몸이 점점 더 무거워지고 있습니다. 너무 무거워져 당신은 어떤 부분도 움직일 수 없습니다. 심지어 눈꺼풀도 올릴 수 없습니다. 발가락이나 손가락도 흔들지 못합니다. 몸이 너무 무거워졌습니다.

가벼움 : 이제 몸 곳곳에서 가벼움의 감각을 경험하십시오. 무거움이 아니라 가벼움입니다. 마치 전혀 무게가 없는 것처럼 점점 더 가벼워지고 있는 몸을 느끼십시오. 몸이 아주 가볍습니다. 솜조각처럼 가볍습니다. 육체의 가벼움을 경험하도록 하십시오.

차끄라 시각화 : 이제 차끄라 자각으로 계속 진행할 것입니다. 이 가벼운 육체에서 차끄라를 시각화하십시오. 물라다라, 스와디스타나, 마니뿌라, 아나하따, 비슛디, 아갸, 사하스라라. 사하스라라는 정수리에 있습니다. 그것은 뇌하수체와 연관되어 있습니다. 아갸, 구루 차끄라는 미간 뒤에 있습니다. 그것은 척수 꼭대기에 있는 송과체와 연관되어 있습니다. 다음은 박동이 느껴지는 목 뒤 척수 안에 있는 비슛디입니다. 아래에는 심장 뒤에 아나하따, 배꼽 뒤에 마니뿌라, 천골 세 번째 디스크에 스와디스타나, 회음 안 척수 기부에 물라다라가 있습니다.

이 중추들은 신경계 지류들을 위한 교차점입니다. 그것들은 상징적이며 언제나 서로 다른 빛깔의 연꽃들로 나타낼 수 있습니다.

각 차끄라의 이름을 말할 때 그 위치를 기억하도록 하십시오. 물라다라는 척수 맨 밑, 스와디스타나는 천골 세 번째 디스크, 마니뿌라는 배꼽 뒤 척수, 아나하따는 심장 뒤, 비슛디는 목 뒤, 아갸는 척수 꼭대기, 사하스라라는 정수리에 있습니다. 당신이 경험하고 있는 이 가벼운 몸은 내면의 미묘한 몸, 그리고 차끄라들이 자리한 곳들을 볼 수 있습니다.

마무리 : 이제 수련을 마칠 준비를 하십시오. 다시 상깔빠를 기억하여 그것을 속으로 암송하십시오. 눈을 뜨지 말고 조용히 일어나 돌아앉으십시오. 손바닥으로 눈을 덮고 얼마 동안 있으십시오. 이제 손바닥을 내리고, 몸을 뻗거나 다른 사람을 건드리지 말고 조금씩 그리고 조용히 움직이십시오. 머리를 똑바로 세우고, 눈을 감은 채 손바닥을 무릎에 놓고 앉으십시오. 함께 옴을 세 번 영창하겠습니다. 깊이 들이쉬십시오… 옴, 옴, 옴.

차끄라 시각화

준비
이완 호흡/소함
결심
의식의 순환 오른쪽, 왼쪽, 앞쪽 전체를 위로,
머리와 얼굴, 뒤
차끄라 시각화
결심
마무리

준비 : 두 발을 살짝 벌리고 바닥에 누우십시오. 손등과 팔꿈치가 바닥에 닿아야 하며 머리는 바로 위쪽을 향하고 있어야 합니다. 온몸을 이완시키십시오. 온몸을 푸십시오. 몸의 어떤 부분도 조여 있지 않게 하십시오. 각각의 모든 부분을 더욱더 느슨하게 만드십시오. 온몸이 풀려 이완되었으면 정신적으로도 이완시키기 시작하십시오. 가능한 한 자신을 편하게 만들어, 수련이 끝날 때 제가 '하리 옴 땃샷'이라고 말할 때까지 몸을 움직일 필요가 없게 하십시오.

온몸을 살펴 완전히 헐겁고 이완되어 있는지 확인하십시오. 손가락들은 경직되지 않고 헐렁하며 발가락들은 움직이지 않고 있습니다. 그것들은 고요하고 이완되어 있습니다. 허벅지와 발은 흔들리지 않고 있습니다. 그것들은 고요하고 이완되어 있습니다. 머리는 위를 향하고 있으며 온몸은 이제 바닥에 편하게 누워 있습니다. 그것은 송장과 같습니다. 아주 고요합니다, 아주 조용합니다. 전혀 움직이지 않습니다. 제가 움직이라고 할 때까지 이 평정을 유지하여 움직이지 마십시오.

이완 : 자연스럽고 정상적인 숨, 노력 없는 자생적인 숨을 자각하십시오. 들이쉬거나 내쉬고자 하는 어떤 노력도 하지 말고 그것이 들어오고 나가는 것을 목격하십시오. 숨과 자각을 병행시키십시오. 목구멍에서 배꼽으로 숨이 들어오며 배꼽에서 목구멍으로 숨이 나갑니다. 물론 이 호흡과정은 내내 계속되지만 이제 당신은 그것을 의식적으로 하고 있습니다. 자연스러운 숨의 과정은 온몸이 움직이고 흔들리게 만듭니다. 어떤 곳에서는 움직임이 느리고 또 어떤 곳에서는 빠릅니다. 어떤 곳에서는 거칠고 또 어떤 곳에서는 부드럽습니다. 그래서 위, 그리고 목의 구렁도 오르내리는 것을 느끼십시오. 이제 자연스러운 숨을 자각하십시오. 자연스러운 호흡과정에서 숨은 배

꼽에서 목구멍으로 와서 다시 배꼽으로 갑니다. 각각의 모든 숨을 계속 지켜보십시오. 단 하나의 숨이라도 드나드는 것을 놓치지 마십시오. 자각을 더 부단하고 계속되게 하기 위해서는, 개인적인 만뜨라든 구루 만뜨라든 또는 일반적인 만뜨라든, 만뜨라를 이용할 수 있습니다. 개인적인 만뜨라가 없다면 '옴'이나 '소함'을 이용해도 됩니다. 배꼽에서 목구멍까지는 '소', 목구멍에서 배꼽까지는 '함'입니다. 숨의 방향이 바뀌면 만뜨라도 바뀌어 '함소'가 됩니다. 걱정하지 마십시오. 그것은 자연스러운 것입니다. 이는 얼마 뒤에 일어납니다. 그때는 숨과 하나가 될 것입니다. 배꼽에서부터 '소', 목구멍에서부터 '함'을 계속하십시오.

깨어 있기 바랍니다. 제가 말하고 있는 것을 자각하고 당신이 하고 있는 것을 의식하십시오. 어떤 생각에도 빠지지 마십시오. 무의식 속으로 미끄러지지 마십시오. 요가 니드라 중에는 잠을 엄격히 피해야 합니다. 제가 요구하지 않는 한 자거나 몸을 움직이지 마십시오.

결심 : 이제 상깔빠를 기억하십시오. 상깔빠를 암송하십시오. 상깔빠를 암송하십시오. 상깔빠를 암송하십시오.

의식의 순환 : 이제 제가 당신을 당신 육체의 서로 다른 부위들을 통해 빨리 데려갈 것이며, 당신은 그것들을 시각화하면서 제가 이름을 말할 때 그것을 속으로 암송할 것입니다.

오른쪽 : 오른쪽부터 시작하십시오. 오른손 엄지, 검지, 중지, 약지, 새끼손가락, 오른쪽 다섯 손가락 모두. 오른손바닥, 손등, 손목, 아래팔, 팔꿈치, 위팔, 어깨, 겨드랑이, 옆구리, 허리, 엉덩이, 고관절, 허벅지, 오금, 무릎, 종아리, 발목, 발뒤꿈치, 발바닥. 오른쪽 엄지발가락, 둘째발가락, 셋째발가락, 넷째발가락, 새끼발가락, 다섯 발가락 모두. 오른쪽 발가락 전체를 시각화하십시오.

왼쪽: 몸 왼쪽으로 가십시오. 엄지손가락으로 시작하십시오. 검지, 중지, 약지, 새끼손가락, 다섯 손가락 모두. 왼손바닥, 손등, 손목, 아래팔, 팔꿈치, 위팔, 어깨, 겨드랑이, 옆구리, 허리, 엉덩이, 고관절, 허벅지, 오금, 무릎, 종아리, 발목, 발뒤꿈치, 발바닥. 왼쪽 엄지발가락, 둘째발가락, 셋째발가락, 넷째발가락, 새끼발가락, 다섯 발가락 모두.

앞 전체: 이제 발가락에서 머리꼭대기까지 좌우 교대로 여행하도록 의식을 준비시키십시오. 오른쪽 엄지발가락부터 시작하십시오. 둘째 발가락, 셋째, 넷째, 새끼발가락, 다섯 발가락 모두. 왼쪽 엄지발가락, 둘째발가락, 셋째, 넷째, 새끼발가락, 다섯 발가락 모두. 오른쪽 발바닥, 왼쪽 발바닥, 두 발바닥 모두, 오른발 뒤꿈치, 왼발 뒤꿈치, 두 뒤꿈치 모두, 오른 발목, 왼 발목, 두 발목 모두, 오른 종아리, 왼 종아리, 두 종아리 모두, 오른 무릎, 왼 무릎, 두 무릎 모두, 오른 허벅지, 왼 허벅지, 두 허벅지 모두, 오른쪽 오금, 왼쪽 오금, 두 오금 모두, 오른쪽 고관절, 왼쪽 고관절, 두 고관절 모두. 오른쪽 엉덩이, 왼쪽 엉덩이, 허리, 하복부, 상복부, 복부 전체, 배꼽, 위, 오른쪽 옆구리, 왼쪽 옆구리. 오른쪽 가슴, 왼쪽 가슴, 가슴 중앙, 가슴 움푹한 곳, 가슴 전체. 오른 어깨, 왼 어깨, 오른쪽 겨드랑이, 왼쪽 겨드랑이, 오른팔, 왼팔, 오른쪽 팔꿈치, 왼쪽 팔꿈치, 오른쪽 아래팔, 왼쪽 아래팔, 오른 손목, 왼 손목, 오른손바닥, 손등, 왼손바닥, 손등, 오른손 엄지, 검지, 중지, 약지, 새끼손가락, 다섯 손가락 모두, 왼손 엄지, 검지, 중지, 약지, 새끼손가락, 다섯 손가락 모두. 오른 어깨, 왼 어깨, 오른쪽 빗장뼈, 왼쪽 빗장뼈, 두 빗장뼈 중심, 목 구렁, 뒷목, 목 전체.

머리와 얼굴: 턱, 아랫입술, 윗입술, 두 입술 모두, 오른쪽 뺨, 왼쪽 뺨,

두 뺨 모두, 오른쪽 귀, 왼쪽 귀, 두 귀 모두, 치아 전체, 혀, 오른쪽 콧구멍, 왼쪽 콧구멍, 코끝, 콧마루, 코 전체, 오른쪽 눈꺼풀, 왼쪽 눈꺼풀, 오른쪽 눈, 왼쪽 눈, 오른쪽 눈썹, 왼쪽 눈썹, 두 눈썹 모두, 미간, 오른쪽 관자놀이, 왼쪽 관자놀이, 이마, 이마 뒤, 정수리, 얼굴 전체, 머리 전체.

뒤: 오른쪽 견갑골, 왼쪽 견갑골, 두 견갑골 중앙, 위쪽 등, 중간 등, 아래쪽 등, 오른쪽 등, 왼쪽 등, 등 전체, 척수 전체. 바로 물라다라에서부터 아갸까지 척추 전체를 시각화하십시오. 외부의 골질 척추뿐만 아니라 미묘한 내부의 척수도 하십시오. 척주 전체를 막대기, 바닥에 누워 있는 골질 막대기처럼 시각화하십시오. 그것은, 바닥에 직선으로 놓인 살아 있는 뼈의 고리들로 만들어진 사슬과 같습니다. 물라다라에서부터 아갸까지, 그것의 모든 부분을 느끼십시오.

차끄라 시각화: 바닥에 누워 있는 당신의 척추를 시각화하십시오. 몸의 다른 부분은 하지 말고 척추만 하십시오. 마치 근처에 서서 그것을 지켜보고 있는 것처럼 느끼십시오. 바로 척추 맨 밑에서 내부로부터 출현하는 줄기를 보십시오. 이 줄기 꼭대기에는 꽃 한 송이가 형성되고 있으며 그 꽃 주위에는 여러 잎들, 진주처럼 영롱한 이슬방울들이 있는 아름다운 녹색의 둥근 잎들이 있습니다. 잎을 흔들면 진주 파편들이 많은 작은 구슬이 됩니다. 그것을 다시 흔들면 작은 구슬들이 다시 함께 모여 큰 진주알들이 됩니다. 잎을 흔들면 물이 모이고 나서 흩어져 조각납니다.

물라다라에 있는 연꽃은 네 잎을 가진 검붉은 색입니다. 그 뿌리가 바닥에 누워 있는 척수 아래에 있기 때문에 당신은 그것을 꼭대기에서 보고 있습니다. 그다음 척추 기부의 스와디스타나에서는 여섯 잎 주홍색 연꽃을 보십시오. 그 잎들도 물라다라에서와 똑같이 물방울을 가지고 있습니다. 물라다라에서 한 것과 같은 식으로 흔들면 그것들은 흩어져 많은 진주 같은 방울이 됩니다.

물은 연꽃잎들을 결코 건드리지 않습니다. 연꽃은 연못 바닥에 뿌리를 내리고 있으며 물을 뚫고 올라오지만 그 잎들은 결코 젖지 않습니다. 그러므로 현자들과 요기들은, 연꽃잎이 물에서 완전히 떨어져 있는 것처럼, 온 우주 모든 것에 언제나 무집착하라고 우리에게 충고합니다. 연꽃은 물에서 옵니다. 그것은 물 때문에만 살아남되 물에 젖지 않습니다. 물은 그것을 건드릴 수 없습니다. 같은 식으로, 우리는 모두 세상에 살면서 먹고 즐기고 고생하고 사다나를 하고 많은 것들을 하지만, 이 모든 것에 무집착해야 합니다.

이제 배꼽 뒤 마니뿌라에서 열 잎 노란색 연꽃을 시각화하십시오. 진주 같은 이슬방울들로 번쩍거리는 아래의 잎들을 보십시오. 심장 뒤 아나하따 차끄라에서 열두 잎 파란색 연꽃을 보십시오. 그것도 밑에는 많은 미묘한 이슬방울들로 덮인 많은 잎들이 있습니다. 목 뒤 비슛디에는 아래에 많은 잎들, 그리고 진주처럼 빛나는 이슬방울들이 있는 열여섯 잎 자주색 연꽃이 있습니다. 미간 뒤 아갸에서는, 아래에 진주 같은 이슬방울들로 덮인 두 잎을 가진 회색 연꽃을 보십시오. 그리고 그 위로 약 8센티미터 떨어진 곳에 찬란한 보름달이 있습니다. 머리 뒤 꼭대기에 있는 아갸 차끄라 위에는 빈두가 있습니다. 거기에서는 밝은 보름달이 보일 것입니다. 그리고 보름달 위로 다시 8센티미터 더 가면, 사하스라라에서 천 잎의 밝은 빨간색 연꽃을 볼 수 있습니다.

사하스라라에는 아주 많은 잎들이 있으며 그 맨 아래 사방에 있는 작은 물방울들은 반짝이는 산호와 같습니다. 이제 다시 달로 가십시오. 그것은 아주 고요하고 평온하며, 평화스럽고 서늘합니다. 그다음에 아갸로 가십시오. 아갸에 있는 잎들 위의 이슬방울들을 보십시오… 비슛디에서도… 아나하따에서도… 마니뿌라에서도… 스와디스타나에서도… 물라다라에서도. 달빛을 받으면 잎 위의 물방울들은 수많은 진주처럼 빛납니다. 어떤 것들은 진주처럼 단순해보이고 또 어떤 것들은 산호처럼 보입니다. 그것은 보는 각도에 달려 있습니다. 그것들은 다이아몬드, 금은덩어리, 많은 달, 별처럼 빛나고 있습니다. 그리고 꽃들은 그 밝게 빛나는 보석 같은 방울들에서 비친 빛 때문에만 볼 수 있습니다.

다시 그 모든 잎들과 이슬방울들이 있는 물라다라를 시각화하십시오. 그다음에 스와디스타나… 마니뿌라… 아나하따… 비슛디… 아갸… 빈두… 사하스라라. 사하스라라에서 천 잎을 보고, 보석처럼 빛나는 작은 물방울들이 있는 잎들을 보십시오. 서로 다른 차끄라들의 특질들, 그리고 그것들로부터 나오고 있는 모든 감각들을 느끼십시오. 다시 사하스라라… 빈두… 아갸… 비슛디… 아나하따… 마니뿌라… 스와디스타나… 물라다라.

이제 당신의 온몸을 연꽃 위에 놓으십시오. 당신의 온몸은 연꽃 위에서 이완된 채 누워 있으며 꽃은 당신의 몸속으로 융합하고 있습니다.

결심 : 이제 당신의 결심, 당신의 상깔빠를 기억하십시오. 상깔빠를 암송하십시오. 상깔빠를 암송하십시오. 상깔빠를 암송하십시오.

마무리 : 그리고 이제 이 육체, 거칠고 유한한 몸을 자각하십시오. 요가 니드라를 하면서 샤바아사나로 누워 있는 그 위치를 자각하십시오. 그리고 이 이완의 결과, 온몸이 육체적 · 정신적 · 감정적 · 영적 수준에서 아주 고요하고 평온하며 평화스러워졌습니다. 그러면서도 그것은 아주 싱싱하고 소생되었으며 기운찹니다. 온몸, 온몸을 자각하십시오.

모든 환경을 자각하십시오. 이 방에 있는 당신과 저를 함께 자각하십시오. 제가 요가 니드라에서 당신을 인도하고 있다는 것과 당신이 그것을 수련하고 있다는 것을 자각하십시오. 모든 환경을 자각하십시오. 모든 환경, 모든 환경.
이제 몸을 갑자기 움직이거나 눈을 뜨지 않고 천천히 일어나 앉아 저를 향하십시오. 머리와 허리를 똑바로 세우고 수카아사나(sukhasana)로 앉으십시오. 이제 깊이 들이쉬고, 내쉬면서 옴을 영창하십시오.

하리 옴 땃 삿

어린이를 위한 요가 니드라

준비
의식의 순환 몸의 부위들, 몸/바닥 접촉
호흡 기포 속에서, 숨 세기
내면의 사랑 시각화
강사를 위한 충고
**안내받는 시각화를 위한
덧붙인 아이디어들**
대체 시각화 내면의 빛 시각화
자연 시각화
과일나무 되기

어린이들에게 요가 니드라 가르치기

요가 니드라는 성격과 요구사항들을 고려하면서 어린이들에게도 시킬 수 있다. 8~14세 어린이들에게는 10분 동안이라도 한곳에서 조용히 있는 것이 어렵다. 하지만 그들은 성인들보다 훨씬 더 빠르고 깊게 이완한다. 그러므로 10~15분의 수련으로 충분하다.

신체 부위들을 통한 의식순환은 가장 효과적이며, 상상력을 자극하는 다양한 공상으로 보다 어린 아이들의 흥미를 새롭게 할 수 있다. 예를 들어, 여기저기 앉아 있는 나비 한 마리를 상상하는 것, 몸의 각 부위에서 커지는 빛을 시각화하는 것, 몸을 마치 섬인 것처럼 탐험하는 것 등이다. 그 가능성들은 강사의 상상력으로만 제한된다.

단순하고 짧은 시각화 순서들이 어린이들에게는 요가 니드라의 중요한 일부이기도 한 반면, 성인들의 경우에는 단순한 육체적·정신적인 이완 기술이 더 많은 예비행법들에 의해 획득될 때까지는 이 행법이 방해가 된다. 일반적으로 어린이들은 성인들보다 훨씬 덜 긴장하고 있으며 선입견이 덜하다. 그들은 요가 니드라의 경험에 더욱 개방적이고 수용적이다.

강사들을 위한 충고

- 어린이들의 특정한 나이와 이해력에 따라 행법들을 적용시켜라.
- 그룹 세션을 이끌고 있을 경우에는, 같은 연령대의 예닐곱 명 어린이가 함께하는 것이 가장 좋다.
- 가능할 때마다, 넓고 바람이 잘 통하며 좋은 바이브레이션이 있는 방을 사용하라. 모든 행법들을 위해 같은 방을 사용하도록 하라.
- 짧은 토론, 그리고 때에 따라서는 수련 중에 경험한 것을 끌어내거나 윤색하거나 실연하는 것을 각 세션에 덧붙여라. 각 어린이로 하

여금 자신의 경험을 자진해서 말하도록 하라. 수줍어하는 아이들도 자신들이 보고 경험한 것에 대해 이야기하도록 북돋아줘야 한다. 모든 아이들의 경험을 재확인하여 어떤 아이도 혼란스럽거나, 시키지 않고 넘어가거나, 기분이 나쁘지 않도록 확실히 하라.

준비

요가 니드라는 어떤 자세로도 할 수 있지만, 긴 세션을 위해서는 눕는 것이 가장 좋다. 머리, 목, 어깨가 직선으로 되어 있는지, 손바닥이 위로 향해 있는지, 다리를 쭉 뻗었는지, 두 발을 약간 벌렸는지 확인하라. 발과 다리로 시작하고 얼굴 근육으로 마무리하면서 신체 부위들을 점차적으로 긴장·이완시키는 것으로 시작하라. 어린이들은 그다음에 샤바아사나에서 철저히 이완되어 몸 곳곳에서의 의식 순환을 위한 지시를 따라야 한다.

의식의 순환 : 온몸의 긴장을 푸세요. 모든 긴장과 피로를 숨을 내쉬어 몰아내세요. 여러분이 아주 무거워지고 있다고 느끼세요. 제가 이름을 대고 있는 몸의 부위들을 알아차리되 그것들을 움직이지는 마세요. 그냥 그 부위들을 느끼면서 제 목소리를 따르세요. 잠을 자서는 안 됩니다.

오른손을 알아차리세요. 오른손 엄지손가락, 둘째손가락, 셋째손가락, 넷째손가락, 새끼손가락. 오른손 전체, 오른팔 전체, 어깨, 오른쪽 가슴, 허리, 엉덩이, 오른쪽 다리 전체, 오른발, 발가락, 하나, 둘, 셋, 넷, 다섯, 다섯 발가락 모두.

이제 왼손으로 가세요. 왼손 엄지손가락을 알아차리세요. 둘째손가락, 셋째, 넷째, 새끼손가락, 왼손 전체, 왼팔 전체, 어깨, 왼쪽 가슴, 허리, 엉덩이, 왼쪽다리 전체, 왼발, 발가락, 하나, 둘, 셋, 넷, 다섯, 다섯 발가락 모두.

두 발을 함께 느끼세요. 두 다리 모두, 고관절, 위, 가슴, 등, 두 견갑골, 두 팔, 목, 머리, 두개골, 이마, 두 눈, 오른쪽 귀, 왼쪽 귀, 코, 오른쪽 뺨, 왼쪽 뺨, 입, 입술, 혀, 이빨, 턱, 얼굴 전체, 머리 전체, 목 전체, 등 전체, 두 팔과 두 다리. 온몸, 온몸, 온몸.

몸과 바닥이 서로 닿은 부분을 느끼세요. 바닥에 닿는 머리 뒤통수를 알아차리세요. 어깨 뒷부분, 두 팔 뒷부분, 고관절, 종아리근육, 발뒤꿈치.

숨 자각 : 여러분이 투명하고 예쁜 물방울 속에서 숨 쉬고 있다고 느끼세요. 숨을 들이쉴 때마다 물방울이 커집니다; 숨을 내쉴 때마다 물방울이 작아집니다. 이제 10에서 0까지 거꾸로 숨의 수를 세세요. 세는 것을 잊어버리거나 숨을 놓치지 않도록 조심하세요.

숨이 배꼽을 드나들거나 왼쪽 콧구멍, 그다음에는 오른쪽 콧구멍을 드나드는 것을 교대로 상상하면 됩니다.

내면의 사랑 시각화 : 몸의 긴장을 풀고 바로 가슴 중앙에 있는 여러분의 심장을 알아차리세요. 반드시 입을 다물고, 심장으로 들이쉬고 내쉰다고 상상하세요. 깊이 숨 쉬면서 각각의 들숨과 날숨을 철저히 알아차려야 합니다.

여러분이 숨 쉬고 있는 공기가 금빛이라고 상상하세요… 안개와 같은 금빛 공기… 그리고 여러분은 이 금빛 안개를 심장을 통해 몸속으로 받아들여 몸 안에 그것을 퍼뜨립니다.

여러분의 몸을 이 금빛 안개로 채우세요. 들이쉴 때마다 여러분은 이 안개로 온몸을 청소하고 있으며 그것이 여러분에게 많은 좋은 특징들을 주고 있다고 느끼세요. 그것은 여러분에게 모든 형태의 선,

사랑, 정직함, 협동심, 이해력, 평화, 행복을 줍니다. 숨을 내쉴 때는 여러분이 자신에 대해 원하지 않거나 좋아하지 않는 모든 것들이 여러분 몸에서 나갑니다. 불행, 반항심, 분노, 비열함, 잔인함, 싫어함… 이 모든 것들을 금빛 안개가 실어가 버립니다. 여러분의 심장박동을 알아차리세요. 심장의 꾸준한 소리를 들으세요. 심장 안에서 금빛 안개가 아주 작은 황금계란이 되었다고 상상하세요. 그 황금계란이 깨지면 거기 여러분의 심장 속에 여러분 엄지손가락 크기의 아주 작은 존재가 아름다운 꽃에 앉아 있답니다. 이 작은 존재는 밝은 빛의 구름으로 에워싸여 있어요. 그것은 아주 조용하고 고요하게 앉아 여러분을 바라보면서 여러분에게 사랑과 행복을 보내고 있답니다. 여러분 자신을 그 사랑으로 가득 채우세요.

이 아름다운 작은 존재는 여러분에게 아주 많은 사랑을 보내고 있으며, 더 많이 줄수록 그의 빛은 더 밝아집니다. 그것은 여러분이 모두 지닐 수 없을 만큼 아주 많은 사랑을 여러분에게 주고 있답니다. 여러분은 그것을 다른 모든 사람들에게 보내주어야 해요. 여러분의 부모님과 형제자매들을 생각하면서 이 사랑을 그들에게 보내세요. 세상의 모든 아프고 불행하고 외로운 사람들을 생각하면서 그들에게 이 사랑을 보내세요. 여러분이 좋아하지 않는 모든 사람들을 생각하면서 그 사랑을 그들에게 보내세요. 여러분의 친구들을 기억하면서 그들에게 이 사랑을 보내세요. 더 많은 사랑을 내보낼수록 여러분 심장 속에 있는 작은 존재가 여러분을 사랑으로 더 많이 채워준답니다. 이제 여러분이 앉아 있는 방을 알아차리세요. 이 방을 여러분 안에 있는 사랑으로 채우세요.

마무리 : 이제 샤바아사나, 송장자세로 바닥에 누워 있는 여러분 몸으로 주의를 다시 가져오세요. 주위 환경, 그리고 밖에서 오는 소리들에

익숙해지세요. 하루를 위한 긍정적인 목표나 결심을 스스로 정하세요. 분명하고 단순한 말로 그것을 여러분 자신에게 속으로 말하세요. 그것을 세 번 암송해서 내면 깊은 곳으로 가라앉게 만드세요. 이제, 천천히 몸을 움직이기 시작하세요. 주위 환경을 철저히 알아차린 것이 확실하면, 눈을 감은 채 편안한 양반자세로 앉아 저와 함께 옴을 세 번 암송하시기 바랍니다.

하리 옴 땃 삿

강사에게 주는 충고 : 이 행법 뒤에 어린이들에게 자신들의 경험을 당신과 이야기하자고 하라. "심장 속에 있는 작은 존재를 느낄 수 있었나요? 그것은 아직도 거기에 있나요? 그것이 어떻게 생겼지요? 그것은 어떤 색으로 된 꽃에 앉아 있었나요? 지금 기분이 어때요?" 등과 같은 질문을 하라.

안내받는 시각화를 위한 덧붙인 아이디어들

창조성을 고무시키기 위해 다음 아이디어들을 확장 또는 변화시키거나 이용할 수 있다.

- 여러분이 행성들과 별들 사이 무한한 공간에서 떠다니고 있다고 상상하세요. 지구로 돌아오기 전에 어떤 다른 행성들을 방문해서 탐험하세요.
- 여러분이 한 마리 새, 솜털 같은 하얀 구름, 비행기, 연, 잠수함 등이라고 상상하세요.
- 여러분이 신발이 되어 오늘 여러분이 하루에 걸은 모든 걸음을 되밟는다고 상상하세요.

- 서커스나 축제를 방문하세요.
- 뿌라나(puranas: 신과 영웅, 위대한 왕들의 삶과 행위를 서술하고 있는 고대 인도의 종교와 역사 이야기와 신화들), 아라비안나이트, 안데르센 같은 책들에 있는 환상적인 이야기들을 읽으세요.

몸과 호흡의 충분한 이완이 성취될 때까지는 시각화 순서를 도입하지 마라. 시각화 순서는 5분을 넘어서는 안 된다. 그렇지 않으면 집중력 손실이 일어날 수 있다.

대체 시각화

내면의 빛 시각화 : 에너지와 빛의 줄기들을 발산하고 있는, 여러분 머리 꼭대기에 있는 빛나는 별을 상상하세요. 마치 태양이 지구 전체를 밝게 비추는 것처럼, 이 별은 여러분 마음속 모든 것을 비추고 있답니다. 여러분은 여러분의 내면의 빛을 여러분이 보고 싶어 하는 어떤 것으로든 보낼 수 있으며, 그 빛은 여러분을 위해 그것을 드러내 줄 것입니다. 아침이슬로 반짝이는 아름다운 붉은 장미를 상상하세요. 여러분의 별에서 나오는 빛이 안에서부터 그 장미봉오리를 밝게 비추고 있습니다. 천천히 잎들이 펼쳐지면서 그 중심에서 길고 미묘한 수술들이 모습을 드러냅니다.

여러분이 여러분의 내면의 빛을 보낼 수 있는 훨씬 더 많은 것들이 있답니다. 제가 몇 가지만 말해볼게요. 눈을 뜨지 말고, 제가 다양한 사물의 이름을 대면 그것들을 시각화해서 빛으로 비춰보세요. 하지만 각각의 것을 볼 수 없다 해도 걱정하지는 마세요.

빨간 고무공, 모래해변, 밝은 빛깔의 바다조가비, 물에서 헤엄치는 물고기, 하늘에서 높이 나는 연, 잠자는 고양이, 꽃들 사이에 있는 나비, 하늘에 가로놓여 있는 무지개, 폭포, 녹색 풍선, 스쿨버스, 놀고 있는 어린이들, 명상 중인 승려, 꼭대기가 눈으로 덮인 산, 떠오르는 해, 파란 하늘, 솜털 같은 구름, 나무에 앉아 있는 새, 강 위의 보트, 노란 사각형, 빨간 삼각형, 흰 원, 검은 점.

이제 여러분의 별을 미간으로 가져가 몇 초 동안 거기에서 그것을 시각화하면서, 여러분의 뇌와 마음 전체를 비춰 여러분의 학습능력을 증가시키고, 여러분이 삶에서 하고 싶은 모든 것을 성취할 수 있게 하세요.

자연 시각화 : 여러분이 아름다운 정원을 걷고 있다고 상상하세요. 이른 아침이고 여러분 혼자 밖에 없습니다. 주위엔 다른 사람들이 없습니다. 자연의 아름다움을 즐길 수 있는 것은 여러분 혼자뿐입니다.

맨발 아래 땅을 알아차리세요. 그것은 시원하고 아주 기분 좋게 느껴집니다. 이제 걸어가면서, 땅에서 자라는 모든 풀과 나무를 보세요. 가만, 천둥이 쾅 하는 소리가 들립니다. 올려다보세요. 하늘이 어두워지고 이제 비가 오기 시작합니다. 여러분은 아주 푸른 풀밭에 서서 빗방울이 풀잎에 떨어지는 것을 지켜보고 있습니다. 젖은 땅 냄새를 맡고 폭풍을 바라보세요. 젖을까 겁내지 마세요. 그냥 마음 놓고 흠뻑 젖도록 하세요. 괜찮습니다. 젖는 것은 아주 상쾌합니다.

이제 폭풍이 끝났습니다. 태양이 구름 속에서 빛나기 시작하네요. 태양의 따뜻함을 피부로 느끼세요. 여러분은 더 이상 젖어 있지 않습니다. 옷이 마르고 안에서 아주 따뜻함이 느껴집니다. 태양을 올려다보고, 여러분 피부에 스며들어 몸으로 들어가는 그 따뜻함과 에너지를 느끼세요.

이제 여러분은 정원에서 달리고 있습니다. 여러분은 아주 행복하며, 기뻐 마냥 웃고 있습니다. 주위 나무들에서는 환한 빛깔의 새들이 노래하고 있습니다. 사방에서 들리는 그 노래를 들으세요.

시원한 산들바람이 나무에 불고 있습니다. 바람이 나무에서 바스락

거리는 소리를 듣고, 여러분 얼굴과 머리카락으로 부는 바람을 느끼세요. 생명을 주는 이 신선한 공기를 들이쉬세요.

과일나무 되기 : 여러분이 토양에 뿌려진 하나의 씨앗이라고 상상하세요. 주위의 토양을 느끼세요. 토양 아래는 아주 어둡습니다. 비가 오기 시작해서 여러분 위에 있는 흙이 젖고 있으며 여러분 주위의 토양을 아주 축축하고 시원하게 만들고 있습니다… 태양이 빛나기 시작하고 땅이 마르기 시작합니다. 여러분은 태양의 에너지와 따뜻함을 느낄 수 있습니다. 여러분은 태양을 보고 그 빛을 경험하고 싶어집니다.

얼마 뒤에 여러분은 위에 있는 땅 표면을 뚫고 아주 작은 싹을 내보냅니다. 동시에, 지탱과 영양을 위해 뿌리를 땅 속으로 내려 보내기 시작합니다.

여러분은 태양빛을 향해 계속 자랍니다. 그리고 이제 여러분은 환하고 푸른 잎을 가지고 있습니다.

여러분은 뿌리로 물을 마시고 잎으로 햇빛을 흡수합니다. 이것들이 여러분의 음식이며, 여러분은 세상의 모든 동물과 사람들이 숨 쉴 수 있도록 생명을 주는 산소를 생산합니다. 이제 여러분은 큰 꽃들을 맺고 있으며 많은 벌들이 와 꽃가루를 퍼뜨리고 있습니다. 여러분 꽃의 빛깔, 그리고 얼마나 많은 벌들이 여러분을 보기 위해 오는지 보세요. 벌들은 여러분 친구입니다. 그들은 결코 과일나무를 쏘지 않습니다. 여러분은 이제 열매를 맺고 있습니다. 어떤 열매를 맺고 싶으세요? 여러분은 많은 아름다운 열매를 가지고 있으며, 어린이들이 그것들을 따 맛있게 먹기 위해 양동이를 들고 오고 있습니다. 열매는 그들을 아주 기쁘게 만들어줍니다. 이제 열매가 땅으로 떨어져 토양에서 썩고 있습니다. 여러분은 다시 한 번, 열매 안에 감춰진 하나의 씨앗입니다. 모든 주기가 다시 시작되고 있습니다.

과학적인 조사들

잠, 꿈, 요가 니드라

깨어 있는 의식 상태는 우리 모두에게 잘 알려져 있는 반면, 잠자는 상태는 덜 잘 이해되고 있다. 그럼에도 현대 연구자들은 잠의 정신생리학적인 작용들과 특징들 중 많은 것을 결정할 수 있었으며, 그들의 발견은 요가 니드라에 대한 과학적 분석의 기초를 제공할 수 있다.

잠은 의식적인 생각이나 감각 또는 움직임의 부재로 특징지어지는, 규칙적으로 일어나는 자연스러운 마음과 몸의 일반화된 휴식과 이완 상태이다. 잠은 우리 의식이 감각·운동의 경험 통로들로부터 스스로를 자생적으로 떨어뜨릴 때 일어나는 자연스러운 형태의 쁘라띠아하라(감각 회수)이다. 의식이 감각기관(갸넨드리야 jnanendriya)들과 운동기관(까르멘드리야 karmendriya)들로부터 스스로를 분리시키면, 뇌의 감각/운동 피질과 외부세계의 접촉이 점차적으로 상실된다. 이것이 일어나면서 의식은 점점 거두어들여져 그 근원을 향해 내부로 다시 보내진다.

이 기간 중에는 자각이 보다 깊은 마음의 수준들을 향해 내면으로 보내지면서, 감각양상들이 정해진 순서에 따라 체계적으로 유리된다는 것을 연구는 보여주었다. 딴뜨라 철학에 따르면, 이렇게 잠으로 들어가는 것은, 자각이 그 우주적인 근원(사하스라라)을 향해 차끄라들을 통해 점점 거두어들여지는 것으로 이해될 수 있다. 예를 들어, 연구에 따르면 후각은 유리시킬 수 있는 첫 번째 감각이다. 딴뜨라에서 이것은 물라다라 차끄라와 흙 땃뜨와(원소)에 상응한다. 냄새 다음은 스와디스타나 차끄라와 물 땃뜨와에 상응하는 맛이다. 맛 다음에는 마니뿌라 차끄라의 양상(딴마뜨라)인 시각 역량이 사라지며, 그다음에는 감촉(아나하따, 공기 원소), 그리고 마지막에는 청각(비슛디, 아까샤 또는 에테르 원소)이다. 구두 지시에 대한 자각만 남는 요가 니드라는, 바로 깨어 있음과 꿈꾸는 것의 경계선에 있는 수면 단계에 해당한다는 것을 이제 이해할 수 있다.

의식의 상태들

요기들, 심리학자들, 생리학자들은 똑같이 개별적인 인간 의식의 세 가지 근본적이며 뚜렷한 상태들의 존재를 인정한다. 이것들은 깨어 있는 상태, 꿈 상태 그리고 깊은 수면 상태이다. 요가 니드라의 경계선 상태뿐만 아니라 이 의식 상태들 각각은, 표 1에 요약된 것처럼 뇌에서의 전기적 활동의 뚜렷한 패턴들과 상호 관련되어 있다.

깨어 있는 자각 상태에서는 의식적인 마음이 감각적인 경험 통로들을 통해 외부 환경과 적극적으로 관계된다. 이 기간 중에는 빠른 리듬의 베타파(13~20cps: 초당 진동수)가 지배한다. 잠재의식적인 마음이 지배적이 되는 꿈꾸는 상태에서는 억눌린 욕망들, 두려움들, 깊이 새겨진 인상(삼스까라)들이 적극적으로 표현된다. 이는 세타파(4~7cps)로 특징지어진다.

깊은 수면상태에서는 이전 진화단계들의 본능들, 충동들, 깊이 묻힌 경험들의 원천이 현현한다. 꿈 상태와 대조적으로 깊은 수면 중에는 모든 정신적 활동과 파동이 사라진다. 이 상태에서는 삼스까라(과거의 인

표 1. 의식의 상태들

단계	의식의 상태	심리적 차원	뇌파 패턴	경험의 영역
1	깨어 있음	의식적인 마음	베타 (13–20cps)	감각적 자각, 외부적 지식
2	요가 니드라	초의식적인 가음(뚜리야), 깨어 있는 상태와 잠자는 상태 사이의 엷기 경계선	알파 (8–12cps)	깊은 이완, 몽상적 상태, 의식적인 꿈, 원형적 심상
3	꿈꾸는 수면	잠재의식적인 마음	세타 (4–7cps)	감정, 억눌린 두려움과 욕망 방출
4	깊은 수면	무의식적인 마음	델타 (0–4cps)	본능과 원시적 충동의 각성

상)들과 바사나(vasana: 잠재된 욕망)들이 비활성화되며 마음과 몸이 마비된다. 의식과 쁘라나는 똑같이 개인의 몸과 마음에서 철수하여 비현재적(非顯在的)인 창조적 근원을 향해 물러간다. 딴뜨라와 요가 경전들에서 '브라흐마의 밤' 그리고 '창조의 자궁(히란야가르바)'으로도 알려져 있는 이 기간 중에는 느린 델타파 리듬(0~4cps), 물질우주의 근본적인 리드미컬한 바이브레이션이 EEG(뇌파도)에 의해 기록된다.

입면기 상태

깨어 있는 상태와 꿈꾸는 상태 사이에는, 심리학자들이 '입면기 상태'라고 칭한 뚜렷하고 중요한 자각과 경험의 대역(帶域)이 있다. 이 일시적인 상태는 거의 3~5분 이상 지속되지 않으며 알파파(7~12cps)로 특징지어진다. 그것은 육체 전체에서의 근육과 자세의 깊고 점진적인 이완과 방출, 그리고 외부환경에 대한 자각 상실이 수반된다. 현실에 대해 깨어 있는 상태가 용해되면서 꿈꾸는 경험 상태가 그것을 대신한다.

    요가 니드라는 이 감각의식과 수면의식의 경계에서 일어난다. 정상적인 수면에 선행하는 짧은 입면기 상태를 지속시키는 법을 배움으로써 그곳으로 들어갈 수 있다. 요가 니드라에서 우리는 뇌를 고립시켜 내향화되는 한편, 일련의 지시를 듣고 정신적으로 따름으로써 외부적인 자각의 정도를 유지한다.

    요가 니드라 수련 중에는 베타 우위와 세타 우위의 교체 기간 사이에 알파파의 정기적인 폭발이 산재되어 있다. 이는 의식이 장기간 깨어 있음과 수면의 경계선에서 균형 잡혀 있으면서 외향화와 내향화 사이에서 주기적으로 요동한다는 것을 뜻한다. 외향화는 깨어 있는 감각적 자각으로 이끌고, 내향화는 꿈꾸는 수면으로 이끈다. 이 둘 사이의 알파 우위상태에서 자각하고 각성되어 있음으로써 심오한 전체적 이완의 경험이 얻어지는데, 이는 관례적인 수면보다 훨씬 더 이로울 뿐만 아니라 보다 높은 의식 상태들의 관문이기도 하다.

수면으로의 하강

깨어 있음에서 깊은 수면으로의 순서적인 하강 패턴 중에, 정상적인 사람의 뇌파 주파수는 베타에서 세타를 통한 다음 마지막으로 델타로 하강한다. 이것이 일어나면서 의식은 깨어 있음에서 꿈꾸는 것으로, 그다음에는 잠들어 있음으로 간다. 그러나 요가 니드라에서는 하강 과정이 다르다. 여기서는 베타파가 알파파로 대체되며 알파 우위 기간이 크게 연장된다. 증가된 알파 활동은 이완의 특징을 띠므로, 이 발견은 요가 니드라가 달리 얻어지는 것보다 훨씬 더 이완된 수면상태를 증진시킨다는 것을 뜻한다.

대부분의 사람들은 근육·정신·감정적인 3중의 긴장을 해결하지 않고 잔다. 왜냐하면 그들은 알파 우위와 베타와 델타 사이의 전체적 이완이라는 플랫폼이 없이 베타 상태에서 델타 상태로 직접 들어가기 때문이다. 이것이 바로 많은 사람들이 아침에 일어나 피곤해하는 까닭이다. 깊은 이완은 심지어 수면 중에도 알파파가 성별해질 때만 일어난다. 훈련되지 않은 보통 수면과 요가 니드라의 차이는, 요가 니드라에서는 알파파 우위와 전체적인 이완이라는 중간 플랫폼이 베타 우위의 깨어 있는 상태와 느린 델타 리듬 패턴의 깊은 수면 사이에서 개발된다는 것이다. 이것이 바로, 요가 니드라를 통해 창조되는 휴식의 질이 몸과 마음에 모두 이롭고 원기를 회복시켜주는 까닭이다.

요가 니드라는 니드라와 전혀 다른 의식 상태인 것으로 여겨진다. 니드라는 방법과 이유를 막론하고 잠을 뜻한다. 그러나 요가 니드라는 짐을 던져버린 뒤의 잠을 뜻한다. 그것은 절대적인 이완의 경험이다.

전체적인 마음 얼핏 보기

대부분의 사람들은 수면상태로 들어가면서 처음 몇 분 안에 자각을 상실한다. 그러나 수면의 입구에서 이 중요한 과도 국면을 연장함으로써 자각의 끈을 보존하는 것이 가능하다. 이는 의식적인 자각을 그대로 유지한 채 수면 상태를 경험할 수 있게 해준다.

요가 니드라의 궁극적인 결과는 모든 의식수준들 간의 전체적인 조화와 통합이다. 요가 니드라를 완성시키는 사람은 처음 세 가지 자각 상태들을 초월하여, 개인적인 의식 너머에 있는 네 번째 결합 상태—보편적인 의식과의 융합—로 들어간다. 종교적인 용어로 이 경험은 해탈 또는 신에 대한 깨달음으로 칭해져왔지만, 요가와 딴뜨라에서는 그것을 작용하고 있는 전체적인 마음의 경험으로 알고 있다.

대부분의 사람들에게는 꿈 상태와 깊은 수면상태의 내용물이, 꿈이나 몽환의 경지 또는 내면의 광경을 이따금씩 회상함으로써 의식적인 마음에 의해 우연하게만 얼핏 보인다. 심지어 이것들은 종종 너무 고도로 상징적이고 원형적이어서 의식적인 마음으로 이해되지 않으며, 그러므로 통합되지 않은 채 남아 있다.

그 결과 보통 사람은 자신의 보다 깊은 욕구, 역량, 속성들을 자각하지 못한 채, 크게 구속된 의식적인 마음의 범위 안에서만 산다. 의식이 단편적이기 때문에 그는 자신 안에 있는 광활한 지식의 원천을 두드리지 못한다. 꿈 상태와 수면상태의 심령적인 경험들을 의식적인 자각 속으로 재통합시키는 방식을 박탈당한 채 현대인은 자기의식의 모든 수준들을 이해하지 못하고 있다. 그는 자신이 누구이며 어디로 가고 있는지도 모르며, 이것이 진정으로 모든 고통의 원인이다. 이것 때문에 그는 자신을 받아들여 함께 조화롭게 살지 못한다. 그런데 어떻게 남들을 이해하고 그들과 평화롭게 지내기를 바랄 수 있겠는가?

요가 니드라는 각 사람 안에 있는 자아지식과 영감의 원천을 만날 수 있는 수단이다. 그것은 우리 자신의 의식이라는 보물창고를 체계적으로 조명하고 탐사한 다음, 일상생활을 풍요롭게 하기 위해 활용하도록 해 주는 '자가유도 꿈꾸기(self-induced dreaming)' 행법이다.

꿈꾸는 과정 제어하기

꿈은 심령적인 몸에서의 각성이나 방출 또는 폭발에 기인한 에너지 패턴들로 생긴다. 그것은 자발적으로 오며, 요가 니드라에서는 이 방출을 촉진시키기까지 한다. 일단 영적인 삶에서 어떤 단계에 도달하기만 하면, 꿈이 일어나고 있는 동안 그것을 변화시켜 실제로 자신의 꿈을 창조하는 것이 가능해진다. 그러나 이것을 하기 위해서는 꿈꾸는 자와 꿈의 이원적인 의식을 유지해서, 꿈꾸고 있는 동안 자신이 꿈꾸고 있다는 것을 알 수 있어야 한다. 이 꿈의식을 목격할 수 있는 능력은 동적인 형태의 쁘라띠아하라이다.

요가 니드라는 꿈에 대한 자각수준을 증가시킬 수 있는 최선의 방식이다. 많은 사람들이 꿈을 갖지만, 꿈에 대한 그들의 자각은 거칠고 비효율적으로 남아 있다. 이것이 바로 그들이 보통은 꿈을 기억하지 못하는 까닭이다. 꿈을 선명하게 시각화하는 것은 목격하는 의식이 각성되어 있을 때만 가능하다. 이 자각은 요가 니드라로 달성된다.

대뇌 각성

모호한 목격자 의식이 잠과 꿈의 경험 중에 유지될 수 있다면, 중추신경계와 그 작용에서의 근본적인 진화적 변화가 일어난다는 것을 연구자들은 지금 제시하고 있다. 이 변화는 아스트랄 차원, 심령적 차원, 원인적 차원을 포함한 인식의 미묘한 꿈 상태들을, 감각인식의 평범한 깨어 있는 상태와 동시에 경험할 수 있는 매우 두드러진 네 번째 의식상태의 경험을 수반한다.

깨어 있는 상태, 꿈 상태, 수면 상태의 동시적 자각을 포함하지만 그 중 어느 것에도 영향을 받지 않는 이 네 번째 초의식 상태는, 수천 년 동안 요가 문헌들에 분명하게 서술되어 왔으며 뚜리야(turiya)로 알려져 있다. 그것은 최근까지 연구자들에게 미지 · 미측량 상태로 남아 있다가 최근에야 실험실에서 명쾌하게 증명되었다.

신경생리학적인 관점에서 볼 때 이 네 번째 고조된 의식 상태는, '감정적인 뇌'의 대뇌변연계 중추들의 고조된 통제력과 감소된 각성 가능성과 함께, (목격하는 또는 '의식적인 뇌'로 알려진) 보다 높은 피질의 강화된 작용으로 뇌의 전기생리학적인 작용에 반영된다. 이는 동시적으로 줄어든 감정적 반응성과 함께, 고조된 내 · 외부 자각 수준들을 소유하고 있는 인간 인격의 진화에서 나타난다.

요가 니드라는 그리하여 증가하는 자아자각의 중단 없는 과정을 시작시킨다. 이는 뇌에서의 의식의 붙박이 통제 · 조절 메커니즘들을 재시동하는 것을 수반하며, 보다 커다란 자율적 안정성, 강화된 감정적 통제력, 점점 더 의식적이 되가는 운명에 반영된다.

스와미 라마와의 실험들

감각의식과 수면의식 사이의 과도기로 요가 니드라 상태의 입구가 있는 네 번째 통일된 초월적 의식 상태의 존재에 대한 현저한 실험상 증거는, 1977년 미국 캔자스의 메닝거 재단(Menninger Foundation)에서 처음 기록되었다.[1] 엘머 그린(Elmer Green) 박사의 지시 아래 연구자들은 뇌파도를 이용하여, 인도 요기 스와미 라마(Swami Rama)가 요가 니드라 행법을 통해 자신의 모든 육체적 · 정신적 · 감정적인 구조를 점차적으로 이완시키는 동안 그의 뇌파 활동을 기록했다.

그들이 기록한 것은 과학계에게는 계시였다. 그 스와미는 그의 뇌의 전기적 활동에서의 두드러진 변화에 의해 증명된 것처럼, 마음대로 다양한 의식 상태들에 들어갈 수 있는 역량을 증명했다. 실험실에서 자신을 이완시키자마자 그는 먼저 요가 니드라 상태로 들어가, 드문드문 떠다니는 흰 구름이 있는 텅 빈 파란 하늘을 상상하기만 함으로써, 예정된 5분 동안 70퍼센트의 알파파 방출을 일으켰다.

다음에 스와미 라마는 이어진 실험 시간 5분의 75퍼센트 동안, 더 느린 세타파를 수반한 꿈꾸는 수면 단계로 들어갔다. 그가 나중에 '시끄럽고 불쾌한' 것으로 묘사한 이 상태는, 의식적인 마음을 고요히 하고 잠재의식을 내보냄으로써 달성되었다. 이 상태에서 그는 각각의 원형이 그의 모든 자각을 사로잡으면서, 한꺼번에 갑자기 잠재의식과 무의식으로부터 잇달아 일어나는 원형 형태로 되어 있는 욕망, 야망, 기억, 과거 이미지들에 대한 내부적 경험을 가졌다.

마지막으로 스와미는 특징적인 느린 리듬의 델타파 패턴 출현으로 증명되는 (무의식적인) 깊은 수면 상태로 들어갔다. 그러나 전체 실험 시간 내내 그는 완벽히 자각상태로 있었다. 그는 그의 몸이 조용히 코를 골며 누워 있는 동안, 깊은 델타파 수면 기간 중에 과학자들 중 한 사람이 그에게 물었던 모든 질문을 포함하여 실험 중에 실험실에서 일어난 갖가지 일들을 나중에 회상했다.

의식의 요동치는 패턴들에 대한 그렇듯 놀랄 만한 정복은 이전에는 엄격한 실험실 조건에서 증명된 적이 없었다. 델타파를 일으키면서 깊은 수면을 경험하는 동안 의식적으로 자각하고 있을 수 있는 역량은 초의식적인 상태(뚜리야)에 대한 암시들 중 하나이다. 이것이 깨어 있음과 꿈꾸고 있음, 그리고 깊은 수면 사이의 종래 장벽들이 걷혀지면서 의식적 · 잠재의식적 · 무의식적인 마음의 동시적인 작용을 드러내주는 요가 니드라의 궁극적인 상태이다. 그 결과는 깨달은 단일한 의식 상태이며 완벽히 통합되고 이완된 인격체이다. 이 상태를 실현한 사람들은 전혀 꿈을 꾸지 않는다. 그들은 변하지 않는 하나의 존재 상태를 가지고 있다. 깨어 있음과 꿈꾸는 것이 그들에게는 똑같은데, 왜냐하면 그들은 네 번째 영적인 초의식 상태를 계속 경험하고 있기 때문이다.

초의식

과거에는 이 초의식 상태가 언제나 신비주의적이고 종교적인 용어들로 생각되었지만, 이제 그것은 생리적인 현실로 인정 · 정의되었다. 칼 융 같은 현대 심리학자들은 이 상태를 집단무의식 속으로의 융합으로 정의하고자 했다. 이제 초심리학, 프시 현상, 사이코트로닉스(psychotronics)에서의 연구는, 의식의 단일한 근간적 모체인 '우주심'이 실제로 존재한다는 실험적인 증거를 제공하고 있다.

 초의식적인 마음 또는 우주심은, 보통은 서로 다른 세 가지 자각 형태들을 분리시키는 장벽들이 요가 니드라와 명상 같은 행법들에 의해 제거되면서 점차적으로 깨달을 수 있다. 그때 비밀스럽고 알려지지 않은 개인의 무의식적인 마음이 밝혀지면서 초의식적인 차원 전체를 드러낸다. 전체적인 마음의 이 각성 과정이 해탈, 자아실현, 까이발야(kaibalya), 목샤, 사마디의 진정한 의미이다.

전체적인 마음 교육시키기

요가 니드라는 다만 스트레스를 해소시켜 깊은 생리적 휴식과 이완을 유도할 수 있는 효과적인 길에 불과한 것이 아니다. 이것이 학습역량을 증가시킬 수 있는 대단히 효율적인 수단이기도 하다는 사실이 지금 실험들에 의해 드러나고 있다. 요가 니드라는 앞으로 10년 안에 교수절차를 혁신시켜 모든 연령의 학생들이 노력 없이 지식을 자생적으로 흡수할 수 있게 하겠다고 약속한다.

어떤 어린이들은 배우고 싶어 하지만 그들의 의식적인 마음이 나약하거나 수용적이지 못하다. 요가 니드라를 통해 그들은 잠재의식적인 마음을 통하여 지식을 흡수할 수 있다. 요가 니드라를 수련하는 어린이의 학습역량은 현저하게 향상된다. 이전에는 자신들에게 너무 어려웠을 책들을 읽거나 수학문제들을 푸는 어린이를 보는 일은 커다란 놀라움이 될 수 있을 것이다.

요가의 교육체계

지식을 인간의 뇌에 이식할 수 있는 다양한 과정들이 있다. 지난 몇십 년 동안 많은 방법들이 교육체계로 도입되어 왔다. 가장 흔한 방법은 물론 상벌을 이용하면서 교실에서 가르치는 것이다. 교사는 수업을 하고 학생은 그것을 이해하려고 한다. 학생이 총명하다면 좋은 점수를 받지만 둔할 경우에는 그렇지 못하다. 이것은 교수체계일지 모르지만 분명히 교육체계는 아니다.

진정한 교육은 마음과 뇌의 행동을 교육시키는 것이다. 하지만 지난 몇십 년 동안 도입된 보다 새로운 교수형태조차도 이 목표에는 미치지 못한다. 대부분의 경우 학습과정은 지적인 수준에서 일어난다. 그러나 요가체계에서는 지식을 흡수하는 과정이, 보다 깊은 마음의 수준들에서 일어나는 자생적인 일이다.

태어날 때부터 삶의 모든 순간에 우리는 부단히 인상들을 받고 있다. 하지만 이것들은 들어갈 때와 같은 형태로 뇌에 등록되지 않고 상징적인 바이브레이션의 형태로 등록된다. 그러므로 진정한 교육체계라면 마음의 상징적인 성질을 고려해야 한다.

상징적인 방법들을 사용해서 가르칠 수 없는 과목은 없다. 특히 이 교육 형태는 둔한 유형의 학생에게 매우 적합하다. 총명한 어린이에게는 지적인 개념들을 직접 설명할 수 있는데, 그는 그것들을 이해할 수 있기 때문이다. 그러나 둔한 어린이는 의식적인 뇌, 지능이 정보를 직접 받아들이지 못하기 때문에 이런 식으로 가르칠 수 없다. 지식은 상징적인 형태로 그의 잠재의식적인 마음속에 직접 전송되어야 하며, 이것이 정확히 교육에서의 요가 니드라의 역할이다.

기억 작용 증가시키기

요가 니드라는 많은 선구적인 교육자들에 의해, 의식적인 회상을 증진시킴으로써 기억작용과 학습역량을 증가시키기 위한 수단으로 채택된 방법이다. 기억과정에는 두 가지 요소가 관련된다. 첫째는 정보를 흡수할 수 있는 뇌의 능력이며, 둘째는 그 정보를 나중에 회상할 수 있는 뇌의 능력이다. 요가 니드라는 동시적인 자각 상태와 더불어 잠재의식적인 마음에서 최대한의 수용성 상태를 확립함으로써 이 두 가지 수준 모두에서 효과가 있다.

우리가 잠들어 있는 동안 지식을 흡수하고 깨어 있는 상태 중에 그것을 회상할 수 있는 수면학습의 가능성은, 마음이 이완상태에 있을 때 암시에 의해 지식을 수동적으로 흡수할 수 있는 마음의 역량에 달려 있다. 언제나, 심지어 수면 중에도 각성되어 깨어 있는 의식의 차원이 있다는 것을 받아들일 수 있다면 그것은 설명할 수 없는 일이 아니다. 수동적인 목격자처럼 그것은 우리 일상생활의 모든 사건과 인식들뿐만 아니라 심지어 우리가 의식적으로 자각하지 않고 있는 것들조차 계속 기록한다.

예를 들어, 우리에게는 알려져 있지 않지만 청각기능은 자신에게 미치는 모든 소리를 계속 기록하고 있다. 이 인상들은 우리의 회색물질 컴퓨터인 대뇌피질의 광대한 기억 은행에 저장된다. 여기서 그것들은, 우리가 회상할 수 있는 길을 찾지 못할 경우 잠재적이고 접근 불가능하게 남아 있을 운명이 된다. 보다 이전의 경험들의 이 잠복적인 기록들을 의식 속으로 회상시키는 방법은, 평범하게 깨어 있는 상태 중에 적합한 자극을 주는 것이다. 예를 들어, 특정한 멜로디를 듣는 성인이 오랫동안 잊었던 어린 시절의 기억으로 갑자기 흘러넘칠 수 있다.

같은 식으로, 요가 니드라 중에 잠재의식적인 마음에 의해 기록된 정보도, 적합한 자극이 주어지면 접근하여 회복시킬 수 있다. 이 경우 자극은 수면 중에 흡수된 것과 같은 재료를 깨어 있는 상태 중에 재생시키거나 재독하는 형태를 취한다.

요가 니드라는 두 반구를 통합시킨다

요가 니드라는 과업에서 뇌의 두 반구, 즉 논리적이며 의식적인 왼쪽과 비논리적이며 잠재의식적인 오른쪽을 모두 사용하기 때문에 새로운 것을 배울 수 있는 적합한 상태라고 연구자들은 제안한다. 전통적인 교실에서 학생들은 주의를 기울이도록(좌반구 기능) 권장되지만, 강사가 말하는 것을 흡수하려 하는 동안 그들의 잠재의식적인 마음(우반구)은 학습과업과 직접 관계가 없는 신호들을 계속 기록하고 있다. 그러나 요가 니드라에서는 잠재의식에 의해 받아들여지고 있는 신호들이, 전체적인 마음이 그것들에 수용적이 되는 식으로 재편성된다. 그리하여 전체적인 뇌의 훨씬 더 많은 부분이 노력 없이 학습에 초점이 맞춰진다.

음악은 이 점에 관해서 가장 효과적인 매체이다. 적당한 음악을 듣는 동안 학생의 우반구는 완전히 개방적이고 수용적이며, 논리적이고 비판적인 좌반구는 수동적으로 남는다. 이것은 예컨대, 어려운 언어 수업이 잠재의식 속에 거의 동시적으로 끼어들 수 있게 해준다. 나중에 깨어 있는 평범한 상태에서 그 수업내용을 다시 읽으면, 논리적인 좌반구와 잠재의식적인 우반구 모두 새로 얻어진 지식을 통합·표현하는 것에서 적극적이 된다.

노력 없는 학습의 적용

이 상태를 이용하는 현재의 교육방법들은 괄목할 만한 결과를 내고 있다. 불가리아의 심리학자이자 소피아의 암시학 적용 연구소(Institute of Suggestopedy) 창립자 겸 소장인 게오르기 로자노프(Georgi Lozanov) 박사 같은 교육 혁신자들은 지금, 지식을 노력 없이 얻어 장애 없이 재각성시킬 수 있는 분위기를 창조하기 위해 요가 니드라를 활용하고 있다.[1]

학생들의 적극적이고 이완된 자각 상태가 배우고자 하는 욕망을 일깨우며 기억력을 향상시키고 억제를 감소시킨다는 것을 알아차린 로자노프는, 전통적인 교실 분위기를 완전히 바꾸는 교수 절차를 고안했다. 학생들을 안락의자에 편안히 앉히고, 교사들은 신중하게 교체되는 게임, 스케치, 영창, 이완, 호흡수련, 음악 등의 매체를 통해 자생적이고 이완된 자각의 태도를 점차적으로 창조한다. 수업이 진행되면서 학생들은, 종래의 교실 조건 아래서는 틀림없이 긴장, 지루함, 집중력 상실을 촉진시켰을 엄청난 양의 특정한 지식을 노력 없이 흡수한다.

이 행법을 사용하여 로자노프는 관례적인 방법에 요구되는 시간의 5분의 1로 한 외국어를 가르칠 수 있었다. 요가 니드라 상태의 특징을 이루는 깊은 이완과 자생적인 자각이라는 한 쌍의 조건 아래에서, 예외적인 회상력과 심지어 (기억증진증(hypermnesia: 기억이 지나치게 선명하게 떠오르는 상태)이라고 칭해지는) 사진술 같은 기억력의 현상도 체계적으로 계발될 수 있다는 것을 그의 연구 과정들은 보여준다. 이 특별한 세션들 중에 있었던 학생들의 뇌파 패턴에 대한 뇌파도 연구는, 발생되는 수동적인 자각 상태가 이 두 가지 요소의 조합이라는 것도 확인해준다. 이것이 행법 성공의 열쇠이다.

미국 플로리다 대학교 심리학자들은 이 형태의 언어교육의 효과성을 명쾌하게 증명했다. 그들은 5일 동안 러시아어에 대한 사전 지식이 없는 20명의 잠자는 학생들에게 영어 대응 단어들과 연결된 러시아어 명사를 녹음하여 틀어주었다. 뇌 활동에 대한 뇌파도 모니터링은 깨어 있는 정상적인 자각이 물러갔다는 것을 확인시켜주었다. 평균 기억률은 13퍼센트, 최고는 30퍼센트였는데, 이는 잠재의식적인 학습이 일어난다는 것을 분명히 보여주는 것이다. 게다가 평균 기억 점수는 처음 3일 밤의 10퍼센트에서 마지막 이틀 밤에 17퍼센트로 올라가, 수면학습이 시간과 함께 향상된다는 것을 보여주었다.

영어와 프랑스어를 모두 구사하도록 요구하는 캐나다 공무원들은 공무(公務)에서 로자노프의 요가 니드라 행법을 채택하여 현저한 결과를 얻었다. 외국어 학습이 다섯 배나 더 효과적이었을 뿐만 아니라, 프로그램을 이끄는 가브리엘 래클(Gabriele Racle) 박사에 따르면, "그 접근방식은 당사자 전체에 이익을 준다. 그의 정신신체적인 문제들(두통, 위경련, 근심)이 종종 사라질 뿐만 아니라 그의 인격이 계발되는 것을 볼 수 있다. 그는 더 자기확신적이고 더 창조적이 되며 자신을 더 쉽게 표현한다."[2]

여러 나라의 학교 교사들이, 수용성과 주의의 역량을 증대시키고 어린 학생들에게 학습의 즐거움을 일깨우기 위해 요가 니드라를 이용하고 있다. 의식순환과 시각화 같은 행법들이 어린이들의 이완과 흥미를 위한 역량을 높여준다고 그들은 보고하고 있다.[3] 각 어린이 안에 자제와 내적인 발견을 위한 견고한 내적 초점의 개발을 고무시키는 이완된 새로운 분위기에서는 피로와 권태가 사라진다. 어린이들은 피로하고 침체될 때마다 활용할 수 있는 자생적인 이완 방법을 흡수한다.

어린이의 심령적 계발

심령적인 수용성과 초감각적 인식(ESP: extrasensory perception)은 이완의 수준과 함께 증가하는 것을 알 수 있다.[4] 그러므로 요가 니드라는 감각적인 의식의 장벽 너머에 있는 심령적이고 직관적인 차원들의 경험을 촉진시키는 데 있어서 모든 요가 행법 중에 아마 가장 효과적일 것이다.

긴장이나 어려움 없이 정신적인 스크린을 '볼' 수 있는 어린이의 역량은 놀랍다. 많은 어린이들은 하고 싶은 대로 하게 놔두면, 객관적인 성인의 자각 영역에서, 그리고 날마다 희한하게 이어지는 놀이들을 통해 상상의 친구들과 안내자들이 매일 그들에게 충고해주는 내적인 경험의 차원에서 동시에 머물 수 있는 능력을 가지고 있다. 더욱이 그들은 부모나 교사가 요구할 때마다 이 사적인 내면의 차원에서 실제적인 성인의 현실로 노력 없이 옮겨갈 수 있다.

요가 정신생리학에 따르면 이것은, 미간에서 접촉되는 명령 중추 또는 직관의 자리인 아갸 차끄라가 어린이들에게서는 아직 자연스럽게 작용하기 때문에 가능하다. 보다 높은 의식적인 자각 상태들로 쉽게 접근할 수 있게 해주는, 내부로 향해 있는 이 '제3의 눈'은, 뇌의 중간선에 있는 척수 꼭대기에 자리한 송과선에 해당한다.[5]

여덟 살까지 이 샘은 크게, 그리고 작용할 수 있게 남아 있으면서 뇌하수체의 분비행위에 대한 통제 영향력을 발휘한다. 그러나 이 통제력은 사춘기 과정이 일어나면서 점점 철회된다. 뇌하수체는 그때 전체 내분비체계의 으뜸 샘(master gland)으로 자율적인 역할을 취하면서 생식샘들을 활성화시켜 성숙한 성적 행위를 시작시킨다.

성인의 삶의 시작과 함께 송과선은 일반적으로 화석과 같이 굳어지며, 그래서 어린이의 보다 높은 자각 차원들에 대한 경험도 침침한 기억에 불과해진다. 마음대로 시각화하고 공상할 수 있는 어린 시절의 역량은, 오늘날에는 성인의 삶 속에서 실제로 상실되어 현대인에게서 창조적인 인격의 선물들을 박탈하고, 그를 사회적으로 고립시키며, 그에게 감정적인 자기표현의 안락함을 거부하고, 그 결과 그를 주요 정신신체적인 질병들에 매우 취약하게 만든다.

요가 니드라는 도시의 기술문화에서 자라고 있는 어린이들의 미래의 심리적인 건강과 복지를 보장하는 데 대단히 중요한 역할을 할 수 있다. 자연과 동물들이라는 그 작용 이미지들은 도시의 거친 콘크리트 현실에 살면서 푸른 전경과 시골을 박탈당한 도시 어린이들에게 신선한 공기를 호흡하는 것으로 다가온다.

게다가 어린이가 라디오, TV, 컴퓨터, 만화, 영화스크린으로 둘러싸인 채 성장하는 현재의 오디오-비디오 시대는, 그 자신의 자생적인 상상적 작용들의 역설적인 퇴화를 일으킨다. 이는 그 아이 자신의 주관적 직관상(直觀像)의 역량들을 판에 박으면서 내적인 자각과 직관적인 지식의 자연스러운 흐름과 개발을 방해하는, 외부 환경으로부터 오는 무수한 이미지들의 제동 영향력에 기인한다. 그러나 요가 니드라는 이상적인 해독제이다. 그것은 그의 자연스러운 능력들을 보존·보강해주고, 그 아이의 창조적인 능력들을 가장 비인위적이고 자생적인 방식으로 계발해주는 것이다.

스트레스 중화시키기

1980년 호주 연방보건부가 수행한 한 조사는, 스트레스가 대부분의 사람들에게 관계되는 현대생활의 양상이라는 것을 보여주었다. 오늘날 많은 사람들에게는 생활이 너무 복잡하고 최면적이며 혼란스러워, 기회를 얻을 때조차도 속도를 늦추고 긴장을 푸는 것이 아주 어렵다.

현대의 사회·혼인·가족·공동체 생활의 긴장과 좌절, 여기에 경제적 '수지 맞추기'에 대한 부단한 관심은 삶을 안전밸브 없는 압력밥솥으로 빈번히 바꿔놓는다. 기도, 종교적인 예배, 운동, 창조적인 레크리에이션 같은 보다 전통적인 형태의 감정적·정신신체적인 해방을 박탈당한 채, 민감한 현대의 많은 남녀들은 탈출구 없이 점증하는 긴장의 상황에 직면한다. 밥솥이 폭발하면 정신적인 붕괴와 육체적인 질병이 흔하게 생긴다.

스트레스 반응

근심, 침체, 좌절, 분노의 상태들은 심계항진, 과도한 발한, 설사, 소화불량, 두통, 쇠약증을 포함한 다양한 육체적 반응을 수반한다. 이런 반응들은 몸의 생리적인 체계들이 스트레스에 적응하는 복잡한 과정의 산물이다. 이 과정은 캐나다의 한스 셀리에(Hans Selye)[1] 박사 같은 선구적인 연구자들에 의해 '스트레스 반응'으로 명명되었으며, 가속된 심장박동속도, 혈압 수준, 골격근육 긴장 수준, 혈액의 코티손(cortisone: 부신피질호르몬의 일종)과 노르아드레날린(noradrenalin: 부신분비호르몬) 수준 증가 상태들을 포함한다.

스트레스 조건이 지속될수록 몸의 저항력은 점점 약화된다. 몸의 모든 기관과 체계의 점점 더 동요되는 작용으로 자율신경계와 내분비선, 혈액의 화학물질과 호르몬 구성이 지속적으로 불균형이 된다.

심지어 휴식 중에도 몸의 평정이 점점 더 동요되면서 불면증, 근심, 짜증을 포함한 다양한 신경 증상들이 통상적으로 나타나며 종종 노이로제로도 이어진다. 불균형이 악화될수록 민감하거나 약화된 기관들에서의 육체적인 변화가 생긴다. 이런 식으로 천식, 위궤양, 고혈압 같은 주요 정신신체적인 질병들이, 몸의 생리체계들로 중계되는 제대로 처리되지 않은 심리적 긴장들로부터 발생한다.

인도 바나라스 힌두대학교의 우두빠(K. N. Udupa) 박사의 작업은, 스트레스 관련 이상들이 네 가지 인지 가능한 단계들을 통해 점점 발전한다는 것을 제시하고 있다.[2] 처음에는 근심, 짜증, 불면증 같은 심리적 변화들이 교감신경계의 과도한 자극에 기인하여 생긴다. 두 번째 단계에서는 고혈압과 급상승된 심장박동속도, 증가된 장 운동성 같은 뚜렷한 육체적 증상들이 나타난다. 그리고 세 번째 단계에서는, 더 깊은 육체적이며/이거나 생화화적인 불균형이 일어나며 기능저하 기관들의 증거가 임상적으로 나타난다. 마지막으로는, 외과적이거나 장기적인 약리학적 처리를 요구하기도 하는 심각한 증상들과 함께, 탐지 가능하며 가끔 되돌릴 수 없기도 한 병변들이 종종 나타난다.

요가 니드라는 스트레스를 중화시킨다

요가 니드라는 지금 많은 나라의 의사들에 의해 처음 세 단계의 스트레스 관련 질병에서 예방과 치료 요법으로 모두 처방된다. 또한 심하거나 구조적으로 되돌릴 수 없는 단계로 진행된 정신신체적인 이상들의 치료 기술에서 가장 효과적인 보조물이기도 하다. 여기서 요가 니드라는 효과적인 증상 경감을 제공해주며, 우울증과 장기적인 근심을 경감시켜주고, 고통을 받는 사람이 자신의 조건을 인정하고 받아들여 그것에 대해 가능한 최상의 견해를 발전시키도록 도와준다.

기술혁신에 의한 현대 생활스타일의 결점들은, 체계적인 깊은 이완을 달성할 수 있는 효율적인 과학적 방식을 찾고 있는 의사들을 포함하는 많은 민감한 사람들에 의해 인정되고 있다. 주관적으로 방향 설정되어 내부적으로 향해지는 요가 니드라는, 평온을 주는 피정(避靜)과 효과적인 대책을 모두 제공함으로써 그들에게 커다란 혜택을 준다. 이전에는 긴장하고 소외되었으며 좌절한 많은 사람들이, 일과(日課) 중에 요가 니드라를 포함시키기 위해 생활스타일을 수정함으로써 견해를 완전히 바꿨으며, 삶에 대한 이해와 경험을 크게 향상시켰다고 전하고 있다.

이완 반응

요가 니드라 상태는 시상하부에 의해 통합된 반응을 반영하면서, 감소된 교감(흥분) 신경 활동과 증가된 부교감(이완) 신경 작용으로 이어지는 것처럼 보인다. 이 '이완 반응'은 이른바 '파이트 오어 플라이트(fight or flight)' 반응(방위반응의 일종으로, 갑작스런 자극에 대하여 자기의 행동반응을 결정하지 못하는 상태)의 역 대응으로 생각될 수 있다. 잘 알려진 시상하부와 내분비선 망의 교감신경 과다활성화 상태는, 절박한 위험에 대한 반응으로 즉각적인 보호 작용을 위해 몸을 준비시킨다. 그것은 사람의 육체적인 존재가 부단한 위협 아래 있었던 초기 부족생활의 진화적인 유물이다.

불운하게도 이 메커니즘은 자율적인 통제력을 조금도 얻지 못한 오늘날의 평균적인 개인에게는 두드러진 경향이 되었다. 대단히 스트레스가 많은 현대 도시생활의 조건들은 우리 선조들의 이 비상대처 메커니즘이 영구적으로 활성화된 채 남아 있게 만든다. 이것은 심각하게 유해한 단기·장기적인 영향을 가지고 있다. 연구조사들은 아주 오래전인 1931년에 캐논(Cannon)이 동맥 고혈압과 현대사회에 도전하는 다른 정신적·정신신체적인 이상들 가운데 많은 것들에 대한 병인론(病因論)에서 정의한 '파이트 오어 플라이트' 메커니즘에 분명히 관련되었다.

요가 니드라에서 달성되는 이완 수준은 이 '파이트 오어 플라이트' 반응의 해로운 영향을 줄여주는 데 기여한다. 규칙적인 요가 니드라 수련은 고혈압 환자들의 최고혈압과 최소혈압 둘 모두에서 상당한 감소를 유발하며, 부신에 의해 분비되는 스트레스 호르몬인 아드레날린과 코티손의 순환 수준도 바꿔준다는 것을 연구는 보여주었다.

요가 니드라는 스트레스에 대한 신경체액의 반응성을 변화시킴으로써 작용하면서, 교감신경의 과다활동에 의해 유발되는 조건들과 본질적으로 반대되는 신체 조건들을 창조하는 것처럼 보인다. 요가 니드라 중에는 몸의 기관과 체계들이 깊은 생리적 휴식을 얻으며, 강력하고 고유한 몸의 갱생 메커니즘들이 가동되기 시작한다. 그 결과 신체 조직들이 스트레스에 생리적으로 대항하면서 그 해로운 영향력들을 덜 느끼게 된다. 요가 니드라에서 달성할 수 있는 깊은 근육·정신·감정적 이완 경험은, 육체 근저에 있는 에너지 체제의 심령적인 통로(나디)들 안에 있는 심령적인 에너지와 활력 에너지들의 균형을 가능하게 해준다. 이 에너지들의 자유로운 흐름은 최적의 육체적·정신적 건강의 기초를 형성한다.

스트레스 저항력 키우기

요가 니드라의 궁극적인 목적은, 스트레스를 주는 영향력들과 싸우고 빈약한 스트레스 관리에 의해 창조된 불균형을 시정하는 것 이상이다. 이 행법을 처음에 공식화한 리쉬들은 현대생활의 복잡성에는 관여되지 않았다. 그들은 요가 니드라를 자아실현(사마디)의 달성을 위한 직접적인 통로로 고안했다. 사마디는 많은 사람들이 믿는 것처럼 몽환의 경지나 무감각 또는 소극성의 상태가 아니다. '자아실현'이란 용어는 소극적인 경험을 암시하지만, 사마디는 동적인 활동과 자기표현의 상태이다.

요가 니드라 수련자가 얻는 약간의 사마디 체험은 그를 스트레스의 희생자로부터 인생의 승리자로 변모시키기에 충분하다. 현대생활의 압력, 불안, 어려움 속에서 스트레스에 대한 저항력이 생길 뿐만 아니라 그는 정신적인 고뇌, 감정적인 자기파괴, 육체적인 붕괴의 벼랑으로 이끄는 어려움, 긴장, 역경 상황들에서 성공하는 법을 배운다. 이것이 요가 니드라의 커다란 비밀이다. 그것은 스트레스에 대처하는 방법만이 아니다. 그것은 긴장을 인생에서의 더 커다란 자각, 효율성, 성취를 위한 디딤돌로 변화시켜 긍정적으로 활용할 수 있는 방법을 제공해주는 것이다.

성공의 길

요가 니드라는 '미리 사는' 과정에 의해 예기되는 스트레스에 대처하기 위해 활용될 수 있다. 스트레스를 주는 사건이나 충돌의 예견 가능한 모든 육체적 · 정신적인 세부사항을, 마치 그것이 완벽하게 일어나고 있는 것처럼, 상상 속에서 미리 연습할 수 있다. 이것은 인생에서 성공하기 위한 모든 요가행법들 중 가장 훌륭한 것 가운데 하나다.

걱정은 스트레스를 주는 상황을 쫓아내고자 하는 시도에서 비롯한다. 하지만 스트레스성을 증가시키면서 자신감 상실, 근심 노이로제, 정신신체적인 질병, 인생에서의 실패 등의 지점으로 악화시킬 뿐이다. 그러나 의지력이 실패하는 곳에서도 상상력은 성공한다.

상상의 긍정적인 힘을 활용하여 의식적으로 그것을 미래로 보냄으로써, 실패를 위한 여지가 남지 않는 행위과정을 계획할 수 있다. 예견할 수 없는 결과는 불가피한 성공으로 변화되며 인생은 '의식적인 연기(演技)'의 과정이 된다.

근년에는 이 과정이 저명한 스포츠맨, 코치, 트레이너들에 의해 인지되어 왔는데, 그들은 그것을 활용하여 성적을 보강해서 금메달을 따고 있다.[3] 그러나 자아실현 행법으로서의 요가 니드라의 진정한 잠재력은 이제야 가까스로 눈에 띄었다. 그것은 인생의 각각의 사건과 상황을 예외 없이 뜻밖의 횡재와 이정표로 변모시킬 수 있는 것이다.

뇌의 통제 중추들

요가 니드라가 중심적으로 뇌에 작용하여 신경계 전체에 이완을 유도하고 생리적인 체계들의 저항 수준들을 보강할 수 있게 해주는 정확한 메커니즘은 중요한 연구 분야가 되었다. 다양한 연구 단체들이 이 이완된 자각상태를, '입면기 상태', '창조적 순종', '이완 반응'을 포함한 서로 다른 용어로 정의해왔다. 그 각각은 요가 니드라의 같은 과정—자율신경계의 통제 메커니즘들에서의 근본적인 방출과 재조정이 일어나는 것처럼 보이는 깊은 정신생리학적인 이완과 신신내사 휴식의 상태—을 가리키고 있다.

이 경험의 생리적인 매개변수들 중 많은 것들이 이제 과학적인 실험에서 확인되었다. 그것들에는 증가된 전기피부반응(GSR: galvanic skin resistance)에 반영된 뇌의 전기적 리듬의 변화된 주파수, 감소된 심장박동속도와 최고·최소 혈압, 부신의 아드레날린과 코티손을 포함한, 순환하고 있는 '스트레스 호르몬들'의 변화된 수준, 감소된 교감신경 활동이 포함된다.

생리학적인 시험들은 감소된 신경증 지표, 강화된 집중 역량, 보다 높은 정신적 · 육체적 복지 수준들을 기록했다. 요가 니드라 수련 중에는 심리-생리적인 구조 전체에 고유한 치유 에너지들의 유리가 일어나는 것처럼 보이며, 이 분야는 현행 연구 중 많은 부분의 초점이 되었다.

시상하부의 역할

요가 니드라 상태가 모든 자율신경계의 통제중추로 봉사하는 뇌의 영역인 시상하부에 의해 통합된 반응을 나타낸다는 것을 실험 증거는 제시한다. 뇌의 뒷부분 아래에 있는 이 작은 지역은 매우 중요한 두 가지 역할을 한다. 곧 정신신체적인 작용과 신체정신적인 작용을 통합시키며 항상성 유지를 책임지는 것이다.

시상하부는 대뇌피질의 감각/운동 영역들을 통해 외부 환경으로부터의 입력물을 받는다. 그것은 또한 대뇌피질에 있는 그 밖의 다양한 '고요한 영역들'을 통해 보다 미묘한 심령적인 존재 차원들로부터 정보를 받는다. 시상하부를 통해 중재되는 환경 자극과 심리 내적인 자극 모두, 몸의 모든 생리체계 전체에서 자율적인 반응과 호르몬 반응을 촉진시키는 정신적 · 감정적인 반응들을 시작시킨다.

시상하부는 또한 뇌의 그 밖의 많은 중요한 지역들과 직접 연결되어 있다. 그것은 뇌의 기부에 있는 대뇌변연계와 편도선 세포핵 인의 '감정 중추들'의 신경섬유들에 의해 충분히 약화된다. 이 연결고리를 통해 우리의 생리적인 반응과 호르몬 반응은 직접 감정의 영향을 받는다.

시상하부는 또 수면, 각성, 깨어 있음의 패턴들을 책임지는 뇌간(腦幹)의 부분인 상승하고 있는 망상활성화체계(RAS: reticular activating system)의 일부를 형성한다. 이 메커니즘을 통해, 요가 니드라 수련자들에게서 관찰되는 변화된 수면 패턴들이 중재되는 것처럼 보인다.

뇌하수체의 역할

뇌하수체는 뇌의 아래 표면에서 나오는 작은 이엽(二葉) 중추 가지이다. 그것은 깔때기 모양의 줄기에 의해 시상하부 아래에 매달려 있다. 8세까지 그것은 송과선의 통제를 받지만, 송과선이 노쇠하면서 전체 내분비 망의 으뜸 통제 샘(master control gland)으로서의 우선적인 역할을 떠맡는다.

뇌하수체의 행위와 분비 패턴은 시상하부에서 조절되는 정신적·감정적 활동 수준들에 의해 직접 영향을 받는다. 이는 시상하부의 세포핵인으로부터 샘의 후엽에 걸치는 깔때기 모양 줄기의 긴 분비 축색돌기 아래로 흐르는, 생명유지에 필요한 신경분비액의 미세한 양을 통해 일어난다. 그리하여 뇌하수체는 시상하부 위로부터 신경분비 메시지를 받아 그 다양한 호르몬 산물을 혈류 속으로 직접 분비함으로써 반응한다.

생명유지에 필요한 약 20가지의 이 뇌하수체 호르몬은 의식적인 욕망, 이상, 소망, 열망들이 있는 몸의 감정적·본능적인 행동들을 조화롭게 통합시키는 것을 책임진다. 호르몬 방출인자들로 칭해지는 이 대단히 강력한 신경호르몬들의 아주 작은 농축액들은 혈액을 통해 제각각의 목표지점으로 여행하면서, 갑상선, 부신, 생식선(고환이나 난자)을 포함한 모든 내분비체계 샘들을 활성화하고 통제한다.

이런 식으로 뇌하수체 호르몬은 육체에서 생명의 모든 면에 관계된다. 그것이 바로 꾼달리니 요가의 과학에서 이 샘에 대한 정신생리학을 그렇게도 많이 강조하는 까닭이다. 송과선에 의해 조절되는 뇌하수체의 작용들은 꾼달리니 요가에서는 아갸 차끄라의 작용으로 인정된다. 요가 니드라는 이 심령중추를 각성시키기 위해 고안된 가장 강력한 수단 가운데 하나다.

명령 중추

꾼달리니 요가와 모든 딴뜨라 과학에서 아갸 차끄라는, 거친 물질적 구조 근저에 있는 보다 미묘한 쁘라나 몸의 구조에 있는 가장 중요한 심령 중추들 중 하나로 인정된다. 우리가 모두 동시에 작용하고 있는 정신적(내부적)·육체적(외부적) 활동 영역들의 통합자로 인정하는 아갸 차끄라는 '명령 중추' 또는 '구루 차끄라' 로도 칭해진다.

산스끄리뜨어 아갸(ajna)가 '명령'을 뜻하므로 그 이름은 가장 적합하다. 왜냐하면 관제탑으로부터의 중요한 명령과 지시들이 공항의 모든 교통 움직임을 관장하듯이, 일상생활의 모든 면을 조절하기 위해 필요한 생리적 행위와 반응을 촉진시키는, 생명유지에 필요한 호르몬 속달편이 이 샘으로부터 출현하기 때문이다.

뇌하수체성장호르몬(GH: Growth Hormone)은 우리 몸의 육체적인 성장과 발달을 지시하며, 갑상선호르몬방출요인(TRF: thyroid releasing factor)은 몸의 신진대사 속도를 책임지고, 성적·생식적인 반응들은 성선(性腺)자극호르몬에 의해 시작되며, 분만행위와 젖을 빠는 행위는 프로락틴(prolactin: 뇌하수체 전엽의 성호르몬)의 영향을 받는다. 늘 변하고 있는 환경상황에 대한 우리의 반응은 부신피질자극호르몬(ACTH: adrenocorticotrophic hormone)의 방출요인을 통해 중재된다. 더욱이 엔도르핀과 엔케팔린(encephalin)으로 알려진 뇌하수체 분비물들은 고통스러운 인식과 경험의 심령적인 통합에 관계되는 것처럼 보인다.

딴뜨라에서 아갸 차끄라는 바로 미간(브루마디아)과 같은 선상의 척주 꼭대기에 있는 것으로 여겨진다. 이 지점에서의 집중과 명상(샴바비 무드라 shambhavi mudra), 그리고 요가 니드라의 시각화 행법들을 활용하면, 대부분의 사람들에게 닫혀 있는 이 제3의 눈을 각성시킬 수 있다. 이 각성은 삶에 대한 더 커다란 시각과 목적, 이해를 선사한다. 직관의 형태로 된 내면의 안내는 각성되어, 모든 상황에서 완벽하게 반응하도록 우리를 이끌어주는 틀림없는 안내자로 점점 인지된다. 요가 니드라에서 각성되는 이 자각능력은 '내면의 구루'로 칭해진다. 이 부가적인 자각차원으로 요기는, 심지어 남들이 불가피하게 실패하는 곳에서도 성공을 보장해주는 삶의 미스터리들에 대한 시각을 가진다.

치료적인 적용

요가 니드라는 모든 종류의 질병 처리에서 광범위한 응용력을 가지고 있으며, 그 잠재력이 의사들, 심리학자들, 치유자들에 의해 충분히 인지되기 때문에 미래에 훨씬 더 커다란 역할을 하겠다고 약속한다. 치료책과 완화책 모두로서의 그 가치는 근년에 전 세계 많은 연구소에서 조사되어 대단히 좋은 결과로 나타났다.

요가 니드라는 그 자체로나 다른 전통적인 형태의 의학요법들과 결합되어 활용될 수 있다. 그것은 급성과 만성 질환 모두에서 특히 고혈압, 심장병, 관절염 같은 퇴행성 질환과 스트레스 관련 질환에서 유용하다는 것이 밝혀졌다. 천식, 위궤양, 편두통 같은 높은 정신신체적인 요소가 있는 질병들은 요가 니드라 요법에 이롭게 반응한다.

요가 니드라는 또한 전통적인 치료에서 난치성 통증, 열의 상실, 심리적인 침체가 주된 장벽들을 일으키는 재활의학과 노인병학 분야에서 중요한 완화 역할을 한다. 더욱이 요가 니드라는 축적된 긴장을 덜고, 스트레스 저항력과 전반적인 효율성을 증가시키며, 정신신체적인 질병의 전개를 예방할 수 있는 수단으로서 활동적이고 건강한 사람들이 수련할

수 있는 예방대책으로서의 가장 광범위한 적용범위를 가지고 있다.[1]

심리적인 질환

요가 니드라는 특히 일상의 심리요법에 반응이 없는 경우들에서, 전통적인 형태의 정신과 치료에 효과적인 보조요법이다.[2] 요가 니드라 수련자는 그 자신의 심리치료사가 되어 자신의 개인적인 문제들과 사람 간의 어려움들을 인지하고 체계적으로 경감시킨다.[3]

마치 원유가 유정(油井) 표면으로 올라오듯이, 요가 니드라에서는 잠재의식적인 마음을 두드린다. 심령적인 고통과 일탈행동의 근원인 이전에 억눌린 요소가 자생적으로 자각 속으로 올라오도록 허락되어 거기에서 의식적인 인격 속으로 재생·재통합될 수 있다. 그 과정은 이 잠재의식적인 요소를 해탈시키기 위해 고안된 특정한 이미지들과 원형들의 활용으로 용이해진다. 자기인식, 그리고 고통스러운 기억들에 대한 탈감작(desensitization: 알레르기 질환 치료법의 하나로, 개체의 과민성을 제거·감소시키는 수단)이 자생적으로 따른다.

요가 니드라는 모든 종류의 새로운 심리장애와 오래된 심리장애 모두를 위한, 특히 높은 근심수준들과 신경증 행동 패턴들을 위한 성공적인 요법이다.[4-6] 근심은 주관적인 긴장·염려·걱정의 느낌들, 그리고 자율신경계의 활성화로도 특징지어지는 불쾌한 감정적 상태 또는 조건이다. 요가의 이완 수련은 긴장을 효과적으로 줄여주고, 근심으로 고통받는 사람들의 심리적인 복지를 증진시켜주는 것으로 나타났다.[7] 두통, 현기증, 정신신체적인 가슴 통증, 심계항진, 발한, 복통, 신경성 설사 같은 내인(內因)에 의한 높은 근심의 증상들은 예외적으로 잘 반응한다. 심지어 심하게 동요된 사람들조차도 스스로 수련하여, 정기적으로 계획된 치료 세션들뿐만 아니라 그 어떤 배경에서도 증가하는 두려움이나 근심을 경감시키는 법을 배울 수 있다.

요가 니드라의 이완과 시각화는 또한, 행동문제와 사회·환경 부적응 반응을 가진 어린이들을 위한 탁월한 치료 행법이기도 하다. 소아과 의사, 아동심리학자, 치료교육가들은 지금 요가 니드라를 보다 전통적인 약물요법과 심리요법 양식들의 흥미진진한 새로운 부속 또는 대체요법으로 조사하고 있다. 예를 들어 미국과 유럽에서 행해진 연구들에서는, 요가 니드라를 배운 활동과다 어린이들이 상당히 감소된 활동과다 수준, 향상된 주의집중, 감소된 조바심, 보다 적은 이유 없는 움직임·시끄러움·행위, 감소된 골격근육 긴장 수준을 보였다.[8-9] 그 행법은 감정 결핍과 장애,[10] 행동장애[11]를 포함한 다른 아동심리학 영역들에서도 적용되어 대단히 좋은 예비 결과를 낳았다.

요가 니드라는 정신병원에서도 이용되어,[12] 환자들이 진정제와 수면제에 대한 의존성을 줄이고 자기신뢰를 증가시킴으로써 병원 체류기간을 줄일 수 있게 해주고 있다. 요가 니드라는 또한 대단히 동요된 환자들과 우울한 환자들에게 자살 예방책으로 가르쳐지고 있다.[13]

불면증

놀라운 것은 아니지만 요가 니드라는 잠이 들기 위해 요구되는 시간을 분명히 줄여주는 성공적인 불면증 치료법[14]이다. 취침시간에 요가 니드라를 수련하는, 이전에 불면증으로 고생했던 사람들은, 수련 중 어떤 단계에서 보통 잠에 떨어진다고 전하고 있다. 불면증을 위해서는 아사나와 그 밖의 육체적인 활동을 포함하며 낮잠을 배제하는 바쁜 일과 프로그램과 함께 요가 니드라를 채택해야 한다. 요가 니드라에서 능숙해지면 진정제와 수면제에 대한 의존성이 감소하며, 그리하여 악몽, 뇌파 패턴과 수면리듬의 혼란, 그 밖의 신경장애를 포함한 장기적인 부작용의 위험을 피할 수 있다.

약물중독과 알코올중독

현대생활에서 급증된 스트레스 수준에 대한 반응으로 담배, 알코올 그리고 그 밖의 자극제와 진정제에 대한 중독이 큰 문제가 되었다. 많은 사람들이 흡연과 음주가 긴장을 풀도록 도와준다고 생각한다. 그러나 이런 방법들은 결코 만족스러울 수가 없는데, 그것들은 약물과 알코올 오용의 부작용 없이 완전히 이완시켜 삶을 보다 충분히 즐길 수 있는 수단을 제공해주지 못하기 때문이다. 하지만 요가 니드라는 깊이 자리 잡힌 갈등과 긴장을 줄임으로써 전반적인 복지의 느낌을 증진시켜준다. 이는 약물 오용과 중독을 처리하는 데 도움이 될 뿐만 아니라 커피, 담배, 알코올[15]의 과도한 소모를 제지하도록 도와주기도 한다.

만성질병

만성적인 퇴행성 질병들에 대한 요가 니드라의 영향력은 여러 나라에서 조사되었다. 미국 데이비스에 있는 캘리포니아 메디컬센터 대학교가 장기적인 주요 장애로 고생하고 있는 환자들에게 행한 연구에서 연구자들은 만성병으로 고통 받으며 무능력하게 누워서만 지내는 모든 등급의 환자들에게 요가 니드라가 적용될 수 있다고 결론지었다.[16] 요가 니드라는 다음과 같은 여러 가지 두드러진 방식으로 이런 환자들의 삶을 향상시켜줄 수 있다고 그들은 전한다.

- 불면증과 수면장애를 경감시켜줌.
- 온건한 통증을 의식적인 자각의 장 밖에 유지해줌.
- 만성질병 속에서 사고방식을 너무 자주 악화시키는 절망과 침체

의 느낌을 부분적으로 경감시켜줌.
· 진통제, 수면제, 진정제에 대한 요구조건을 줄여줌.

요가 니드라는 통증을 경감시켜준다

요가 니드라는 뇌하수체를 자극하여, 통증을 억누르는 강력한 성분들을 방출함으로써 통증을 경감시킨다. 내부로부터 생기는 뇌 호르몬으로 엔도르핀과 엔케팔린이라고 하는 이 모르핀 같은 존재는 연구조사에 의해 발견되었다. 이 자연스러운 물질들은 극도의 스트레스와 장기적인 난치성 통증의 조건들 아래 뇌하수체에 의해 생산되어, 중추신경계 전체를 에워싸 지탱하는 뇌척수액 속으로 분비되는 것처럼 보인다.

합성적으로 생산된 그 어떤 약보다 뛰어난 효능을 가지고 있는 이 자연스러운 진통제들의 분리는, 몸이 그 자신의 약을 생산할 수 있다는 고대 요기들의 주장에 대한 확실한 증거이다. 이 물질들은 몸에 발생한 질병의 어떤 주변 초점으로부터 중계된 뒤에, 의식에 도달하는 고통스러운 자극에 대한 인식을 변화시키기 위해 뇌 안에서 중심적으로 작용한다고 연구자들은 제안했다. 요가 니드라는 쾌락/고통, 열/냉 등의 감각을 창조하고 특정한 얀뜨라들과 심령적인 상징들을 시각화함으로써, 뇌하수체로부터 생기는 이 마법의 분비물들을 열어 보이는 열쇠라고 해도 무방하다.

통증을 제어할 수 있는 요가 니드라의 능력은 미국 프레스비테리언 대학병원의 연구에서도 조사되었는데, 참여한 54명의 환자들에게서 진통제 치료의 필요성이 없어졌거나 눈에 띄게 줄어들었다.[17] 그들 중 3분의 2는 편두통이나 근육 또는 긴장 유형의 두통으로 고생하고 있었다. 나머지는 위통(위궤양 증후군), 어깨와 목의 통증(척추염 증후군), 아래허리 통증(디스크 증후군)을 포함한 장기적이거나 간헐적인 통증으로 특징지어지는 다양한 상태로 고통을 겪었다. 이어지는 6주의 요가 니드라 요법에서 환자들은 평균 81퍼센트의 효과적인 통증 경감을 보고했다.

편두통 환자에 대하여 캔자스 메닝거 재단에서 행한 또 다른 연구는, 바이오피드백(뇌파계에 의지하여 알파파를 조절, 안정된 정신 상태를 얻는 방법)의 도움을 받은 요가 니드라를 이용하여 증후군을 80퍼센트 효과적으로 경감시켰다고 보고했으며[18] 다른 연구들도 비슷한 발견을 했다.[19] 요가 니드라는 만성 관절염 통증 처리에서도 성공적으로 사용되었고,[20] 치과수술 중에 통증, 유혈, 침 흘림을 제어하는 것으로도 확인되었다.[21, 22]

임신과 분만, 월경 이상들

임신 중의 요가 니드라 수련은 자궁 내 성장과 발달을 위해 가장 이로운 조건들을 창조하도록 도와준다. 아기의 안녕을 크게 변화시키는 엄마의 혈액 속으로 스트레스가 호르몬들을 유리시킨다는 것은 지금 잘 인식되어 있다. 아드레날린과 노르아드레날린 같은 스트레스 호르몬들은 태반의 장벽을 지나 태아의 순환으로 들어간다. 거기서 그것들은 독소와 독으로 작용하면서 태아의 중단 없는 정신적·생리적인 발달을 방해한다. 그 결과 이완의 기술을 아직 모르는 스트레스가 많은 엄마들은 십대와 성인의 삶에서 부적응 행동, 호르몬 불균형, 내분비선 동요를 갖는 자녀를 생산하기가 보다 쉽다.[23]

요가 니드라는 또한 깊은 육체적 이완과 자생적인 호흡 자각이 약물 없는 진통과 분만을 위한 기초를 형성하는 르부아이에 기법(Leboyer technique)[24] 같은 자연스러운 출산법들에서 중요한 역할을 한다. 산전(産前) 의학 처리에서 요가 이완 행법들 훈련이 포함되는 산과병원에서 임신부들은, 진통 시작 전에는 덜한 근심, 그리고 진통과 분만 중에는 덜한 통증을 일상적으로 경험한다. 그 결과는 바람직하지 않은 합병증이 없이 자연스러운 출산을 경험하는 자신 있고 의식적인 엄마와 이완되고 상처 없이 바깥세계로 출현하는 건강한 아기이다.

요가 니드라는 월경불순(월경주기의 동요)과 과도한 월경 전 긴장증상 수준들과 연관된 통증의 경감을 위해 처방되기도 한다. 요가의 이완 훈련은 월경 장애와 생리통을 위한 종래 약물요법의 보조요법이나 대체요법으로 더 빈번하게 처방되어야 한다고 미국 이스트 텍사스 대학교 연구에서 연구자들은 결론지었다.[25]

노인 의학

프랑스의 한 노인병원이 수행한 최근 연구에 따르면, 요가의 이완은 노인들이 노년과 관련된 특정한 심리적 어려움들 중 많은 것을 극복하도록 도와준다.[26] 노인들은 자신감 상실, 낮아진 자긍심, 우울증, 채워지지 않은 의존 욕구, 외로움, 권태, 미래에 대한 두려움을 포함한 다양한 어려움에 직면할 수 있다. 요가 니드라는 심리적인 어려움들을 육체적인 증상들, 그리고 습관적으로 가는 세월과 연관된 불평들로 전이시키는 노인환자들에게 특히 도움이 된다. 이 환자들은 자멸적인 대처 메커니즘이 수정되지 않으면 무의식적으로 자신들을 육체적·정신적으로 빨리 악화시킨다.

요가 니드라를 배워 날마다 수련한 노인 환자들은 자신들의 문제를 더 잘 인지하고 처리하면서 좋은 건강, 자신 있고 적극적이며 독립적인 생활스타일, 미래에 대한 밝은 견해를 유지할 수 있다. 더욱이 요가 니드라는 개인적이고 상황적인 어려움에 대해 소통할 수 있는 환자들의 능력을 향상시켜주며, 그리하여 더 큰 결실을 맺는 치료관계로 발전될 수 있게 해준다고 연구에 참여한 의사들은 전했다.

정신신체적인 질병

요가의 이완요법은 암, 기관지 천식, 대장염, 위궤양을 포함한 심한 정신신체적인 질병의 처리에서 다른 의학·요가 과정들과 결합하여 효과적으로 처방되어 왔다. 이런 것들은 심리적 요소들이 보통 지배적인 역할을 하는 질병조건들이다. 천식 발병, 암 증식, 궤양 증상의 악화, 결장 염증은 감정적인 불안, 사람 간의 스트레스, 심리 내적인 갈등, 과민성, 거부, 좌절, 억압, 개인적인 고립 그리고 그 밖의 깊이 자리 잡힌 감정적 위기에 대한 복잡한 정신생리적인 반작용으로 빈번하게 생긴다. 요가 니드라 요법은 이런 근간적인 심리적 요소들을 의식적·잠재의식적으로 인지·분석시켜 억눌린 갈등들의 방출을 시작시킨다. 그러므로 그것은 모든 정신신체적인 조건들에 대한 요가적·의학적인 처리의 중요한 일부이다.

감정표현불능증
정신신체적인 환자들이 다른 사람들과 비교하여 억눌리거나 무력해진 공상생활로 종종 고통을 겪는다는 것을 연구자들은 최근에 자각하게 되었다.[1] 감정표현불능증(Alexithymia)이라고 칭해진 이 상태는, 고정된 실리적 사고방식, 그리고 보다 깊은 느낌과 감정을 적합하거나 수용적인 방식으로 유별나게 표현하지 못하는 것으로 이어진다. 대신에 표현과 배출을 박탈당한 감정이 잠재의식적인 마음속으로 다시 억눌리면서 고혈압, 대장염, 천식, 습진 같은 정신신체적인 질병 과정을 자극한다.

이는 정신신체적인 질병으로 고통 받는 사람들의 높은 비율이 요가 니드라에 호의적으로 반응하는 이유를 설명해준다. 증상경감과 더불어 그들은 이전에는 갇혀버린 채 미지로 남아 있었던 시각화와 원형의 심상을 방출하면서, 그 증상경감에 대응하는 내부차원의 각성을 경험한다. 육체적인 증상들의 경감은 잠재의식적인 긴장들이 풀릴 때, 심지어 종래의 요법들 그 무엇으로도 경감을 얻지 못한 환자들에게서도 거의 기적적으로 온다.

천식

천식은 기관지 경련, 기도에서의 진하고 끈적끈적한 점액의 과도한 생산에 기인한 호흡곤란 발생으로 특징지어지는 조건이다. 심리적인 요소와 생리적인 요소 모두 천식 발병 중에 기도 장애에 기여한다. 깊은 근육이완, 시각화와 심상을 이용한 심령적인 탈감작, 자기암시(상깔빠)를 포함한 요가 니드라의 다양한 단계와 행법들은, 천식이 있는 어린이들과 성인들을 대상으로 한 임상적인 시도에서 지금 가치가 검토되었다. 이런 연구들은 요가의 이완이 호흡작용, 기도지경 그리고 그 밖의 생리적인 매개변수들에서 주관적인 향상과 임상적으로 객관적인 향상을 모두 낳는 의미심장하고 효과적인 치료양식이라는 것을 발견했다.

모든 형태의 요법이 이렇듯, 요가 니드라에 대한 천식환자의 반응정도는 나이, 상태의 심각성 같은 요소들에 의해 영향을 받는다. 그럼에도 불구하고 요가 니드라를 수련하는 천식환자들의 경우 발작의 빈도와 심각성이 상당히 감소되었다는 것이 보고되었다. 많은 사람들이 약에 대한 의존성을 크게 줄일 수 있었으며, 상당한 비율이 약물치료를 완전히 중단할 수 있었다.[2, 3] 한 연구에서는 27명의 천식환자 중 18명이 요가 니드라, 쁘라나야마 그리고 그 밖의 요가 끄리야(kriya: 행위 또는 운동)들의 강도 높은 훈련 뒤에 호흡작용의 향상과 더 커다란 호흡의 자유를 보였으며, 63퍼센트는 폐활량계로 재시험했을 때 기관지의 분명한 이완과 팽창이 있었다.[4]

요가 니드라 상태는 텍사스의 한 소아과의사에 의해 청소년들의 심한 천식을 치료하기 위해서도 활용되었다.[5] 이 아이들은 편안한 자세로 몸을 이완시킨 뒤에, 즐거움을 주는 정신적 이미지를 만들어냄으로써 스스로 요가 니드라 상태를 유도하는 법을 배웠다. 한 소년은 허파가 씻겨 나갈 때 따라 달리며 자유롭게 숨 쉬고 있는 자신을 상상했다. 요가 니드라를 배운 뒤에도 아이들은 여전히 천식발작으로 고생했지만, 발작이 더 짧고 빈도가 덜해져 의사에게 가거나 병원에 입원하는 숫자가 더 적어졌다. 아이들 모두가 아무런 역효과 없이 약물치료를 중단할 수 있었으며, 다음 7개월 동안 계속 좋아진 채로 있었다. 달리고 있는 자신을 시각화한 소년은 실제생활에서도 경주에서 승리했다.

대장염과 위궤양

과민성 대장염과 궤양성 대장염은 약해지고 염증이 생겨 마침내 궤양이 생기게 되는 정신신체적인 대장 이상과 밀접하게 관련 있다. 주 증상은 재발성 설사이다. 음식물 오용으로 상태가 빈번히 악화될지라도 그 원인은 우선 심리적인 것이다. 그래서 스트레스를 받으면 상태가 확 나빠졌다가 의학적인 치료를 받고 나면 누그러지는 것이다. 학생의 시험 전

설사와 같이 심하지 않은 경우에는 일단 심한 스트레스 상태가 지나면 스스로 해결된다. 다른 경우에는 직장이나 집안 문제로 좌절할 때 발작 증세를 촉진시킬 수 있다.

스웨덴의 한 연구는 3주의 이완훈련 뒤에 과민성대장 증상이 누그러졌다고 보고했으며,[6] 인도 바나라스 힌두대학교 아유르베다 의과에서 행한 통제된 연구에서는 아유르베다 치료, 음식물 조절과 함께, 샤바아사나를 포함한 특정한 아사나들의 일과 프로그램에 의해 심하고 오래된 궤양성 대장염이 치유되거나 효과적으로 조절되었다.[7]

위궤양은 점액 내층의 침식과 위나 십이지장 벽에서 고통스러운 궤양 구멍의 점차적인 형성으로 이끄는 과도한 산 분비와 위 염증의 상태이다. 걱정, 정신적인 혼란, 좌절에 대한 내성 부족이 질병소인들이며, 종종은 담배, 알코올, 자극적이고 기름진 음식처럼 위에 자극을 주는 것들을 과도하게 섭취함으로써 수반되기도 한다.

새롭게 진단된 재발성 궤양들은 종래의 약물치료를 겸하거나 하지 않고, 평소의 집안 상황이나 직장 상황에서 떨어져 있는 요가 아쉬람이나 종래의 병원 치료 분위기에서 한 달 동안 관리된 요가 니드라 요법과 음식물 조절에 가장 이롭게 반응한다. 이런 식으로 궤양의 수술치료를 빈번하게 피할 수 있다.

암 치료에서의 요가 니드라

요가 니드라는 모든 단계와 유형의 암에서 치료의 한 형태로 채택될 수 있다. 그것은 특히 명상요법과 결합하여 권장되는데, 다리를 포개고 앉는 자세들 중 하나로 앉아서 하는 강도 높은 명상과, 이어서 샤바아사나로 하는 요가 니드라를 수반한다. 이런 식으로 집중과 이완 사이의 결정적인 균형이 확립된다. 명상이 노력을 수반하는 한편, 요가 니드라는 이완, 순종, 내려놓음을 수반한다.

요가 니드라는 암 치료를 위해 많은 방식으로 특정하게 적용될 수 있다. 무엇보다도 먼저, 이전 삶의 기억들과 경험들이 잠재의식적인 마음으로부터 올라와, 부적응 문제점들을 알아차려 바로잡을 수 있다. 이것은 결여된 면역방어 메커니즘을 강화시키고 무질서한 종양세포들의 계속되는 성장과 증식에 상반되는 생리적인 조건들을 창조하는 것처럼 보인다. 그것은 깊이 억눌린 기억 · 경험 · 환상들을 일깨우기 위한 심상과 원형적인 상징들에 의해 촉진될 수 있다.

둘째, 요가 니드라에서는 쁘라나(원생질 에너지)의 각성과 동원, 그리고 몸 전체로의 쁘라나의 의식적인 유도가 계발된다. 딴뜨라에서 이것은, 보다 깊은 요가 니드라 상태들에서 드러나는 쁘라나 비디아(prana vidya: 쁘라나 과학)로 알려진 특정한 치료과학이다. 이 체계는 심령적 · 쁘라나적 · 정신적인 치유의 기초를 형성한다. 요가 니드라와 쁘라나 비디아 사이의 다리는, 갖가지 유형의 치유 세력 · 에너지 · 형태의 의식적인 시각화 · 투사 · 구현에 의해 건설된다. 치유는 육체 안으로 보내지는 빛이나 에너지의 흐름으로 시각화될 수 있으며, 다른 식으로도 경험될 수 있다. 그것은 의식적인 상상으로 시작되어, 수련이 진전되면서 실제 경험이 될 수 있다. 이것을 쁘라나 치유라고 한다.

치유는 창조적인 공상과 이미지 시각화에 의해 정신적인 수준에서 시작될 수도 있다. 여기서 암은 크기가 움츠러들고 있는 것으로 시각화된다. 한 떼의 백혈구가 만들어내져 암세포들과의 전투로 보내지는 것이다. 몸은 완벽한 건강체로 거듭거듭 시각화된다. 이것이 정신적인 치유이다.

암 치료에 대한 요가 니드라의 최종적인 적용은 잠재의식적인 의지(상깔빠 샥띠) 계발을 증진시키는 데서 이루어진다. 암 치유에는 지속적이며 엄청난 인내와 의지력이 필요하다. 이것을 달성하기 위해서는 요가 니드라 중에 상깔빠를 수련한다. 상깔빠는 요가 니드라 수련 중에 이완의 경험이 깊고 잠재의식적인 마음이 드러나 접근 가능한 특정한 시간들에, 잠재의식적인 마음속으로 하나의 씨앗처럼 방출되는 개인적인 결심이다. 여러 해에 걸친 우리 자신의 실험들은, 이 세력이 의식적인 자각의 영역 속으로 일어나면 삶에서 불가능한 것도 일으킬 수 있다는 것을 의심의 여지없이 보여주었다.

암 연구조사

요가의 이완과 명상 단독으로나 수술, 화학요법, 방사선요법 같은 현존하는 형태의 암 치료법들과의 결합에 의해, 어떤 암의 성장에 정확히 어느 정도까지 직접 영향을 줄 수 있는가를 결정하기 위한 연구조사가 현재 진행 중이다. 호주의 정신과의사 에인즐리 미어레스(Ainslie Meares) 박사의 작업은 지금까지 가장 많은 확신을 주는 연구증거이다. 그는 명상에 따르는 직장암의 분명한 퇴화[8]와 허파의 1기암으로부터 발전하고 있는 전이(2차)암들의 완화를 증명했다.[9]

    암 치료에서 요가 이완의 의미심장한 임상적 시도들은 미국 연구자들에 의해서도 보고되었다. 예를 들어, 텍사스의 방사선치료사 시몬튼(O. C. Simonton) 박사는 특정한 형태의 요가 니드라가 방사선치료 중인 암환자의 수명을 상당히 증가시켰다는 것을 한 통제된 시험에서 발견했다.[10] 시몬튼이 적용시킨 시각화 수련에서 환자들은, 그들 자신의 백혈구들이 암세포들을 적극적으로 공격·극복·파괴하는 것을 상상했다. 이는 환자의 면역반응을 촉진시키면서 상태의 객관적인 호전으로 이어져 결국엔 질병 증세와 징후가 부분적으로 소실되거나 심지어 완전히도 소실되는 것처럼 보였다.[11]

암 치유는 흔히 의학자들에 의한 첫 발견과 치료 뒤 5년의 생존율 측면에서 판단된다. 아직까지는 암 처리에서 명상과 요가 니드라의 정확한 역할에 대한 판단을 하는 것이 너무 이르다. 그럼에도 불구하고 결과는 가장 유망하며, 전 세계 많은 의사들과 연구자들은, 요가 니드라가 건강해지기 위한 환자 자신의 의식적인 노력을 최대화함으로써 암 치료의 효과적인 한 형태가 된다는 것을 더욱 확신해가고 있다.

심장혈관질환

근년에 요가 니드라는 퇴행성·국소빈혈성 심장질환의 처리에 있어서 효과적인 예방·경감·치유 행법으로 출현했다. 종래 의학요법들의 보조요법으로서 요가 니드라는 심장보호장치 이용 중의 급성 경색 이후 상황으로부터 심장기능부전과 협심증 처리까지, 또는 집에서 '심장 불구자'로 살고 있는 이전 심근경색 희생자의 갱생까지, 다양한 모든 수준의 심장손상에서 중요한 역할을 한다.

요가 니드라는 단순한 자빠(japa) 요가(만뜨라 암송의 요가)와 같은 이완 반응을 통해 작용하는 것처럼 보이는데, 시상하부로부터 교감신경계를 경유하여 심장의 전도 섬유들로 중계되고 있는 환경적이며 심리 내적인 스트레스의 부담을 줄임으로써 심장의 긴장과 발작의 근본적인 원인을 경감시키는 것으로 발견되었다.[1] 그 결과 심장박동속도, 혈압, 심장혈관근육의 작업부하가 감소된다.[2]

심장병과 성격

심리학자들에 따르면 국소빈혈성 심장질환, 동맥경화, 심근경색, 협심증 같은 퇴행성 심장병으로 죽는 사람들은 종종 같은 심리적 패턴에 부합한다. 그들은 긴장되어 있고, 야망이 있으며, 독단적이고, '성공적인' 사람들인 것이다. 이것은 때 이른 경색이나 그 밖의 심장 사건을 겪을 보다 높은 위험에 처해 있는 것으로 보이는 이른바 'A형 성격' 이다.[3]

심장병에 걸리기 쉬운 사람은 강제적으로 일하고, 과도하게 먹고 마시며, 적당히 긴장을 풀거나 운동하지 못하는 사람인 경향이 있다. 그는 종종 감정적인 긴장을 풀기 위한 긍정적인 배출구를 개발하지 못하여, 사실 매우 민감하지만 깊숙한 느낌을 억누를 때는 냉혹하고 무표정하게 보인다. 이런 느낌들은 한 차례의 좌절, 격노, 분노, 열정, 폭력으로 표현을 찾는다. 이 빈번한 감정적 압력의 축적은 심장에 엄청난 긴장을 부과하고 그것을 혹사시킴으로써 이른 나이에 때 이르게 약해지게 만든다.

요가 니드라는 심장혈관 관리에서 탁월한 예방·치유 과정으로 출현하고 있다. 그것은 보다 이완된 정신적 태도와 감정적인 상태를 유도하여, 수련자로 하여금 일상생활의 스트레스에 무사히 성공적으로 견딜 수 있게 해준다.

콜레스테롤과 지질 수준에 대한 영향

이스라엘 텔아비브 대학교에서의 한 중요한 연구에서, 요가 니드라는 심장병 환자들의 혈청 콜레스테롤 수준을 상당히 낮췄다.[4] 다른 연구들은 지질(脂質), 젖산염, 알도스테론, 테스토스테론, 아드레날린, 도파민 베타 수산기(dopamine-beta-hydroxylase)를 포함한 신진대사와 내분비 '스트레스 호르몬들' 의 보다 낮은 순환 수준들을 보고했다.[5]

고콜레스테롤혈증은 심장 대동맥 질환과 일반화된 동맥경화에서 가장 분명하게 인지되는 위험요소들 중 하나이다. 혈액의 지질과 콜레스테롤 수준이 지속적으로 상승되는 심장병 환자들의 혈청은, 포화(동물성)지방이 적은 음식물을 먹는 건강한 사람의 맑고 물 같은 혈청과 대조적으로 뿌옇고 진하며 흐리다. 시간에 걸쳐 동맥 줄기 전체로 이 끈적이는 무거운 액체를 계속 펌프질하는 것은, 마치 진한 기름 혼합물을 펌프질하는 모터가 물만 펌프질하는 것보다 훨씬 더 빨리 고장 나는 것처럼, 심장근육에 커다란 긴장을 부과한다.

과거에 의학자들은, 저지방 음식물과 결합시켜 (콜레스티라민 수지 같은) 특정한 약물요법에 의해 고콜레스테롤혈증을 다스리고자 시도하여 제한적으로 성공했다. 요가 니드라는 이제 심장질환에서 이 치명적인 위험요소를 낮추는 데 효과적인 보조대책을 제공한다.

남성 호르몬의 영향

불안정한 감정 상태들과 감정적인 긴장의 갑작스런 방출에 기인한 혈압의 요동은 언제나 심장혈관 건강에 해로운 것으로 여겨져 왔다. 미국 샌안토니오의 텍사스대학교 연구자들은 남성 호르몬과 심장혈관 손상 사이의 분명한 연관성을 최근에 발견했다.[6] 그들은 대동맥들과 심방들의 벽 안에 있는 테스토스테론 분자들을 위한 특정한 수용체 장소들을 발견했다. 통제되지 않는 감정적 행동의 조건들 아래 일어나는, 혈류 속으로의 과도한 테스토스테론 유리는 이제 심장과 혈관을 손상시키는 것으로 믿어지는데, 호르몬 분자들이 이 수용체 장소들에 붙기 때문이다.

선구적인 심장이식 의사인 크리스티안 버나드(Christian Barnard) 박사를 포함한 많은 심장병학자들은 감정적인 행동 패턴과 내분비 패턴에 안정과 조화를 주는 이완과 그 밖의 요가행법들의 가치를 인지하고 있다. 그들은 때 이른 심장마비 예방을 위해, 그리고 근심과 두려움에 찬 심장병 환자들에게서 깊은 정신, 육체, 심장의 이완을 유도하기 위해 요가 니드라를 일상적으로 처방한다.

협심증과 심근경색

협심증은 심장근육이 그 당면한 필요성에 대처하기 위한 적절한 혈액공급을 일시적으로 박탈당할 때 생긴다. 심장기능부전의 이 특징적인, 지나가는 가슴 통증은 운동이나 분노, 격노, 열정 같은 감정적 반작용에 기인한 증가된 요구 조건들 아래서 발생한다. 이 통증들은 육체적인 휴식과 정신적인 이완에 의해 경감된다. 과거에 과학자들은 협심증의 주원인이 심장근육에 혈액을 공급하는 심장동맥의 사전 경화라고 여겼다. 그러나 이 요소는 부차적으로만 중요할 수 있다.

심근경색은 휴식으로 경감되지 않는 심하고 지속적인 가슴통증이 그 전조가 된다. 그것은 심장근육부분이 혈액공급을 완전히 박탈당할 때 발생하며 끝내는 죽음으로 이어진다. 협심증과 달리 심근경색은, 색전(塞栓: 혈액 속의 다른 물질·기포 따위)의 덩어리 형성이나 침전에 기인한 아주 작은 심장동맥 중 하나에서의 혈액 흐름의 전체적인 장애인 혈전색전증 탓이었다.

심장혈관경련

임상실습에서는 특히 심장 통증의 초기에는 협심증과 심근경색을 구별하는 것이 종종 대단히 어렵기도 하다. 그럼에도 불구하고, 서로 다른 두 가지 메커니즘(동맥경화와 혈전색전증)이 원인이라는 것이 일반적으로 받아들여지고 있다.

이탈리아 피사대학교에서 얻은 증거는, 심장혈관경련이라 칭해지는 하나의 근간적인 메커니즘이 협심증과 심근경색의 원인이라는 것을 강하게 제시한다.[7] 심장혈관경련에서는, 뇌의 대뇌변연계(감정적인) 중추들로부터 시상하부를 통해, 그리고 심장으로 이어지는 교감(혈관을 수축시키는) 신경섬유들을 통해 심장혈관으로 중계되는 감정적·심령적인 긴장에 대한 반응으로 심장 혈관이 부분적으로나 전체적으로 경련하게 된다. 이 혁신적인 발견은, 덩어리 형성과 동맥경화의 요소들이 심장통증을 시작시키는 데에 있어 주된 임상적 의미가 없는, 주로 사후의 사건들일 수도 있다는 것을 강하게 제시한다. 그러므로 심근경색과 협심증의 우선적인 요소는 발병 이전에 개인을 선취하고 있는, 특히 무거운 감정적·심령적인 긴장의 부담인 것처럼 보인다.

이완과 주의전환의 조합으로 심장병환자의 감정적·정신적인 상태를 바꾸고 초기 협심증이나 임박한 경색을 피할 수 있는 요가의 이완 역량은, 30여 년 전에 의학서적에 분명하게 기록되었음에도 아직까지는 의학계에서 널리 인정되지 않았다. 1948년 미국의 심장병학자 아론 프리들(Aaron Friedell)은 (요가 니드라에서 아눌로마 빌로마(심령적인 콧구멍 호흡)로 알려진) 주의 깊은 콧구멍 호흡이, 심장병환자들의 협심증 통증을 제어·경감시킬 수 있는 가장 효과적이고 즉각적이며 약을 쓰지 않는 수단이라고 기록했다.[8]

하지만 지금에야 국소빈혈증 심장질환을 위한 수 치료법으로서 요가 니드라의 중요성이 출현하고 있다. 이 행법은 깊은 정신적 평화와 감정적 이완 상태를 유도한다. 그것은 심장혈관경련을 신속하게 풀어주면서 협심증 통증을 경감시켜주고 그 초기의 잠재적인 경색을 피하게 해준다.

심장의 보호·관리 양식에서의 요가 니드라의 미래의 역할은 큰 것으로 보인다. 심장혈관질환 예방에 있어서 요가의 이완 수련의 가치는 꽤 잘 인지되고 수용되어 왔다.[9] 또한 급성심장질환의 경감에 있어서도 그 잠재력이 이제 분명해지고 있다.

고혈압

고혈압과 그 합병증은 현대 사회에서 죽음의 선도적인 원인이다. 이 스트레스 관련 정신신체적 이상에서는, 여러 달이나 여러 해 동안 동맥 망 곳곳에서의 장기적인 혈압상승 뒤에 심장, 혈관, 눈, 신장, 뇌의 광범위한 손상이 발생할 수 있다. 점점 더 많은 사람들이 오늘날 이런 합병증과 조기사망을 예방하기 위해 여생 동안 혈압약 치료처방을 받고 있다.

고혈압 환자 대다수(십중팔구)는, 의학자들이 원인을 발견하지 못한 본태성(또는 특발성) 고혈압으로 진단받는다. 이 환자들의 상당수는 그 어떤 곤란한 증상도 겪지 않는다. 지금까지는 평생에 걸친 혈압약 요법이 유일하게 효과적인 형태의 대책이었다. 불운하게도 이용 가능한 약물요법은 결코 이상적인 것이 아니다. 그것은 위험한 결과와 단축된 수명을 무릅쓰고라도 결과적으로 치료 중단을 선택하는 많은 환자들에게 큰 부작용들을 일으킨다. 이에 비추어볼 때, 미미하거나 웬만한 고혈압을 위한 안전하고 효과적이며 비싸지 않은 치료법으로서의 요가 니드라 이완의 출현은, 전반적으로 의사들과 환자들 모두에게 가장 고무적이다.

고혈압환자들의 상승된 혈압수준을 낮추는 데 있어서 요가 니드라의 효과성은 무수한 임상연구에서도 실증되었다.[5, 10, 15] 이 행법은 미미하거나 웬만한 고혈압으로 고통 받고 있는 환자들을 위해 여러 나라에서 의사들에 의해 이제 널리 처방된다.[10, 12, 13]

단독으로나 보조요법으로 채택되는 요가 니드라 요법은, 날마다 안내 받으며 3주나 그 이상 수련한 뒤에 수축기압(SBP: 최대혈압)을 평균 15~20mmHg(1헥토그램은 100그램), 그리고 확장기압(DBP: 최소혈압)을 10mmHg 줄여주는 것으로 나타났다. 그 결과 새로이 진단되었으며 자각증상이 없는 고혈압 환자들은 이제 수면장애, 우울증, 발기불능 같은 부작용이 심할 수 있는 혈압약과 약물치료에 의존하지 않고, 혈압을 수용한계까지 회복시켜 약물 이용을 사전에 배제할 수 있을 만큼 혈압을 자주 충분히 무력화시킬 수 있다. 더 심하거나 오래가는 경우에 요가 니드라는 유용한 보조요법으로서, 많은 환자들로 하여금 약물요법을 상당히 줄이거나 심지어 중단하게도 할 수 있다. 낮은 비율의 피실험자들만 이 행법에 반응하지 못한다.

연구조사

미국 스탠퍼드 의대에서 수행한 최근의 한 연구는, 요가 니드라 매일 수련에 의해 유도된 혈압감소가 온종일 유지되는 광범위한 효과가 있으며, 수련 세션에만 일어나는 일시적인 효과가 아니라는 것을 증명했다.[14] 캘리포니아의 랭글리 포터 신경정신병연구소(Langley Porter Neuropsychiatric Institute)에서 행한 또 다른 통제연구는, 고혈압환자들의 혈압과 근심 수준의 감소가 요가 니드라 훈련 뒤 12개월 동안 계속되었다는 것을 알아냈다.[15]

이런 연구들의 결과 요가 이완은 새로 진단된 심하지 않은 고혈압의 처리에서 가장 선호되는 치료법이 되고 있다. 더 심하거나 무반응의 경우들에서는, 종래 약물요법의 보조요법으로 이용하면 복용량과 부작용을 줄일 수 있게 해준다.

지금까지의 가장 의미심장한 조사 중 하나에서 대티(K .K. Datey) 박사가 이끄는 봄베이의 K.E.M. 병원 심장과 연구팀은, 고혈압에서의 이완 수련 효과의 가치를 검토했다. 환자들은 샤바아사나라고 하는 예비형태의 요가 니드라를 배웠다.

대다수의 환자들은 3주의 훈련 뒤에 분명한 증세호전을 보였다. 두통, 현기증, 신경과민, 짜증, 불면증이 거의 모든 사람의 경우 사라졌다. 다른 증상들은 덜 심해졌으며 주관적인 복지수준의 증가가 보고되었다. 52퍼센트의 환자들의 경우, 혈압 그리고/또는 약 복용량이 상당히 감소되었다. 연구자들은 '이 요법이 고혈압 치료에서 새로운 돌파구를 열어준다'고 결론지었다. 이 기념비적인 연구에 대해서는 부록에 충분히 수록되어 있다.

부록

스트레스와 심장병

대티(K. K. Datey)와 바가뜨(S. S. Bhagat)[*]

사람들은 오늘날 역사상 어느 때보다 큰 스트레스와 긴장 속에 살고 있다. 기술과 경제의 진보는 개인이 따라잡을 수 없는 속도와 생활스타일을 창조했다. 사람들은 자신들을 위해 창조한 괴물, 진보라는 괴물의 희생자이다. 정신적인 스트레스는 그가 '문명화' 되는 것에 대한 대가로 지불하는 벌금이다. 스트레스의 영향을 받기 더 쉬운 부류의 사람들이 있다는 것은 사실이지만, 그 누구도 그것에 면역되어 있지는 않다. 한계만이 다양한 것이다. 스트레스는 몸의 서로 다른 부분늘에 영향을 주어 갖가지 병으로 이끌 수 있다.

근년 들어 심장병과 고혈압의 발병률이 증가했다. 세계 구석구석에 고혈압이 만연함에도 그 원인에 대해서는 거의 알려지지 않았다. 고혈압 사례의 약 10퍼센트는 신장, 대동맥, 내분비선 등의 병에 부차적으

---

[*] 각각 봄베이의 요가심장연구소(Yoga Heart Research Centre)와 봄베이 봄베이병원의 의료연구소(Medical Research Centre) 심장과에 소속.

로 발생한다. 이런 것들은 2차적인 고혈압의 경우들이다. 다른 90퍼센트에서는 고혈압의 원인을 탐지할 수 없다. 이 경우들에서는 병인이 알려지지 않았으므로 그 상태를 본태성(本態性) 또는 특발성(特發性) 고혈압이라고 한다.

도시 사람들은 시골 사람들보다 더 높은 혈압수준을 가지고 있는 것으로 알려져 있다.[1,2,9] 이것은 필시 도시지역 사람들이 시골지역 사람들보다 훨씬 더 많은 스트레스를 받고 있다는 사실에 기인할 것이다. 더 높은 생활수준, 더 높은 교육수준, 더 많은 수입, 더 숙련된 직업은 더 높은 혈압수준과 연관되어 있다. 일정한 직업에도 더 많은 스트레스가 있다. 중역, 전문직업인, 마감시간이 있는 직업에 종사하는 사람들은 대부분의 시간 동안 스트레스를 받는다. 직업스트레스는 집단 간에 음식물, 유전, 비만, 흡연, 운동 같은 다른 위험요소들보다 더 큰 차이들을 만든다는 것을, 심장병환자들과 같은 수의 대조표준을 대상으로 한 한 조사에서 러섹(Russek)과 조먼(Zohman)은 주목했다.[8]

대부분의 고혈압환자들은 평생 동안 계속되어야 하는 약물로 치료받는다. 약물요법의 결점은 약의 비용과 부작용이다. 그러므로 약이 없이 혈압을 낮추도록 도와줄 다른 대책들이 환영받을 수밖에 없다. 여기가 바로 바이오피드백, 요가 그리고 그 밖의 이완 행법들이 중요한 역할을 하는 곳이다.

이 조사는 고혈압으로 고생하는 환자들에게서 이완 행법들, 바이오피드백 훈련, 샤바아사나(송장자세)의 효과를 찾아내기 위해 이루어졌다.

자료와 방법

총 27명의 고혈압환자들이 바이오피드백 훈련을 위해, 그리고 86명이 샤바아사나를 위해 응했다.

바이오피드백 집단

이 집단은 27명의 환자(남성 16, 여성 11)로 이루어졌으며 그들의 나이는 39세부터 78세에 걸쳐 있었다(평균 55세). 그들은 적어도 1년, 그리고 어떤 경우에는 20년까지도 고혈압을 앓고 있었다(평균 6.8년). 고혈압의 병인은 25명이 특발성이며, 2명은 콩팥에 있었다. 2명을 제외한 모두가 혈압약을 복용하고 있었지만 그들의 혈압은 적절히 통제되지 않았다. 20명의 고혈압환자 대조표준(남성 9, 여성 11)은 나이와 성을 치료집단과 가능한 한 가깝게 맞췄다. 이 집단에서는 18명의 환자들이 특발성 고혈압, 그리고 2명이 신장성 고혈압을 가지고 있었다. 두 환자 집단의 평균 혈압은 표 1에 나타나 있다.

본래 혈압은 피실험자가 처음 고혈압이라는 것이 발견되었을 때 기록된 것이다. 시도 이전 기준선 혈압은, 3일에 걸쳐 날마다 반시간의 휴식 뒤에 행해진 18회 판독치의 평균이다. 혈압은 선 자세, 앉은 자세, 누운 자세로 측정했으며 그 평균을 최종 판독으로 취했다. 대조표준집단에도 비슷한 판단기준이 적용되었다.

표 1. 치료집단과 대조표준집단의 평균 혈압

집단	치료집단	대조표준집단
평균 나이	55	57
본래의 최대혈압과 최소혈압	168/105	170/108
시도 전 최대혈압과 최소혈압	157/98	166/100
본래 평균치	126	128
시도 전 평균치	118	122

이 환자들의 증상은 다양했다. 빈도순으로 그것은 피로, 두통, 전력을 다할 때의 호흡곤란, 현기증, 짜증, 협심증이 있거나 없는 가슴 통증, 심계항진, 신경과민, 우울증으로 나타났다. 두통과 피로는 아주 흔했으며 환자들 중 각각 70퍼센트와 65퍼센트에 있었다. 치료집단과 대조표준집단의 증상은 비교가 되었다.

행법

모든 환자는 최대한의 협조를 얻도록 적절히 동기를 부여받았다. 그들은 평균 9주 동안 일주일에 세 번을 반시간의 세션 동안 개별적으로 참여했다. 그들의 혈압은 각 세션이 시작될 때와 끝날 때 선 자세, 앉은 자세, 누운 자세에서 기록되었으며 보통 수은혈압계가 사용되었다. 이것은 정확성을 위해 빈번하게 체크되었다. 모든 최소혈압은 다섯 번째 단계에서 측정되었다. 이 환자들은 이완 방법과 바이오피드백 방법의 훈련을 받았다. 대조표준집단 환자들도 9주 동안 1주일에 3번씩 참여했다. 그들의 혈압은 도착하자마자, 그리고 침상에서 반시간 쉰 뒤에 다시 측정되었다. 그들은 이완을 지도받지 않았으며 혈압수준에 대해서도 듣지 않았고, 그 어떤 바이오피드백 기구와도 연결되지 않았다.

훈련 세션은 안락한 온도의 방에서 이루어졌다. 외부 소음을 최소한으로 유지했지만 방을 방음처리하지는 않았다. 시작 전 한 시간 동안은 음식을 먹지 못하게 했으며 조이는 옷과 안경은 제거되었다.

훈련 세션 중에 환자는 검사침상에 충분히 긴장을 푼 채 누웠으며 눈은 감았다. 환자는 처음에는 천천히 그리고 리드미컬하게 숨을 쉬도록 요구받았으며, 리듬이 노력 없는 자연스러운 페이스를 취하도록 했다.

전체 세션 동안 환자는, 연속적인 소리 신호에 의해 전기피부반응을 그리는 바이오피드백 장치에 연결되었다. 피부반응의 변화는 크게 신뢰

할 만한 이완 정도의 측정을 제공해준다. 피부저항의 변화 원인은 완전히 알려지지 않았지만, 교감신경계의 활동에 비례하는 땀샘활동이 관계되는 요소들 중 하나이다. 이완이 진행되면서 피부저항이 증가하며 오디오 신호의 정점에서 방울이 생긴다. 그리하여 정확한 반응이 즉시 강화되면서, 바른 방향으로 노력을 계속하라고 환자를 격려한다.

세션이 끝날 때 각 환자에게는 세션 전후의 혈압수준이 통보되었다. 환자들은 하루에 두 번 집에서 이완을 수련하도록 권고받았다. 약의 복용량은 반응에 따라 조절되었으며 환자는 복용량 조절에 적극적으로 참여했다.

샤바아사나 집단

이 집단은 68명의 남성 환자와 18명의 여성 환자로 구성되었다. 그들의 나이는 22세부터 64세에 걸쳐 있으며 평균 40세였다. 그들의 본래 최대혈압은 160~270mmHg, 최소혈압은 90~145mmHg부터였으며 평균혈압은 186/115mmHg이었다. 고혈압의 병인은 62명이 특발성, 19명이 신장, 그리고 5명이 동맥경화였다. 샤바아사나 집단의 총 환자 수는 86명이었으며 이 환자들은 표 2에 보이는 것처럼 세 집단으로 나누어졌다.

집단 1은 15명의 고혈압환자로 이루어졌다. 이 집단은 어떤 혈압약도 받아본 적이 없었다. 그들에게는 샤바아사나를 가르치기 전 한 달 동안 플라시보(환자를 안심시키기 위해 주는 가짜 약) 정제만 주었다.

집단 2는 45명의 환자로 구성되었다. 이 환자들은 적어도 2년 동안 혈압약을 복용했으며 혈압이 적절하게 조절되었다.

집단 3은 26명의 환자로 이루어졌다. 이 환자들은 혈압약을 복용했지만 혈압이 적절하게 조절되지 않았다.

혈압약을 받지 않는 환자들의 혈압은 옆으로 누운 자세와 똑바로 누

표 2. 환자 수; 고혈압 병인

집단	특발성	신장	동맥경화	계
1. 약 복용하지 않음	8	4	3	15
2. 약으로 혈압을 적절히 조절	36	7	2	45
3. 약에도 불구하고 혈압이 적절히 조절 안 됨	18	8	–	26
계	62	19	5	86

운 자세에서 기록되었으며 자세로 인한 저혈압은 없었다. 반면에 혈압 약을 복용하는 사람들의 경우에는 옆으로 누운 자세, 앉은 자세, 선 자세의 세 가지 자세로 기록되었다. 평균치 혈압은 최소혈압에 맥압의 3분의 1을 더한 것으로 계산되었다. 집단 1의 옆으로 누운 자세에서의 평균치 혈압과 집단 2, 3의 세 가지 모든 자세에서의 평균치 혈압은 표 3에 있다.

환자들의 증상은 현기증, 두통, 심계항진, 무호흡, 협심증, 짜증, 불면증, 신경과민, 기진맥진 등이었다. 이 환자들에 대한 모든 조사는 샤바아사나 시작 전에, 그리고 이후에는 규칙적인 간격을 두고 이루어졌다. 전두근의 근전도는 운동 자체 중의 근육이완을 확인하기 위해 어떤 환자들에게서는 운동 중뿐만 아니라 운동 전에도 기록되었다. 이 조사는 정기적으로 반복되었다.

환자들은 날마다 심장센터에 참석하여 운동을 정확히 배우도록 지시받았으며, 그다음에는 1주일마다 참석해서 혈압과 정확한 운동행법을 점검하도록 권고받았다.

표 3. 세 가지 샤바아사나 집단의 평균치 혈압

집단	요법 전의 (본래)평균치 혈압* (mmHg)	플라시보나 약을 복용한 경우의 최초 평균치 혈압#
1	136	플라시보 134
2	137	약 102
3	147	약 120

* 피실험자가 고혈압인 것으로 처음 발견되었을 때 기록된 혈압.
\# 약이나 플라시보를 준 뒤, 그러나 샤바아사나를 시작하기 전에 기록된 혈압.

요가 수련 행법(샤바아사나)

환자에게는 수련 1시간 전에 가벼운 아침식사가 허락되었다. 수련하는 동안에는 가볍고 헐렁한 옷을 입었으며 수련은 다음과 같이 이루어졌다.

    환자는 누워서 두 다리를 30도 벌리고 두 팔은 몸통과 15도 각도를 두었으며, 두 손바닥을 위로 향하게 하고 손가락을 반쯤 구부렸다. 눈은 눈꺼풀을 내리깔고 감았다. 환자는 각 들숨 뒤에 잠시 멈추고 각 날숨의 끝에 보다 오래 멈추는 느리고 리드미컬한 횡격막 호흡을 배웠다. 이 리듬이 확립된 뒤에는 콧구멍의 감각, 들어오는 공기의 시원함과 나가는 공기의 따뜻함에 주의를 기울이도록 요구되었다. 이 과정은 환자가 내면으로 각성을 유지하고 통상적인 생각을 잊도록, 그리하여 외부 환경을 덜 의식함으로써 이완을 달성하도록 도와준다. 환자는 근육을 이완시켜 몸의 서로 다른 부분들의 무게를 느낄 수 있도록 요구받았다. 이것은 일단 행법을 배우기만 하면 저절로 이루어진다.

    수련은 30분 동안 행해진다. 리드미컬한 복부 움직임 외에 몸의 어떤 부분도 움직임이 없도록 노련한 감독자가 점검한다. 육체적인 이완은, 사지를 들어 올리고 나서 떨어뜨려 그 흐물흐물함을 관찰함으로써 이따금씩 점검된다. 대부분의 환자들은 약 3주 안에 행법을 정확히 배운다. 맥박, 혈압, 호흡은 수련 전후에 기록된다. 환자들이 행법을 정확히 배우고 나면 호흡속도가 보통 1분에 4~10회가 된다.

집단 2와 3 환자들의 약 복용량은 반응에 따라 조절된다. 약의 감소량은 샤바아사나를 시작하기 전의 본래 요구량에서부터 매 경우에 계산된다.

결과

두 집단 모두 대다수의 환자들에게서 주관적인 향상이 보였다. 대부분 환자들의 경우 두통, 현기증, 신경과민, 짜증, 불면증 같은 증상들이 사라졌으며 행복한 느낌이 있었다.

바이오피드백 집단

대조표준집단과 비교할 때 치료 집단의 혈압이 상당히 감소했다. 27명 가운데 모두 21명의 환자들이 혈압의 상당한 감소를 보였다. 평균치 혈압은 118에서 103mmHg로 줄었으며 4개월 뒤에는 107mmHg였다. 환자들의 약 50퍼센트의 경우, 약의 요구량이 33~100퍼센트(평균 41퍼센트) 줄었다. 대조표준집단에서는 환자들의 혈압에서 상당한 변화가 없었다.

샤바아사나 집단

세 집단 모두에서 혈압의 감소가 주목되었다. 집단 1의 환자들에게서는 평균치 혈압이 134에서 107mmHg로 내려갔다(27mmHg 감소). 결과는

표 4. 약을 복용하지 않은 15명 환자들의 객관적인 호전

평균치	혈압 평균 mmHg
최초 평균치	134
샤바아사나 뒤	107
감소	27

표 4에 나타나 있다.

집단 2에서는 혈압이 102에서 100mmHg로 떨어졌지만 약 요구량은 27명의 환자들(60퍼센트)에게서 원래의 32퍼센트로 줄었다. 집단 3에서는 평균 혈압이 120에서 110mmHg로 떨어졌으며 약 요구량은 10명의 환자들(38퍼센트)에게서 원래의 29퍼센트로 줄었다. 이 결과는 표 5에 나타나 있다.

반응하지 않은 환자들은 대개 불규칙적으로 참여한 사람들이었다.

이러한 결과로 볼 때, 바이오피드백 훈련과 샤바아사나 같은 이완

표 5. 집단 2와 3의 객관적인 호전 (약을 복용하는 71명의 환자)

환자 집단과 수	최초 평균 혈압	샤바아사나 뒤의 평균 혈압	약 요구량
2 (45)	102mmHg	100	27명(60%)에게서 32%
3 (26)	120mmHg	110	10명(38%)에게서 29%

행법들이 고혈압환자들의 혈압을 줄이도록 도와준다는 것이 분명하다.

논의

시상하부는 자율신경계의 통제 정거장이며 항상성을 유지한다. 그 결과로 일어나는 특발성 고혈압에서의 혈액의 동적인 변화는 정상혈압인 사람에게서 감정적인 스트레스 중에 일어나는 것과 비슷하다.[3] 이런 변화들은 운동 중추들과 시상하부 영역들의 직접적인 전기 자극에 의해서도 일어날 수 있다. 반복적인 시상하부 자극은 지속되는 고혈압을 발생시키는 것처럼 보인다. 문헌에서의 여러 논문들은, 심리적인 스트레스가 고혈압의 병인론에서 중요한 역할을 한다는 것을 보여주었다.[4-7]

고혈압의 병인이 무엇이든 항상성 메커니즘들이 작용하는 수준에서의 상승이 있으며, 이 메커니즘들은 혈압의 상승과 하강 두 가지 모두에 대해 반응한다. 그리하여 시상하부에서의 조절 메커니즘은 필시 보다 높은 고혈압 수준에서 설정될 것이며, 만일 그것이 정상적인 수준에서 재가동될 수 있다면 고혈압이 제어될 수 있을지도 모른다.

정상적으로 대뇌피질은 감정적·정신적인 반응으로 이끄는, 환경으로부터의 아주 다양한 메시지들을 받는다. 이 메시지들은 예를 들어, 전화를 받자마자 어떤 사람은 땀을 흘리기 시작하면서 심장박동이 빨라지거나 혈압이 상승할 수도 있는 것처럼, 생리적인 반응으로 반영되는 시상하부와 뇌하수체 반응으로 이끄는 대뇌변연계 부위들로 전해진다.

요가 수련은 고조된 피질 각성가능성과 감소된 대뇌변연계 각성 가능성으로 동시에 이끌어주며, 이것은 인간의 성격에서, 그리고 고조된 인식적 자각과 동시에 감소된 감정적인 반작용으로서의 주관적인 경험에서 표현된다. 그리하여 시상하부의 조절 메커니즘은 정상적이거나 정상에 가까운 수준에서 설정된다. 이는 고혈압을 줄이도록 도와준다. 바이오피드백 훈련으로는, 생리적인 변화가 기구들에 의해 순간순간 인식된다. 이것은 사람들에게 이런 변화들을 조절하도록 동기를 주며, 그 결과 시상하부와 뇌하수체의 반응이 조절된다. 그리하여 이 두 가지 행법은, 서로 다른 신경생리적인 경로를 통해 중재됨에도 불구하고 비슷한 결과를 성취한다.

요약

이 시대 사람들은 이전 어느 때보다 더 많은 스트레스와 긴장을 받고 있다. 스트레스는 특발성 고혈압의 병인론에서 중요한 역할을 한다. 27명의 고혈압환자들에게 바이오피드백 훈련을 시켰을 때 전기피부반응(GSR)은 이완을 나타냈다. 시험이 끝날 때에는 대부분의 환자들에게서 주관적인 호전이 보였다. 평균 혈압은 118에서 103mmHg로, 그리고 약 요구는 41퍼센트로 줄었다. 바이오피드백 온도 조절의 경우에도 비슷한 결과가 보였다.

86명의 고혈압환자들이 요가 수련인 샤바아사나를 배웠다. 환자들은 세 집단으로 나누어졌다. 집단 1은 혈압약을 복용하지 않는 사람들로 구성되었다. 집단 2는 혈압이 약으로 적절히 조절된 환자들로 이루어졌으며, 집단 3은 약에도 불구하고 혈압이 적절하게 조절되지 않은 환자들로 구성되었다. 세 달 동안 샤바아사나를 수련하고 나서 대다수의 환자들은 전반적인 행복감, 그리고 두통, 불면증, 신경과민 같은 증상에서 눈에 띄는 호전을 보고했다. 집단 1에서는 평균 혈압이 134에서 107mmHg로 줄었으며 집단 2에서는 약 요구가 32퍼센트로 줄었다. 집단 3에서는 평균 혈압이 120에서 110mmHg로, 그리고 약 요구는 29퍼센트로 줄었다.

혈압감소 메커니즘은 논의된다.

그리하여 바이오피드백 훈련 그리고/또는 샤바아사나는 분명히, 현존하는 고혈압 치료책들의 중요한 부가물이다.

외과학 계간지(Quarterly Journal of Surgical Sciences)(1977년 9-12월, 3-4호, 13권)에서 리프린트.

요가 니드라와 바이오피드백

이것은 1980~1981년에 호주 퍼스의 싸띠아난다 아쉬람에서 바이오피드백 이용에 의해 촉진되는 요가행법들을 활용해 수용한 스트레스 감소 코스(Stress Reduction Courses) 프로그램에 관한 사전 보고서이다. 아사나, 쁘라나야마, 명상 행법들은 필요한 곳에 포함되어 있었지만, 코스의 기초는 요가 니드라의 훈련 주변에서 발전했다. 각 코스는 성인남녀 12~14명으로 이루어진 집단들과 함께 10주에 걸쳐 매주 2시간 동안 행해졌나. 그 목표는 지속적인 수련의 중요성을 소개하면서 요가 수련을 통해 깊이 이완하고 개인적인 성장을 자극할 수 있는 능력을 계발하는 것이었다. 바이오피드백은 10주의 훈련기간에 걸쳐 자신들이 어떻게 진보하고 있는지를 참가자들에게 보여줄 수 있는 탁월한 방법이었다. 이것은 요가 니드라 수련의 효과성을 긍정적으로 강화시켜주었다.

요가 니드라는 깊은 이완을 달성할 수 있는 능률적인 방법임에도 불구하고, 스트레스 문제들은 언제나 지나친 각성과 이완하지 못함으로부터 생기지는 않는다는 것을 코스는 보여주었다. 깊은 이완을 유도하기 전에 불균형들을 조화시키는 데 다른 요가행법들이 유용하다는 것이 발견되었다.

설비

사용된 주 바이오피드백 설비는 전기피부저항(ESR: electrical skin resistance) 측정기였는데, 더 흔하게 사용되는 GSR 측정기보다 더 정확하다. 그것은 자율신경계의 변화에 직접 비례하여 변하는 손바닥의 피부저항치를 측정한다. 측정기는 두 가지 눈금을 보여준다. 한 눈금은 2메가옴(M-ohm: 옴은 전기저항의 실용단위)까지 표시되어 있다. 이 측정은 당시의 실제 피부저항치인 기본피부저항(BSR: basal skin resistance)을 나타낸다. 일반적으로 이야기해서 낮은 BSR은 활성화되거나 각성된 상태를 보여주며, 높은 BSR은 이완이나 움츠림 또는 각성부족 상태를 나타낸다.

다른 눈금의 경우, 측정기의 바늘이 눈금의 중심에 맞춰져 있는데, 여기서부터 그것은 좌우로 흔들리면서 자율신경계에 반응하여 비율 변화를 측정한다. 오른쪽으로의 움직임은, 어떤 도전이나 스트레스 반응에 따른 교감신경계의 활성화와 주로 연관된 각성을 나타낸다. 바늘의 왼쪽으로의 움직임은 달성된 이완의 정도를 나타내며, 부교감신경계의 활성화와 주로 연관된다.

자극에 반응하거나 이완할 수 있는 피실험자의 능력에 대한 많은 시험과 함께, 이 두 눈금을 이용함으로써 피실험자가 자율신경반응에 대해 가지는 통제력 정도에 대한 광범위한 결론을 이끌어낼 수 있다.

체제

각 코스 시작 때 참가자들은 ESR 측정기를 사용하는 다음 여섯 가지 기본적인 테스트를 거쳤다. 그들의 자율신경반응이 기록되었으며, 이로부터 스트레스에 대한 그들의 개인적인 정신생리학적 반응의 다차원적인 윤곽을 얻었다. 이것은 가장 적합한 행법들을 개별적인 기초 위에서 처방할 수 있게 해주었다.

1. '정상적인' 깨어 있는 상태에서의 BSR 측정. 이것은 피실험자가 자신에게는 정상으로 여겨지는 상태에 있을 때, 실제로는 많이 긴장해 있는지 과도하게 움츠렸는지를 나타냈다.

2. 참가자들이 10분에 걸쳐 그들 자신의 훈련되지 않은 형태의 이완을 하는 동안 피부저항에서의 비율 변화 측정. 그 결과는 수평 시간축과 피부저항의 비율 변화를 측정하는 수직축으로 된 그래프 상에 기록되었다. 예를 들어, 좋은 이완반응은 ESR 측정기 상에서 바늘이 왼쪽으로 부드럽고 꾸준히 흔들리는 것으로 나타날 것이며 그래프는 깊은 이완 수준들을 향해 부드러운 곡선을 보여줄 것이다. 종종 광범위한 결과가 얻어지기도 했다. 예를 들어, 이완하기 위해 '너무 열심히 애쓰는' 사람은 실제로 각성될 수 있었는데, 이는 왼쪽 대신 바늘이 오른쪽으로 움직이는 것으로 나타났다. 다른 사람들에게서는 이완 수준이, 달성되거나 뚜렷한 패턴으로 요동칠 만큼 깊지 않았다.

3. 시험 2에서 10분의 이완 뒤에 BSR 측정. 이것은 피실험자가 깊은 이완을 할 수 있는지, 이완 대신 각성이 일어나고 있는지를 나타냈다. 피실험자들은 그다음에 '정상적인' 깨어 있는 상태로 돌아가도록 허락되었으며, 바늘은 눈금 중앙에 다시 맞춰졌다.

4. 도전에 대한 반응. 이것은 시끄러운 소리나 핀으로 찌르는 것 같은 외부 자극 형태를 보여주는 것으로 이루어져 있었으며, 눈금 중심에서 떨어진 바늘의 움직임이 기록되었다. 자극은 신경계에 대한 도전으로 작용하며, 그래서 이 시험은 도전 또는 스트레스에 대해 어떻게 습관적으로 반응하는가를 보여준다. 바람직한 반응은 오른쪽으

로의 바늘의 꾸준한 움직임으로 나타날 것이다. 스트레스에 반응하는 것은 정상이라는 것을 기억하라. 문제는 나중에 정상적인 상태로 돌아가거나 다시 이완하지 못할 때 시작된다. 이것은 다음 시험으로 이어진다.

5. 자극 뒤에 바늘이 중심으로 돌아가기 위해 걸리는 시간 측정. 균형 잡힌 사람에게는 이것이 1~2분 걸리지만 긴장한 사람은 보통 다시 이완하는 것이 어려우므로 바늘이 오른쪽에서 더 오랫동안 머물러 있을 수 있으며, 이것은 자율신경계의 교감신경 지류가 지배하고 있다는 것을 보여준다.

6. 마지막으로, 개별적인 이완 수준이 시간축 대 비율변화축 상에서 나타내지는 단순한 요가 니드라 수련을 통해 집단을 취했다. 이는 최대한의 이완이라는 참가자들의 사전 이상과 비교하여 요가 니드라 수련을 통해 훨씬 더 깊은 수준의 이완을 얻을 수 있다는 것을 그들에게 변함없이 보여주었다.

결과

프로그램이 진행되면서, 자율신경계에서의 다섯 가지 뚜렷한 반응 패턴들 중 하나가 변함없이 나타난다는 것이 분명해졌다. 따라서 각 반응 패턴에 반영되는 특정한 경향들을 균형 잡기 위해 사용 가능한 적당한 요가 수련 프로그램이 만들어졌다. 이 다섯 가지 유형과 그것들에 상응하는 행법들은 아래에 열거되어 있다.

지나친 각성: 이 피실험자들은 낮은 최초 BSR을 기록하곤 했다. 시험 4와 5는 스트레스나 자극에 대한 지나친 반응, 그리고 나중에는 이완할 수 없음을 보여주었다. 특징적으로 이 유형의 사람은 부단히 활동적·공격적·경쟁적이며 야망에 차 있다. 높은 수준의 근심과 걱정이

이 개인들의 특징이며, 그들에게는 '내려놓는' 것이 아주 어렵다. 여기서 자율신경계는 교감신경 지배 쪽으로 불균형적이다. 이것은 덧없는 인생의 사건들에 대한 과도한 동일화와 집착이 있는 대단히 외면화된 생활스타일의 반영이다. 이 성격유형은 특히 심장혈관질환에 걸리기 쉬우며, 그러한 개인들의 신경 균형 정도를 회복하는 데는 요가 니드라, 나디 쇼다나(나디 정화), 웃자이(ujjayi: 폐가 완전히 펼쳐지고 가슴이 불룩 부풀어지는 쁘라나야마의 한 형태), 빠완묵따아사나 같은 행법들이 가장 효과적이다.

고정: 고정된 성격 유형은 시험 2-6 중의 그 무엇을 하는 중에도 ESR 바늘이 거의 움직이지 않거나 전혀 움직이지 않는 것으로 나타났다. 이 유형은 외부 자극에도 충분히 반응하지 못하곤 했으며, 이완하여 마음의 내적인 경험 중 그 무엇도 누리지 못했다. 그들은 보통 '나한텐 아무 문제도 없어'라고 믿는 반면에 그들의 삶은 사실 따분하고 흐릿하며 활력이 없다. 그들은 자신의 생각과 느낌뿐만 아니라 외부 영향력에 대해서도 방어책으로 주위에 격리 막을 침으로써 삶을 피하기 위해서만 준비해 왔다. 이 유형은 자극에도 이완에도 반응하지 않는다는 것을 시험은 보여주었다.

그러므로 샥띠 반다(에너지 방출 아사나), 뜨리꼬나아사나(trikonasana: 삼각자세), 수리아 나마스까라, 바스뜨리까(bhastrika: 대장장이의 풀무처럼 공기가 세차게 들어갔다 나왔다 하는 쁘라나야마의 한 형태), 반다(bandha: 몸의 어떤 기관이나 부분이 수축되고 조절되는 자세), 옴 영창, 끼르딴(kirtan: 음악에 맞춰 하는 만뜨라 암송), 그리고 더 심한 경우에는, 강력한 심리적·생리적 효과가 있는 샹카쁘락샬라나(shankhapraksha-lana: 소라 청소라는 것으로, 소금물을 이용하여 소라 내부를 닮은 소장과 대장을 청소하는 샤뜨까르마의 하나) 같은 그 밖의 요가행법들을 활용함으로써 시작하는 것이 필요했다. 일단 최초 장애물들이 극복되기만 하면 요가 니드라와 단순한 명상 행법들이 성공적으로 도입될 수 있다. 깊은 이완이 유도되기 전에 자율적인 작용에 대한 일정한 정도의 통제력이 필요하며, 그렇지 않으면 그 행법에 대한 반응이 없을 것이다.

요동 : 이 유형의 사람은 모든 시험 중에 ESR 측정기의 바늘이 불규칙하게 움직이는 것으로 특징지어졌다. 이들은 특징적으로 개성이 강하고 흥분을 잘하며 변덕스러운 사람들이었다. 예를 들어, 이러한 사람은 처음에는 어떤 계획에 매우 정열적일 수 있지만 나중에 어떤 어려움을 만날 때는 의기소침해지고 만다. 내면의 안정성이 없는 이 유형은 종종 남들에게 지나치게 의존할 수밖에 없기도 하다. 요가 니드라에 대한 반응은 보통 가장 호의적이었으며, 정적인 주요 아사나들, 균형 잡기 자세들, 복식호흡, (호흡 비율과 꿈바까(kumbhaka 止息)를 강조하는) 나디 쇼다나, 자빠, 뜨라따까(trataka: 마음을 집중시키기 위해 하나의 점을 꾸준히 응시하는 다라나 행법) 등에 의해 힘을 얻었다.

각성부족 : 각성이 부족한 사람은 아주 높은 BSR, 도전에 대한 약한 반응(시험 4), 신속한 움츠림을 나타내면서, 시작한 첫 수치 이하 지점으로 종종 돌아가기도 한다. 이 성격은 기본적으로 내향적이며 움츠러들어 있다. 이 피실험자들은 그들 자신의 생각 안에서 사는 경향이 있으며, 외부세계와 효율적이고 의미 있게 상호작용하지 못한다. 여기서는 부교감신경계(이다 나디)가 지배적이다. 이 집단은 의심의 여지없이 이완할 수 있다. 그러나 그들은 고치 같은 내향적 상태를 추구하기 때문에 인생의 도전과 기회에 똑같이 반응하지 못한다.

수련에 의해 유도되는 증가된 움츠림 상태로부터 출현하는 데 커다란 어려움을 가질 것이기 때문에 이 네 번째 유형의 성격에게는 요가 니드라를 적용시킬 수 없다. 요가의 목표는 자율신경계에 대한 통제력을 얻는 것인데, 이는 이완할 수 있는 역량뿐만 아니라 각성될 수 있는 능력도 장악하는 것을 뜻한다. 요가 니드라 행법들은, 일단 그러한 개인들이 움츠러든 상태로부터 자신을 각성시킬 수 있는 능력을 얻기만 하면 사용할 수 있다. 이것을 촉진시키기 위해 그들의 수련 프로그램에는 수리아 나마스까라, 동적인 아사나들, 샥띠 반다, 바스뜨리까 쁘라나야마, 아그니사르 끄리야(agnisar kriya: 횡격막과 위장 하부를 강화시키기 위해 허파를 비우고 위를 펌프질하는 행법), 꾼잘 끄리야(kunjal kriya: 따뜻한 소금물을 이용하여 자발적으로 토함으로써 위를 청소하는 행법)가 포함되어 있었다.

균형 : 균형 잡힌 건강한 성격 유형은 시험 1에서 중간 범위의 BSR, 시험 2와 3에서는 높은 BSR로의 완만한 이완 곡선으로 나타난다. 시험 4와 5는 몇 분 안에 다시 정상적인 수준으로 안정되게 이완되는 것으로 도전에 대한 정상적인 반응을 보여준다. 최초 훈련 뒤에 이 집단은 요가 니드라, 그리고 요가행법 중 어떤 것이든 유익하게 수련할 수 있다.

논의

본래 코스들은 전형적으로 지나치게 각성된 유형의 사람(집단 1)을 위해 의도되었지만, 다른 네 가지 자율적인 행동 패턴들이 출현하면서, 자신이 스트레스를 받으며 살고 있다고 여기는 사람들이 이 한 가지 범주에만 속하지 않는다는 것이 곧 분명해졌다. 각 집단이 전혀 다른 선상으로 발전하면서 다양한 필요성과 요구사항들이 출현할 것이라는 점이 발견되었다. 예를 들어, 특히 특정한 종교집단의 구성원들을 위해 행해진 한 코스 중에, 참가자들 대부분이 두 번째 '고정' 유형의 행동패턴에 속한다는 것이 발견되었다. 그래서 이 집단에게 사용된 행법들은, 다른 코스에서 더 일반적으로 채택되는 것에서 상당히 수정되었다. 스트레스 관리 코스가 매우 다른 유형의 사람을, 정상적으로 요가수업에 등록하곤 했던 사람들에게로 끌어당긴 것 또한 흥미로웠지만, 그것이 실제로 효과가 있으며 확실한 경험적 근거를 가지고 있다는 것이 바이오피드백 결과를 통해 보이기만 한다면, 요가에 대한 그들의 태도는 훨씬 더 긍정적이 될 것이다.

'내려놓기' 과정

'요가란 무엇인가?' 라는 질문에 대한 빠딴잘리의 고전적인 응답인 '**요가스칫따 브릿띠 니로다**(*Yogaschitta vritti nirodhah*)' (수뜨라 1:2)는, 요가가 의식의 패턴들을 차단하는 과정이라고 말한다. 이 맥락에서 차단은 억압이 아니라, '내려놓기' 의식의 다양한 패턴들과 함께 흐를 수 있는 능력을 의미한다. 이것은 정확히 요가 니드라 훈련을 통해 얻어지는 역량이다. 우리 자신의 연구에 대한 앞의 토론에서 본 것처럼, 스트레스에 대한 반응에서 자신의 정상적인 상태를 놓고 나서, 일단 스트레스를 주는 상황이 끝나면 자극받은 상태를 버릴 수 있는 사람, 깊이 이완하기 위해 정상적인 깨어 있는 상태를 놓고 나서, 상황이 요구할 때 그 이완된 상태에서 다시 나올 수 있는 사람은 정신생리학적인 성숙함을 소유하고 있는 사람이다. 그는 진실로 인생의 모든 상황에 자각으로 대처하고, 신경계와 그 반응을 조절하며, 균형 잡히고 행복하며 결실 있는 삶을 살 수 있다. 이것이 요가의 목표이며 경험이다.

    ESR 시험에서 정의되는 다른 네 가지 유형 각각은, 자율신경계의 균형 잡힌 작용을 방해하는 이 '내려놓기' 과정에 대한 정신적인 장애의 형태를, 고로 이다와 삥갈라, 정신 에너지(마나스 샥띠)와 활력 에너지(쁘라나 샥띠)의 불균형을 예증한다. 이다와 삥갈라가 균형 잡히면 수슘나 나디(영적인 에너지)가 흐르고 명상 상태가 존재하는 한편, 요가 치료에서 정신적인 불균형과 정신신체적인 질병의 근본원인인 것은 바로 이 두 세력 간의 불균형이라는 것을 요가 생리학에서 우리는 알고 있다.

스트레스 감소 프로그램에서 행해지는 실험들의 아름다움은, 모든 요가행법들이 예외 없이, 이다와 삥갈라를 균형 잡음으로써, 그리하여 교감신경계와 부교감신경계의 작용에 대한 통제력을 얻음으로써 일상 생활에서 명상 상태를 일으키는 것을 지향하고 있다는 스와미 싸띠아난다의 말을 분명하게 예증해준다는 사실에 있다. 그것은 또한 정확한 문제와 관계없이 그것을 중화시켜 체계를 균형 쪽으로 이동시키는 요가행법들의 범위가 언제나 있다는 것을 보여준다. 마찬가지로 어떤 행법들은 특정한 불균형 상태들에서는 부적합할 수 있다는 것을 잘 자각해야 한다. 요가행법들은 강력한 약과 같으므로 경험 없이 처방해서는 안 된다.

다섯 가지 뚜렷한 정신생리학적인 행동 유형이 서술되었지만, 각각의 것 사이에는 명쾌하고 뚜렷한 경계선이 실제로 없다. 예를 들어, 어떤 사람들은 정상적인 이완 반응을 보이기 시작하다가 어떤 지점에서 '막히게' 되거나 때로는 일단 어떤 이완수준에 도달하기만 하면 각성되기도 한다. 첫 번째 상황은 어떤 잠재의식적인 수준에서 이완 과정에 방해물이 있다는 것을 나타내는 한편, 두 번째 상황은 충분히 해설되지 않은 억눌린 정신적 충격의 경험에 직면할 때 일어날 수 있는 것과 같은 두려움이나 괴로움을 이 방해물이 실제로 일으키고 있다는 것을 보여준다. 이런 장애들은 같은 사람에게 요가 니드라의 같은 단계에서 종종 재발하기도 하는데, 요가 니드라는 당사자가 문제를 인지하고 판단해서 '내려놓을' 수 있게 도와준다.

자신의 수준 찾기

각 사람이 개별적으로 여겨진다는 것도 중요하다. 우리는 모두 스트레스에 대처할 수 있는 서로 다른 방법들과 역량들을 가지고 있으며, 어떤 사람들은 남들보다 더 큰 스트레스 수준 아래서도 정상적으로 작용할 수 있기 때문이다. 스트레스는 공식으로 간단히 정의될 수 있다.

$$\text{스트레스} = \frac{\text{스트레스를 주는 상황의 수}}{\text{대처할 수 있는 능력}}$$

그러므로 스트레스를 줄이기 위해서는, 생활스타일을 바꿈으로써 스트레스를 주는 상황의 수를 줄이거나, 요가와 같은 행법들을 통해 대처할 수 있는 능력을 증가시킬 수 있으며, 종종은 그 각각의 한 가지 요소가 필요하기도 하다. 각 개인은 외부상황과 대처능력에 따라 다양한 스트레스 수준 아래서 산다. 고로 요가 니드라 훈련은, 모든 사람이 바이오피드백 설비에서 정확히 같은 결과를 낳아야 한다는 것을 강조해서는 안 된다. 각 훈련생이 바른 쪽으로 긍정적인 변화를 유도하는 법을 배우는 것으로 충분한 것이다. 거기서부터 발전하여 그는 매일 수련을 통해 자신의 수준을 찾을 것이다.

삶에서의 변화 공고히 하기

이 프로그램 전체에서는, 피실험자가 삶에서의 변화를 공고히 하도록 도와주기 위해 상깔빠 요법이 권장되었다. 여기에는 심리적인 태도, 대처 메커니즘, 야마와 니야마(사회적인 규약과 개인적인 규약)가 포함되었는데, 이 모든 것은 사람들이 더 충분히 그러나 스트레스를 덜 받으며 살도록 도와줄 수 있다. 그것은 각 참가자의 잘못된 태도가 이완에서의 어려움을 창조하고 있는 곳을 볼 수 있게 해주는 대화, 토론, 충돌유형(encounter-type) 상황들을 수반했다. 이것이 지적인 의식적 수준에서만 이루어졌을 때, 요가 니드라의 상깔빠는 바라던 변화를 보다 깊은 잠재의식적 마음의 수준들로 전이하기 위한 강력한 매개가 되었다.

바이오피드백 설비에 지나치게 사로잡히는 것, 그리고 각 개인이 자연스럽게 그 자신의 수준을 찾는 것이 아니라 '바른' 결과를 얻는 데 있어서의 경쟁심을 예방하기 위해서는 코스의 관리에서 공평한 수준의 기술이 필요했다. 그러나 바이오피드백 결과는 변화에 대한 욕구의 생각에 긍정적인 강화, 그리고 요가 니드라와 그 밖의 요가행법들의 효과성만 주었다는 것이 일반적으로 관찰되었다.

더 이상의 가능성들

이 연구는 광활한 장을 살짝 보여줄 뿐이지만, 요가 니드라와 바이오피드백의 조합은 충분한 자아자각을 계발하지 못한 사람들이 자신의 내적인 작용과 반작용을 판단할 수 있는 중요한 돌파구가 될 수 있다.

코스는 주로 스트레스 감소에 집중되었지만, 사람들을 명상으로 이끌어 마음의 창조성을 열어 보일 수 있도록 한층 쉽게 개발될 수 있다. 이것은 점진적인 요가 수련 중에 뇌파 패턴을 기록하기 위한 EEG(electroencephalograph 뇌피도)의 사용을 수반힌다. 보다 복잡한 이 장지를 코스 중에 사용할 수 있었지만, ESR 측정기만으로도 사람들을 자아자각 속으로 멀리 데려가기에 충분하다는 것이 발견되었다.

이완은 명상에 필요한 선결조건이다. 일단 이것이 정복되기만 하면 명상은 훨씬 더 의미 있는 경험이 된다. 여기서부터 가능성들은 마냥 확장될 수 있다.

요가 니드라 중의 뇌 활동 사진

로버트 닐슨(Robert Nilsson)

덴마크 코펜하겐에 있는 케네디연구소(Kennedy Institute)의 한스 로우(Hans Lou) 박사와 트로엘스 크재어(Troels Kjaer) 박사는, 사진당 1분이라는 짧은 노출시간으로 명상적인 깊은 이완(요가 니드라) 중에 뇌를 찍는 데 처음으로 성공했다.

그 사진들은 코펜하겐의 스테이트 대학병원에서, 가장 진보된 의료 연구기구 중 하나인 PET(Positron Emission Tomography 양전자 방사 단층촬영) 스캐니를 이용하여 찍었다. Tomography는 섹션(section)을 뜻하는 그리스어 tomos에서 파생된 말이다.

PET 스캐너에서는 4.25mm 두께의 무수한 뇌의 부분(section)들이 등록되면서, 뇌의 서로 다른 부분들을 통한 혈액의 흐름을 측정함으로써 3차원적인 뇌활동사진을 준다. 이것은 혈류 속으로 약한 방사능 흔적이 있는 물을 주입함으로써 이루어진다. 뇌의 한 부분이 특히 활동적일 때는 혈액의 흐름이 증가하므로, 여러 사진을 비교함으로써 일정한 조건 아래 뇌의 활동이 어디에서 일어나는지 관찰하는 것이 가능하다.

우리와 만났을 때 연구자들은 자각을 측정하고 싶다고 말했다. 스캔

디나비아 요가 · 명상학교(Scandinavian Yoga and Meditation School)에서 우리는 이전에 많은 요가 연구 프로젝트에서 협력했지만, 의식과 자각에 대한 의식적인 통제로 뇌가 어떻게 작용하는가를 측정하는 것은 우리에게 전혀 새로운 것이었다.

우리는 규칙적으로 끄리야 요가를 수련하는 7명의 피실험자로 실험을 제한하기로 제안 · 동의했다. 끄리야 요가는 다른 측정에서 아주 뚜렷한 결과를 준 명상이다. 피실험자들은 뇌 검색을 위해 병원에 가기 전 아침에 끄리야 요가를 수련했다. 현재로서는 PET 스캐너 안에서 눕는 것만 가능하기 때문에 명상자세로 앉아 있는 사람은 측정할 수 없다. 그래서 우리는 스와미 자나까난다에 의해 안내되는 테이프나 CD로 요가 니드라를 수련하는 사람들을 측정하기로 연구자들과 의견일치를 보았다. 이는 모든 측정 대상이 정확히 같은 수련을 하는 사람들로 이루어지도록 한 것이다.

측정

피실험자들은 한 시간 반 동안 PET 스캐너 안에 한 번에 한 사람씩 누웠다. 그 시간 동안 각 사람은 같은 자세로 완전히 고요하게 누워 있었다.

뇌 검색 데이터를 거두는 데는 1분 걸렸지만, 다음 사진을 찍기 전에 10분의 간격이 있어야 했다. 검색된 재료로부터 여덟 장의 사진이 나왔다. 그 사진들은 요가 니드라 이전(한 장)과 진행 중(4장) 그리고 이후(3장)에 어떤 부위들이 활동적이었는지 보여준다.

PET 스캐너 안에 누워 있는 사람은 사진술로 방해받지 않고, 시작부터 끝날 때까지 잠시도 멈추지 않고 깊은 요가 니드라를 수련했다. 동시에 전체 과정 동안 뇌의 활동이 뇌전도(EEG)에 의해 측정되었다. EEG 곡선은 예상대로 피실험자들이 요가 니드라 내내 명상 상태에 있다는 것을 보여주었다.

　나중에 그들의 뇌 사진은 같은 크기로 만들어졌는데, 뇌의 여러 부위들을 정확히 같은 크기로, 그리고 (뇌 지도 상에서) 같은 위치에서 비교하는 것이 중요했기 때문이다. 사진의 데이터가 비교되었으며 평균치가 계산되었다.

　눈을 감은 채 정상적으로 깨어 있는 상태 동안의 사진들뿐만 아니라 요가 니드라 중에 서로 다른 네 가지 수련을 하는 사진들도 찍었다. 이 데이터를 비교하여 요가 니드라 중의 활동으로부터 정상적인 활동을 없앰으로써 뇌의 어떤 부위들에서 활동이 증가했는지 보는 것이 가능했다. 요가 니드라 동안의 상태와 비교해서 정상적인 상태의 특징이 무엇인지 발견하기 위해, 요가 니드라 전후에 찍힌 사진들의 측정치를 조합한 다음 요가 니드라 중에 찍힌 네 장의 사진의 측정치를 뺐다.

　그다음에 연구자들은 다양한 요가 니드라 세션들 사이의 차이를 보고 싶어했다. 첫 번째 사진이 찍히고 있는 동안 피실험자는 자신의 몸, 특히 얼굴의 여러 부분을 경험하고 있었다. 다음 사진은 행복과 만족의 경험 중에, 세 번째는 시골의 여름날 경험 중에, 그리고 네 번째는 요가 니드라 끝에서 '나는 누구인가?' 경험 중에 찍혔다.

　견본 데이터를 준비한 뒤에 서로 다른 두 장의 사진이 나타났다. 몸과 경치의 경험 같은 보다 '구체적인' 과업들은 뇌의 같은 부위들을 다소 활성화시키는 한편(그림 3), **행복**과 **나는 누구인가** 같은 보다 '추상적인' 과업들은 다른 부위들을 활성화시킨다는 것(그림 4)을 그것들은 보여주었다.

결과

요가 니드라 중의 뇌 활동 측정(EEG)은 피실험자들이 내내 수면 상태와 비슷한 깊이 이완된 상태 속에 있다는 것을 보여주었다. 21개 전극 모두에서 세타 활동이 상당히 일어났으며(11%p) 알파 활동의 감소(2%)는 대단치 않았다. 이는 이 명상적인 상태가 잠자는 상태와 전혀 다르며 의식적인 자각으로 이루어져 있다는 것을 보여준다. 게다가 그 상태는 부단했으며, 이완이 계속되는 45분 동안 뇌 전체에 걸쳐 고르게 분배되었다.

그냥 누워 휴식하는 요가 니드라 이전과 이후 상태를 요가 니드라 동안의 상태와 비교하면, 그 측정은 두 상태 간의 상당한 차이를 보여주었다. 이것은 이 논문에서 서술된 것들과 같은 결과를 성취하고 싶을 경우에 한 행법을 사용하는 것의 중요성을 확인해준다.

피실험자들은 이완 중에, 그러한 깊은 상태에 있는 사람에게서 나타날 수 있는 졸리거나 무의식적인 상태에 있지 않았다는 것을 PET 스캐너 사진들은 보여준다. 피실험자들은 일어나고 있는 것을 상당히 통제하고 있었다. 피실험자가 요가 니드라에서 어디에 있느냐에 따라 뇌의 특정한 부위들이 어떻게 연속적으로 활성화되는가를 분명하게 볼 수 있다. 요가 니드라 중에 뇌에 무엇이 일어나는가나 그것이 어디에서 일어나는가는 기회의 문제가 아니다.

측정된 일곱 명의 요가 교사들의 사진 사이에는 놀라우리만큼 상당한 유사성이 있었다. 명상의 경험이 없는 사람들에게는 역설적으로 보일지도 모르는 것은, 아마도 높은 집중 정도를 드러내는 이 분명한 결과들이 전혀 노력 없이 발생된다는 사실일 것이다.

요가 니드라에서는 경험되는 다양한 상태들이 강요되지 않는다. 반대로 EEG는 피실험자가 처음부터 끝까지 완전히 이완되어 있다는 것을 보여준다. 마치 어린아이가 동화를 듣는 것처럼, 그냥 지시를 듣고 분명하게 경험함으로써 그는 적극적이며 참여하고 있지만 아무런 노력이 없다.

결과들은 요기의 경험을 확신해준다. 집중은 그것을 방해하고 있는 모든 것을 제거하는 방법이 사용될 때 자발적으로 오는 자생적인 상태인 것이다. 그리고 의사들은 말했다. "우리는 명상가들이 그런 정도까지 의식을 통제할 수 있으리라고는 기대하지 않았다…. 미지의 내용물을 가진 1.5킬로그램짜리(뇌 덩어리)가 그 자신의 활동을 놀랍게 정확한 방식으로 통제할 수 있다는 것을 그것은 입증해준다. 전체론적인 관점에서 볼 때, 그것은 몸과 영혼이 통일 속에서 작용한다는 것을 보여준다."

결론

요가 니드라 중의 의식은 아주 깊고 안정된 상태에 있다. 동시에 그러한 깊은 상태 속에서 완전히 자각할 수 있다는 것—뇌의 활동을 동시에 의식적으로 경험하고 통제할 수 있다는 것—을 측정은 처음으로 보여준다. 이는 명상이 꿈, 수면, 깨어 있음과 동등한 네 번째 주요 상태라는 것을 확인해준다. 결과는 그러므로 이 연구의 장 안에서 아주 중요한 소식이라고 할 수 있다.

그것은 왜 흥미로운가

(심리학자 로니 오넬〈Ronny Ohrnell〉의 논평)
EEG 측정은 이전에는 1차원적—피부 저항, 혈압 등—일 뿐이었으며 상태가 변한다는 것만을 보여주었다. 그것은 예를 들어, 상태의 심화 같은 수직적인 차원이 묘사되었다는 것을 뜻했다. 반면에 그 변화된 상태의 내용을 측정하거나 실증하는 것은 가능하지 않았다. 이 최신 연구로, 변화된 의식 상태의 측정에 수평적인 차원이 부가되면서 그것에 생명을 준다. 보다 깊은 의식수준들에서 일어나는 것이 이제는 측정되어 보일 수 있다.

　이 연구는 뇌의 어떤 감각중추들이 활동적이지만 그 활동이 내면적이라는 것을 보여준다. 내면의 경험은 감각을 통해 인식되는 것들보다 더 가변적이라는 것을 우리는 우리 자신의 경험으로부터 알고 있다. 우리의 생각, 우리의 상상, 우리의 꿈은 계속 새로운 모습을 띤다. 이 중추들이 내적인 경험들에 관련되도록 허락할 때, 우리가 외부로부터의 그 무엇도 자각하지 않고 있는데 충격이 어디에서 오는가? 보다 깊은 수준들에서? 결국 환경으로부터? 아니면 그것은 시각중추와 촉각중추에서 형성되는가? 언어중추는 보다 깊은 내면의 수준에서 같은 작용을 가지고 있는가? 아니면 그것은 다른 작용을 가지고 있는가?

　측정을 하고 그 측정치를 명상가가 자신의 경험에 대해서 주는 답변과 결합시킴으로써 여기에서 발견해야 할 '새로운' 세계가 있다. 연구는 또한 사람들의 이완과 명상의 경험에서 나온 이전의 많은 서술들을 확인해주며, 내면에서 경험되는 것이 어느 정도는 서로 다른 법칙들에 복종하는 외부 감각들의 현실에게 또 다른 현실이라는 것을 보여준다.

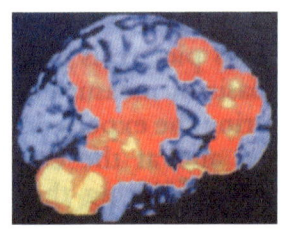

1. 휴식 : 이 사진은 요가 니드라 이전과 요가 니드라에 이어 찍힌 사진들에 근거하고 있다. 그것은 피곤하거나 스트레스 상태에 있지는 않지만, 정상적인 깨어 있는 의식에 가장 가까운 상태를 예증해준다. 요가 니드라를 활용하는 사람들은, 그것을 하는 동안 깊은 이완으로부터 이익을 얻을 뿐만 아니라 그것이 하루의 휴식에 미치는 분명한 이로운 효과도 가지고 있다고 말한다. 이 사진에서, 활동하며 우월한 통제력을 책임지는 것은 바로 뇌의 앞쪽이다. 그 역량 중 하나는, 그것

이 뇌의 보다 깊은 감정적·본능적인 영역들로부터의 신호들을 '처리하기' 때문에 우리가 복잡한 사회에서 작용할 수 있도록 보장해준다는 것이다. 뇌간과 소뇌도 활동하면서, 우리가 '행위할 준비가 되어' 있다는 것을 보여준다.

2. 명상/요가 니드라 : 이 사진은 전체 요가 니드라 중의 전반적인 상태를 보여준다. 머리 뒤에 있는 시각중추와 머리 꼭대기에 있는 촉각(촉감과 방향감각)중추는 활동하고 있으며 대뇌변연계와 접촉하고 있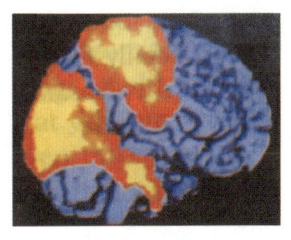
다. 이는 시각화할 수 있는 증가된 능력을, 그리고 더 중요하게는 감정과의 더 나은 접촉이 있다는 것을 암시한다. 피실험자 중 어떤 사람들도 명상 중이나 후에 아주 명료한 기억이 나타날 수 있는, 명상하는 사람들로부터의 보고와 일치하는, 장기적인 기억을 위한 중추에서 뚜렷한 활동을 가지고 있었다. 그러나 피실험자들의 경험과 그들의 규칙적인 끄리야 요가 활용이 아마도 요가 니드라의 효과를 강화시켰을 것이라는 점이 강조되어야 한다.

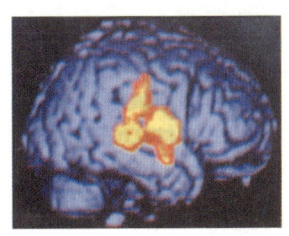
3. '추상적인' 경험 중 : 이 사진은 행복의 경험 중에, 그리고 동일성, 집중되어 있음의 경험 중 이완의 끝에 행해진 측정을 기초로 만들어진 것이다. 요가 니드라에서의 이 '추상적인 경험들' 중에는 언어를 위한 중추가 특히 활동적이었다. 그러나 사진들은 사진 2에서 보이는 것처럼 뇌 전체에서의 전반적인 활동이 아닌 대부분의 활동이 일어나는

부위들만 보여주고 있다.

4. '구체적인' 경험 중: 피실험자들이 몸의 서로 다른 부분들(특히 얼굴)을 지나면서 시골의 유쾌한 여름날을 경험할 때 활동적이었던 것은 우선 시각중추와 촉각중추였다.

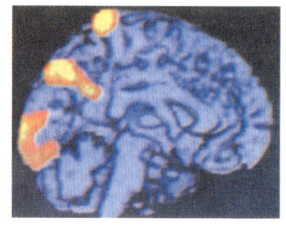

주: 이 사진들(1, 2, 4)을 보면, 대뇌피질의 표면에서 뿐만 아니라 뇌 안에도 빛을 발하는 부위들이 있다는 것을 생각해야 한다. 반면에 사진 3에서는 활동이 피질에 있다. 모든 활동 부위들은 기본적으로 같은데, 그것은 뇌의 두 반쪽에 대칭이다.

스웨덴 한나에 있는 하아 코스센터(Haa Course Centre)의 스와미 자나까난다(Janakananda)의 허락으로, 1997년 11월 11일에 발행된 잡지 《빈두*Bindu*》에서 리프린트.

요가 니드라 - 변화된 의식 상태

스와미 망갈띠르땀(A. K. 고쉬 박사)

요가 니드라는 완전한 정신적·감정적·육체적인 이완을 유도하는 체계적인 방법이다. 그것은 보통 샤바아사나(두 팔을 양 옆에 놓고 손바닥을 위로 향하게 한 채 눕는 자세)에서 하지만, 시설용 세팅에서의 치료 역할에서는 앉아서 할 수도 있다.

몸의 서로 다른 부분들을 통한 체계적인 자각순환의 특징은 딴뜨라의 니아사(nyasa) 행법에서 유래한다. 니아사에서는 자리에 앉은 요기가 의례적인 방식으로, 몸의 서로 다른 부분들에서 특정한 만뜨라를 배치하거나 느낄 것이다. 지시는 보통 처음부터 끝까지 요가 교사나 녹음된 테이프에 의해 주어진다. 경험이 있으면 피실험자는 자신에게 지시를 내릴 수 있다.

칫따 브릿띠와 그 변화

요가의 생각에 따르면, 우리가 매일 매일의 생활에서 표현하고 경험하는 모든 것은, 체따나(chetana 의식) 땃뜨와의 서로 다른 현현인 붓디(buddhi 지능), 스므리띠(smriti 기억), 바야(bhaya 불안 또는 두려움), 바바나(bhavana 긍정적인 감정)의 형태로 현현한다.

칫따(chitta)라는 용어는 인간 의식의 전체적인 영역을 나타내며, 의식의 파장 또는 패턴을 브릿띠라고 한다. 자갈을 맑고 깊고 푸른 호수에 던지면 여러 개의 동심원 물결 또는 파장들이 생기는 것처럼, 경험이 번개처럼 마음을 관통하면 파장이 일어난다. 그러므로 칫따는 관찰하고, 보고, 세상에서 의식적으로 활동하는 면을 뜻한다. 브릿띠가 마음이기 때문에 칫따는 마음을 의미하지 않는다. 두려움, 근심, 사랑, 증오 등은 모두 특정한 유형들의 파장 패턴들을 일으키며 특정한 칫따 브릿띠들을 창조한다. 라자 요가에서는 이 파장 또는 브릿띠들을 다음과 같은 다섯 가지 기본적인 패턴들로 분류한다. (1) 바른 지식, (2) 그른 지식, (3) 상상, (4) 수면, (5) 기억.

이 칫따 브릿띠들은 뇌 속으로 침투하면서 특정하게 대뇌피질에서 그 전기적인 잠재력에서의 변화를 일으켜 뇌파패턴을 형성한다.

뇌전도(EEG)

두피에 전극을 대고 적당한 증폭기들을 경유하여 음극선(陰極線) 오실로그래프(oscillograph: 전류의 진동기록장치)나 현자기(現字機 ink-writing

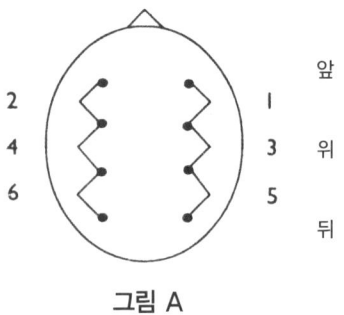

그림 A

device)로 인도함으로써 대뇌의 전기 활동에 대한 기록을 얻을 수 있다. 인간의 뇌는 EEG라고 하는 기계에 의해 뇌파로 읽힐 수 있는 부단한 전기활동 상태에 있다.

정신적인 활동을 멈추고 눈을 감고 있는 정상적인 피실험자에게서는 통상적인 전기활동 패턴이, 8~12헤르츠(Hz)의 주파수로 되풀이되는 일련의 파장들로 이루어져 있다. 이 알파파들은 파열이나 가늘고 긴 모양으로 생겨 점점 강해졌다가 물러난다. 눈을 뜨면 규칙적인 알파파 리듬은 불규칙한 작은 진동으로 바뀐다. 전형적인 전극 분포는 그림 A에 나타나 있다.

알파파 리듬의 최대수는 후두부와 정수리 후두부 영역에 존재하며, 보통은 시각적 활동이나 정신적 활동에 의해 감소된다. 세타 리듬은 후두부와 관자놀이 영역 위에서 종종 보이며 그 파장은 10마이크로볼트의 낮은 진폭을 가지고 있다. 델타파는 깊은 수면에서 지배적이다.

주파수(Hz)	이름
1-3.5	델타(δ)
4-7	세타(θ)
8-13	알파(α)
14-30	베타(β)

깨어 있는 상태로부터 깊은 수면으로의 정상적인 연속적 하강패턴 중에는 뇌파주파수가 빠른 베타파(1초에 15사이클 이상)에서 세타파(1초에 4~7사이클)로, 그리고 마지막에는 델타파(1초에 0~4사이클)로 변한다.

정상적인 수면과 요가 니드라의 차이는, 요가 니드라에서는 이완과 연관된 알파파 우위(1초에 7~14사이클)라는 중간 플랫폼이 깨어 있는 상태의 베타파 패턴과 깊은 수면의 느린 델타 리듬 사이에 창조된다는 것이다. 이것의 결과는 정신과 감정, 근육 긴장의 완전한 이완이다.

철학적인 면들

그러므로 요가 니드라에서는 수면이 전체적인 무의식 상태가 아니라 정신적인 형성의 하나로 여겨진다. 칫따가 니드라(수면)의 형태를 취할 때는 어떤 인식의 흔적이 있다. 이는 깊은 수면상태에서는 자아가 목격자라는 것을 뜻한다. 자아는 칫따의 상태를 목격하지만 칫따는 자아를 목격하지 않는다.

영적인 삶에서 보다 깊이 들어가면서 인격과 의식을 계발할수록, 체따나 땃뜨와의 서로 다른 현현들도 더 정제되며 우리는 초월적인 느낌을 표현할 수 있다. "요가란 무엇인가?"라는 영원한 질문에 현자 빠딴잘리는 "아타 요가 아누샤사남(Atha yoga anushasanam)", 즉 요가는 훈련의 한 형태라고 대답했다. 훈련의 결과는 무엇인가? 그는 또 대답했다. "요가스칫따 브릿띠 니로다(Yogaschitta vritti nirodhah)", 즉 이 훈련을 통해 칫따의 서로 다른 변형들에 대한 통제력이 얻어진다.

이것은 쁘라띠아하라 행법들(요가 니드라, 안따르 모우나)을 수련함으로써 산만함이 사라지고, 마음이 평온하여 순탄한 수준에서 흐르고 있을 때만 가능하다. 그때 마음에 각인되는 것은 무엇이든 올바른 것, 운명, 지시가 된다. "요가 니드라에서는 마음이 절대 복종한다."고 스와미 싸띠아난다는 말한다. 의식에 대한 연구는 일찍부터 철학자들과 사상가들의 주의를 끌어왔다. 과학적인 지식의 진보로 과학자들은, 의식이 물질의 의외의 특성이며 인간의 뇌에 있는 대뇌피질의 활동과 연관되어 있다는 것을 믿기 시작했다.

방법들

1988년 1월, 영국 런던의 채링 크로스 메디컬 스쿨(Charing Cross Medical School)에서, 34명의 여성 피실험자를 세 집단으로 나눈 연구조사가 있었다.

집단 1은 영국 에식스와 런던의 싸띠아난다 요가 센터들과 연관된 자원자들 중에서 선택된 숙련된 요가 수련자들로 이루어져 있었다. 이 집단에 속하는 피실험자 13명의 평균 나이는 32.7세(전체적으로 25~42세)였고, 평균 요가수련 기간은 8.3년(전체적으로 4~15년)이었다.

집단 2의 피실험자들은 이전에 명상이나 요가의 경험이 없는 채링 크로스 메디컬 스쿨 학생들로 구성되었다. 그들은 무작위로 선택되었으며 평균 나이는 22세(전체적으로 20~25세)였다.

집단 3은 집단 2와 같은 요원에서 뽑힌 '대조표준' 의학도 집단이었다. (a) 숙련된 젊은 요가 수련자들과 (b) 경험이 없고 더 나이든 대조표준 피실험자 집단을 찾는 것이 어려웠기 때문에 집단 1과 집단 2, 3의 평균연령 차이는 불가피했다.

모든 피실험자는, 약하게 만든 안전한 빛이 조절된 신경생리학적인 방(패러데이 케이지)에 앉아 조사를 받았다. 데이터는 (미국 뉴로사이언스 사의) 빔(BEAM: Brain Electrical Activity Mapping의 약자로, 뇌파의 파형을 실제 뇌의 활동성을 나타내는 컬러지도로 바꾸는 장치)기로 얻었다. 이것은 뇌의 전기활동을 굴곡진 3차원의 두개골 표면과 피질로부터, 중심에 머리의 윤곽이 있는 영상표시장치(visual display unit) 상의 2차원 컬러 이미지로 변형시킨다. 입력내용은 국제뇌전도학회(International Federation of EEG studies)에 의해 권장되는 수정된 10~20 전극체계를 사용하는 26개의 단극전극사이트에서 얻어졌다.

컵 모양의 특별한 전극들은 나일론 망사 캡 안에 넣어 전해질 겔의

'쿠션'을 통해 피부에 접촉시켰다. 그 전극들은 신경조직에 의해 발생된 이온의 잠재력을 측정 가능한 전기 잠재력으로 전환시킨다. 전해질 겔은 전극 컵 구멍을 통해 주입되었으며, 피부와 전극들 사이의 임피던스(교류회로에서의 전압과 전류의 비)를 감소시키고 전극들을 피부에 단단히 고착시키는 두 가지 효과를 가지고 있었다. 양극에서부터 음극까지의 거리가 측정되었으며, 앞쪽의 극전극(polar electrodes)들은 양극 위에 그 거리의 10퍼센트를 두었다. 후두부 전극들은 음극 위에 같은 거리로 배치했다. 관련 전극들은 각 귓불에 접착되어 피실험자를 빔기의 공통 접지에 연결시켜주었다.

주어진 뇌파도 주파수 띠에 있는 에너지의 양을 나타내는 전극들 각각에 해당하는 단일한 값들이 얻어졌다. 윤곽, 전극 좌표들, 써넣은 무게들이 지도를 만들기 위해 컴퓨터에 함께 저장되었다.

영상표시장치는 네 가지 방식과 좌우반구들로 '지도'를 제시할 수 있다. 이원적인 제시는 피실험자의 코가 스크린 꼭대기에 있는 하향식(top-down/superior-inferior view)이다. 특정한 주파수 띠와 전압 컬러 눈금은 스크린의 오른쪽 가장자리에 제시된다. 작동이 시작된 이래의 프레임(frame: 주사선의 연속으로 보내지는 완성된 한 영상) 수도 그것과 나란히 동등한 시간의 길이로 보여진다(1프레임=2.5초). 이런 식으로 고전적인 뇌파도 주파수 띠에 있는 분광(spectral) 에너지의 지지적(地誌的)인 분포를 2.5초 길이로 볼 수 있다. 이미지들의 근저에 있는 산술적인 행렬은 이후의 통계적인 분석을 위해 저장된다.

각 세션이 시작될 때 피실험자들은 기본 데이터가 기록되는 동안 눈을 뜨고 5분 동안 조용히 앉도록 했다. 이 피실험자들은 인공물이 없는 녹음이 1분 동안 이루어질 때까지 목표물을 응시하면서 눈을 깜빡이지 말도록 했다. 이 단계에서는 구두 소통이 중지되었으며 불빛을 희미하게 했다.

집단 1(숙련된 요기들)과 집단 2(무경험자들)는 그다음에 눈을 감고 요가 니드라 행법 녹음테이프를 들었다. 수련은 다음과 같은 네 가지 부분으로 이루어져 있었다. 몸의 오른쪽 부분, 그다음에는 왼쪽 부분에 대한 점진적인 자각(각각 2분), 얼굴·가슴·등·배·허벅지 자각(2.5분), 마지막으로 산속을 지나 해변을 걷다가 집으로 돌아오는 이미지를 시각화하는 것(25.5분). 집단 3은 같은 낭송자가 같은 음조와 같은 속도로 말하는 '컨트롤' 테이프를 들었다. 내용은 명상의 생리학에 관한 것이었다.

테이프를 들은 뒤에 피실험자들은 기본 데이터가 기록되는 동안 다시 조용히 앉도록 했다. 요가 니드라 테이프를 들은 피실험자들은, 잠에 떨어졌는지 판단하기 위해 시각화의 성질에 대한 질문을 받았다.

결과

결과는 다음 다섯 가지 슬라이드에서 볼 수 있는 것처럼, 수련 중에 여러 간격을 두고 집단 1 전체에 해당하는 빔의 평균치들을 가지고 분석했다.

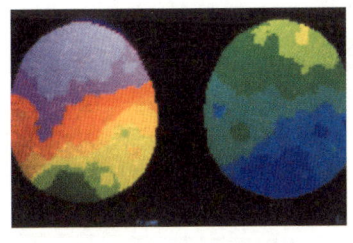

1. 왼쪽의 이미지는 일하면서 처리할 문제들을 대하고 있는 사람의 지도를 보여준다. 특징적으로 지도에는 활동과다를 의미하는 모든 색들인 핑크색, 빨간색, 노란색, 녹색이 나타났다. 오른쪽 이미지는 집에서 가족과 함께 휴식하고 있는 사람의 평균치들을 보여준다. 지도는 녹색과 파란색의 출현으로 비교적 이완된 상태를 보여준다.

2. 이것은 화를 내고 있는 사람의 평균치들을 보여준다. 지도는 뇌세포들의 최적 활동과다를 보여준다. 뇌파도는 베타 파장들의 파열을 기록한다. 그러나 요가 니드라를 수 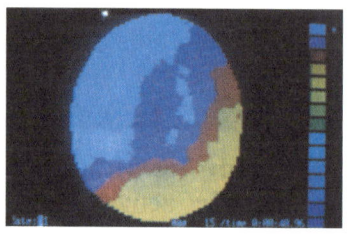 련하고 있는 사람들의 연속적인 뇌지도들을 분석하면 점진적인 변화를 볼 수 있다. 이는 그것이 어떻게 뇌파도 패턴들의 양적인 변화를 유도하고, 인간의 마음의 브릿띠들에서 양적인 역량들을 수정할 수 있는지를 나타낸다.

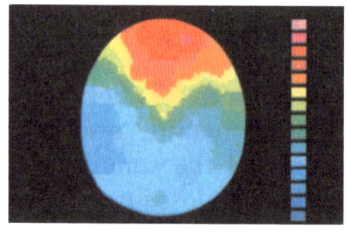 3. 이것은 이완이 시작되는 요가 니드라의 최초 국면을 보여준다. 요가 니드라 중에 두 반구의 이중적인 표현은, 눈이 감긴 뒤의 첫 번째 시기 중의 평균이었다. 다양한 강도의 활동은 전두엽을 덮고 있는 자주색, 빨간색, 노란색, 녹색으로 보였다. 베타 활동은, 후두부 부위들에 있는 검푸른 영역에 국한된 알파가 있는 뇌의 중간부분에서 보였다. 게다가 몸의 서로 다른 부분들을 통한 자각순환이 시작되는 동안에는 근육활동이 줄었으며, 오른쪽 반구로 둥글게 퍼진 더 뚜렷한 알파 활동이 있는 것이 관찰되었다.

자각이 몸의 앞쪽으로 이동하고 있는 요가 니드라 단계 중에 집단 1은 알파를 경험했는데, 이는 두 반구로 퍼지고 있는 이완·수용성과 일반적으로 연관된다. 이것은 평온함이 뇌 위로 동시발생적으로 하강하고 있는 상태를 보여준다.

4. 이것은 점진적인 이완을 나타내는 뇌파의 동시발생을 보여준다. 게다가 집단 1의 뇌파도 평균은 자각순환이 중지되고 피실험자들이 시각화를 준비하도록 요구되는 시점에서, 알파가 전두엽들에서 주로 활동으로 대치되었다는 것을 보여주었다. 그렇다면 이것은 요가 니드라에 의해 계발될 수 있다고 주장되는 알파파 우세의 중간 플랫폼이었을지도 모른다.

뇌파도는 심지어 눈이 떠 있다 감겨지기만 해도 뇌 활동의 상당한 변화를 보여준다. 알파파는 눈이 감겨 있을 때 더 빈번하게 나타난다. 베타파는 눈을 뜨자마자 나타나는 것이다. 알파파는 조용한 정신적 상태에 해당하며, 베타는 정신적인 활동에 해당한다. 단순한 빛 자극도 마음과 몸의 많은 변화에 영향을 줄 것이다. 그리하여 보다 적은 빛 속에 있도록 하면서 자극의 원천을 변치 않게 함으로써 자극/반응 메커니즘의 작용을 일시적으로 없앨 수 있다. 그 결과 외부세계 어딘가에 빠져있던 마음이 다시 돌아오며 이제 진정한 집중작업이 시작될 수 있다.

불균형으로부터 균형으로의 움직임인 이완 과정은 이다와 삥길라, 교감신경과 부교감신경, 수동적 에너지와 적극적 에너지, 정신적 에너지와 육체적 에너지 사이의 균형을 제각각 가지고 있는 것으로서의 요가의 이완 개념에 반영된다.

5. 이것은 깊은 이완 국면을 보여준다. 요가 니드라 수련 중에 어떤 사람들은 잠에 떨어질 수도 있다. 이것은 뇌에서의 수면 유도의 시작이다. 뇌파도 패턴과 지도들은 이제 세타파의 출현과 델타파의 우위를 선명하게 보여준다. 이것이 바로 요가 니드라가 깊은 수면을, 그리고 정

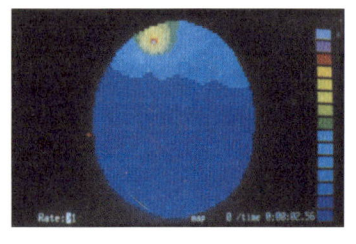
상적인 수면에서처럼 무의식이 아니라 자각으로 특징지어지는 깊은 이완의 상태를 유도하는 방식이다.

　　뇌의 두 반구는 거의 함께 작용하지 않으며, 동시발생적이며 대칭적인 알파와 델타를 발생시킬 수 있는 요가 니드라의 능력은, 대단히 다양한 정신신체적인 문제들에서 그것을 이롭게 적용시킬 수 있다는 것을 보여준다.

차끄라-내분비선 복합체

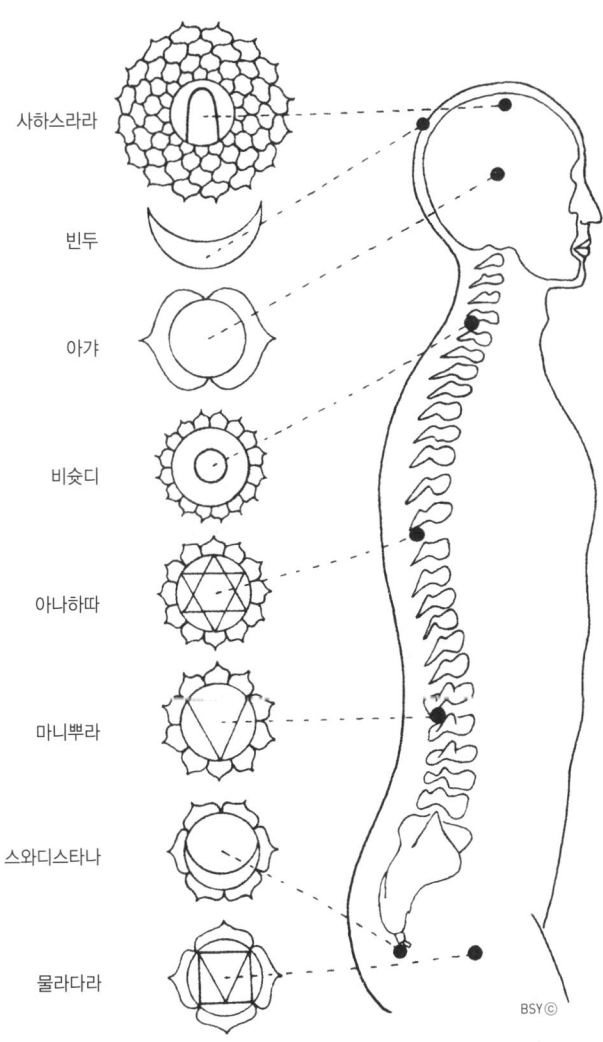

내부기관

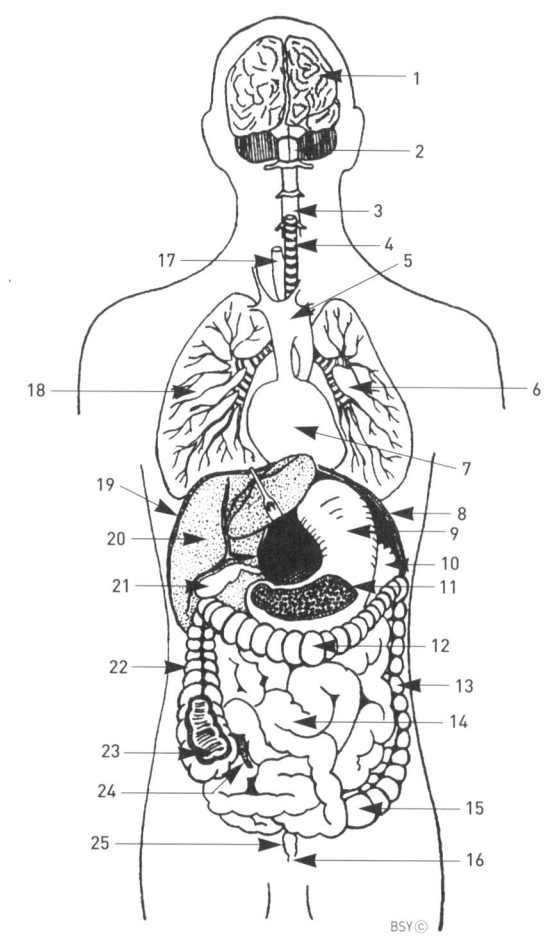

1. 뇌
2. 척수
3. 척주
4. 호흡관
5. 대동맥
6. 왼쪽 허파
7. 심장
8. 횡격막
9. 위
10. 비장
11. 췌장
12. 횡행결장(대장)
13. 하행결장
14. 소장
15. S자 결장
16. 항문
17. 식도
18. 오른쪽 허파
19. 횡격막
20. 간
21. 쓸개
22. 상행결장
23. 맹장
24. 충수
25. 직장

참고문헌

머리말

1. Woodroffe, Sir John (trans. and comm.), *The Great Liberation(Mahanirvana Tantra)*, Ganesh and Co., Madras, 1963, p. 112 note 7.
2. Munagala S., Venkataramaiah (trans.), *Tripura Rahasya*, Sri Ramanasramam, Tiruvannamalai, 1962, v. 9:92, 94, 95.

잠, 꿈, 요가 니드라

1. Green, E.E., 'Biofeedback for mind/body self-regulation, healing and creativity', in *The Varieties of Healing Experience - Exploring Psychic Phenomena in Healing*, Academy of Parapsychology and Medicine (Stanford University), 1971.

전체적인 마음 교육시키기

1. Ostrander, S. and Schroeder, L., *PSI - Psychic Discoveries Behind the Iron Curtain*, Abacus, UK, 1973, pp. 290-302.
2. Miele, P.H., 'A new way to learn Languages', *Parade Magazine*, March 12, 1978.
3. Flak, M., 'Teaching yoga to children', *Yoga*, Bihar School of Yoga, 16(2), Feb. 1978.
4. Braund, W.G., 'Psi conducive states', *J. Comm.*, 25(1):142-152, 1975.

5. Karmananda, Dr Swami, 'Mysteries of the pineal', *Yoga*, Bihar School of Yoga, 17(3), March 1979.

스트레스 중화시키기

1. Selye, H., *Stress Without Distress*, J.B. Lippincott Co., NY, 1974.
2. Udupa, K.N., 'Pathogenesis and management of stress disorders', *Quart. J. Surg. Sci.*, Banaras Hindu University, 13(2):56, June 1977.
3. Murphy, M. and White, R.A., *The Psychic Side of Sports*, Addison-Wesley, USA, 1978.

치료적인 적용

1. Carrington, P., Collings, G., Benson, H. et al., 'The use of meditation-relaxation techniques for the management of stress in a working population', *J. Occup. Med.*, 22(4):221-231, 1980.
2. Klotz, M., 'Functional relaxation as a method of anthropological medicine', *Zeitschrift Klin. Psychol. Psychother.*, 26(1):67-80.
3. Gersten, D.J., 'Meditation as an adjunct to medical and psychiatric treatment', *Amer. J. Psychiat.*, 135:5, May 1978.
4. Girodo, J., 'Yoga meditation and flooding in the treatment of anxiety neurosis', *J. Behav. Ther. & Exp. Psychiat.*, 5(20):157-160.
5. Baither, R.C. and Godsey, R., 'Rational emotive education and relaxation training in large group treatment of test anxiety', *Psychol. Rep.*, 45(1):326.
6. Matthew, R.J., et al., 'Anxiety and platelet MAO levels after relaxation training', *Amer. J. Psychiat.*, 138(3):371-373, March 1981.
7. Bahrke, M.S., 'Exercise, meditation and anxiety reduction: a review', *Amer. Corr. Ther. J.*, March-April 1979.
8. Dunn, F.M., 'Relaxation training and its relationship to hyperactivity in boys', *Diss. Abstr. Int.*, 41(1), July 1980.
9. Janz, G., 'Functional relaxation therapy applied to children suffering from disturbances of concentration', *Praxis Kinderpsychol. Kinderpsychiat.*, 27(6):201-205.
10. Walton, W., 'The use of relaxation curriculum and biofeedback

training in the classroom to reduce inappropriate behaviour in emotionally handicapped children', *Behav. Disorders*, 5(1):10–18.
11. Redfering, D.L. and Bowman, M.J., 'Effect of a meditative–relaxation exercise on non-attending behaviours of behaviourally disturbed children', *J. Clin. Child Psychol.*, 10(2):126–127, 1981.
12. Fairburn, C.C. and Fairburn, S.M., 'Relaxation training in psychiatric admission units', *Occup. Ther.*, pp. 280–282, 1979.
13. Horton, P.C., 'The mystical experience as a suicide preventive', *Amer. J. Psychiat.*, 130:294–296.
14. Shealy, R.C., 'The effectiveness of various treatment techniques in different degrees and durations of sleep-onset insomnia', *Behav. Res. & Ther.*, 17(6):541–546.
15. Hypner, G.C., 'Relaxation treatment for excessive cigarette and caffeine use', *Psychol. Rep.*, 45:531–534, 1979.
16. French, A.P. and Tupin, J.P., 'Therapeutic application of a simple relaxation method', *Amer. J. Psychother.*, 28:282–287, 1974.
17. Tung, A., DeGood, D. and Tenicela, R., 'Clinical evaluation of biofeedback relaxation training', *Pennsylvania Med.*, 82(1):18–19, Jan. 1979.
18. Sargent, J.D., Green, E.E. and Walters, E.E., 'Preliminary report in a pilot study of migraine and tension headaches', *Psychosom. Med*, 35: 129–135, 1973.
19. Silver, B.V. et al., 'Temperature biofeedback and relaxation training in treatment of migraine headaches', *Biofeedback and Self-Regulation*, 4(4):359–366, Dec. 1979.
20. Varni, J.W., 'Self-regulation techniques in the management of chronic arthritic pain in haemophilia', *Behav. Ther.*, 12(2):185–194, March 1981.
21. Morse, D.R., 'An explanatory study of the use of meditation alone and in combination with hypnosis in clinical dentistry', *J. Amer. Soc. Psychosom. Dent. & Med.*, 24(4):113–120.
22. Morse, D.R. and Wilco, J.M., 'Non-surgical endodontic therapy for a vital tooth utilizing meditation–hypnosis as the sole anaesthetic',

Amer. J. Clin. Hypnosis, 21(4):258-262.
23. Ward, I. and Weisz, J.M., 'Maternal stress alters plasma testosterone in foetal males', Science, pp. 328-329, Jan. 1980.
24. Leboyer, F., Birth Without Violence, Rigby Ltd., Australia, 1977.
25. Ferguson, J.H., 'The effects of relaxation Training on menstrual pain and locus of control in a selected group of women', Diss. Abstr. Int., 41(10), April 1981.
26. Fortini, K., Apro, N., Bugnon, A.M., Chipier, A., Maggi, F. and Vonga, A.L., 'Relaxation study in a geriatric hospital' (French), Rundschau Med. Praxis, 69:428-433, 1980.

정신신체적인 질병

1. Osti, R.M.A., Trombini, G. and Magnari, B., 'Stress and distress in essential hypertension', Psychother. Psychosom., 33(4)193-197, 1980.
2. Hock, R.A. et al., 'Medical-Psychological interventions in male asthmatic children-an evaluation of physiological change', Psychosom. Med., 40(3):210-215.
3. Erskine-Milliss, J. and Schonell, M., 'Relaxation therapy in asthma: a critical review', Psychosom, Med., 43(4), Aug. 1981.
4. Gupta, G.B., Sepaha, G.C., Menou, I. and Tiwari, S.K., 'The effects of yoga on bronchial asthma', Yoga (Bihar School of Yoga), 27(2): 29-33, Feb. 1979.
5. Zeltzer, L., Report of University of Texas Health Science Center, 1980.
6. Jansson, L., 'Behavioural treatment of irritable colon', (Swedish), Scand. J. Behav. Ther., 8(4):119-204, 1979.
7. Deshpande, P.J., Sharma, S.K. and Shattiwar, M., 'Yogic and ayurvedic treatment of chronic colitis', Yoga (Bihar School of Yoga), 19(6), June 1981.
8. Meares, A., 'Regression of cancer of the rectum after intensive meditation', Med. J. Aust., 2(10):539, 1979.
9. Meares, A., 'Remission of massive metastases from undifferentiated carcinoma of the lung associated with intensive meditation', J. Amer.

Soc. Psychosom. Dent. & Med., 27(2):40-41, 1980.
10. Simonton, O.C., 'The role of the mind in cancer therapy', transcript from *The Dimensions of Healing: A Symposium*, Academy of Parapsychology and Medicine (Stanford University), 1972.
11. Scarf, M., 'Images that heal: a doubtful idea whose time has come', *Psychol. Today* (USA), Sept. 1980.

심장혈관질환

1. Orme-Johnson, D.W., 'Autonomic stability and transcendental meditation', *Psychosom. Med.*, 35:341-349.
2. Puente, A. and Beiman, I., 'The effects of behaviour therapy, self-relaxation and transcendental meditation on cardiovascular stress response', *J. Clin. Psychol.*, 36(10):291-293.
3. Orth-Gomer, K., Ahlbom, A. and Theorell, T., 'Impact of pattern A behaviour on ischaemic heart disease when controlling for conventional risk indicators', *J. Hum. Stress*, 6:6-13, 1980.
4. Cooper, M.J. and Aygen, M.M., 'A relaxation technique in the management of hypercholesterolemia', *J. Hum. Stress*, pp. 24-27, Dec. 1979.
5. Stone, R.A. and De Leo, J., 'Paychotherapeutic control of hypertension', *N. Engl. J. Med.*, 294:80-84.
6. 'Androgens: to the heart of the matter', *Science*, Feb. 15, 180.
7. Masseri, A., L'Abbate, A., Baraldi, G. et al., 'Coronary vasospasm as a possible cause of myocardial infarction', *N. Engl. J. Med.*, 299:1271-1277, 1978.
8. Friedell, A., 'Automatic attentive breathing in angina pectoris', *Minnesota Med.*, pp. 875-881, Aug, 1948.
9. Nespor, K., 'Prevention of cardiovascular diseases from a psychosomatic point of view', *Cas. Lek. Ces.*, 120(35):1055-1058, reprinted in *Yoga* (Bihar School of Yoga), 19(8), Aug. 1981.
10. Datey, K.K., Deshmukh, S.N., Dalvi, C.P. and Vinekar, S.L., 'Shavasana: a yogic exercise in the management of hypertension', *Angiology*, 20:325-333.

11. Datey, K.K. and Bhagat, S.J., 'Stress and heart disease and how to control it with biofeedback and shavasana', *Quart. J. Surg. Sci.* (Banaras Hindu University), 13(3-4), Sept.-Dec. 1977.
12. Brauer, A.P. et al., 'Relaxation therapy for essential hypertension: Veteran's Administration outpatients study', *J. Behav. Med.*, 2(1), 1979.
13. Patel, C., 'Yoga and biofeedback in the management of hypertension', *Lancet*, Nov. 10, 1973.
14. Agras, W.S., 'Relaxation training: twenty four hour blood pressure reduction', *Arch. Gen. Psychiat.*, 37:859-863.
15. Lekh Raj Bali, 'Long term effect of relaxation on blood pressure and anxiety levels of essential hypertensive males: a controlled study', *Psychosom. Med.*, 41(8), Dec. 1979.

스트레스와 심장병

1. Benson, H., Costa, R., Garcia-Palmieri, M.R. et al., 'Coronary heart disease factors: a comparison of the two Puerto Rican populations', *Amer. J. Pub. Hlth.*, 56:1057-1060, 1960.
2. Berkson, D.M., Stamler, J., Lindberg, H.A. et al., 'Socioeconomic correlates of atherosclerotic and hypertensive heart disease', *Ann. N.Y. Acad. Sci.*, 84:835-850, 1960.
3. Brod, J., 'Essential hypertension: haemodynamic observations with a bearing on its pathogenesis', *Lancet*, ii, p. 773, 1960.
4. Brod, J., 'Circulation in muscle during acute pressor responses to emotional stress and during chronic sustained elevation of blood pressure', *Amer. Heart J.*, 68:424-426, 1964.
5. Harris, E.E. and Forsyth, R.P., 'Personality and emotional stress in essential hypertension in man', in G. Onesti et al. (Eds.), *Hypertension: Mechanisms and Management*, Grunne & Stratton, NY, 173.
6. Hinkel, L.E. and Wolff, H.G., 'The role of emotional and environmental factors in essential hypertension', in *Proc. Prague Symp. on the Pathogenesis of Essential Hypertension*, Pergamon Press, 1962, pp. 129-142.

7. Kasl, S.V. and Cobb, S., 'Blood pressure changes in men undergoing job loss'.
8. Russek, H.L. and Zohman, B.L., 'Relative significance of heredity, diet and occupational stress in coronary heart disease of young adults', *Amer. J. Med. Sci.*, 235:266-275, 1958.
9. Stamler, J., Berkson, D.M., Lindberg, H.A. et al., 'Socioeconomic factors in the epidemiology of hypertensive disease', in J. Stamler, R. Stamler and T.N. Pullman (Eds.), *The Epidemiology of Hypertension*, Grunne & Stratton, NY and London, 1967, pp. 289-313.

Notes